全国高等职业技术教育
卫生部规划教材

供临床、护理、医学影像技术、
口腔医学技术、药学、检验等专业用

生 理 学

（第2版）

主 编　彭　波

副主编　潘丽萍　王加真

编　者　（以姓氏笔画为序）

马　艳　（青海卫生职业技术学院）

王　勃　（黑龙江省第二卫生学校）

王　静　（黑龙江省卫生学校）

王加真　（山东医学高等专科学校）

刘兴国　（大庆医学高等专科学校）

刘艳荣　（黑龙江省卫生学校）

柳海滨　（首都铁路卫生学校）

高明灿　（商丘医学高等专科学校）

黄霞丽　（襄樊职业技术学院）

彭　波　（黑龙江省卫生学校）

潘丽萍　（浙江丽水学院医学院）

编写秘书　刘艳荣　（黑龙江省卫生学校）

人民卫生出版社

图书在版编目（CIP）数据

生理学/彭波主编. —2 版. —北京：人民卫生出版社，
2010.3

ISBN 978-7-117-12549-9

Ⅰ. ①生… Ⅱ. ①彭… Ⅲ. ①人体生理学-高等学校：
技术学校-教材 Ⅳ. ①R33

中国版本图书馆 CIP 数据核字（2009）第 239601 号

人卫智网	www.ipmph.com	医学教育、学术、考试、健康，购书智慧智能综合服务平台
人卫官网	www.pmph.com	人卫官方资讯发布平台

生 理 学
（第 2 版）

主　　编：彭　波
出版发行：人民卫生出版社（中继线 010-59780011）
地　　址：北京市朝阳区潘家园南里 19 号
邮　　编：100021
E - mail：pmph @ pmph. com
购书热线：010-59787592　010-59787584　010-65264830
印　　刷：北京汇林印务有限公司
经　　销：新华书店
开　　本：787×1092　1/16　印张：15.5
字　　数：380 千字
版　　次：2004 年 1 月第 1 版　2023 年 5 月第 2 版第 29 次印刷
标准书号：ISBN 978-7-117-12549-9
定　　价：25.00 元
打击盗版举报电话：010-59787491　E-mail：WQ @ pmph. com
质量问题联系电话：010-59787234　E-mail：zhiliang @ pmph. com
数字融合服务电话：4001118166　E-mail：zengzhi @ pmph. com

全国高等职业技术教育第 2 轮卫生部规划教材
修 订 说 明

为适应我国医学专科教育改革和基层卫生工作改革发展的需要,卫生部教材办公室2009 年决定对全国高等职业技术教育卫生部规划教材进行第 2 轮修订,本次修订的是本系列教材的公共基础课和临床基础课教材,共 14 门。临床课教材不再修订,学校可采用第 6轮高职高专临床医学专业卫生部规划的临床课教材(3 年制)。

2009 年 5 月,卫生部教材办公室在湖北省襄樊市主办了全国高等职业技术教育第 2 轮卫生部规划教材主编人会议,此次会议上进一步明确了编写原则,即以专业培养目标为导向,以职业技能的培养为根本,基本理论和基本知识以"必须、够用"为度,继续坚持"三基、五性、三特定"的原则。

本系列教材主要适合于"五年一贯制"医学类专科学校使用。

全国高等职业技术教育第 2 轮卫生部规划教材(供临床、护理、医学影像技术、口腔医学技术、药学、检验等专业用)共 14 门课:

1.《语文》	主编	王 峰		副主编	禹 琳	丁慎国
2.《英语》	主编	段晓静		副主编	于 红	赵 旦
3.《数学》	主编	张爱芹		副主编	张洪红	周汉伟
4.《物理》	主编	楼渝英		副主编	肖擎纲	朱世忠
5.《化学》	主编	杨艳杰		副主编	何丽针	
6.《计算机应用基础》	主编	陈吴兴		副主编	徐晓丽	
7.《体育与健康》	主编	成明祥		副主编	张晓云	焦方芹
8.《医学生物学》	主编	康晓慧		副主编	张淑玲	王学民
9.《系统解剖学与组织胚胎学》	主编	刘文庆	吴国平	副主编	全晓红	秦 毅
10.《生理学》	主编	彭 波		副主编	潘丽萍	王加真
11.《生物化学》	主编	何旭辉		副主编	赵汉芬	朱 霖
12.《病原生物与免疫学》	主编	许正敏	杨朝晖	副主编	姜凤良	吴松泉
13.《病理学》	主编	丁运良		副主编	杨 红	周 洁
14.《药理学》	主编	谭安雄		副主编	李秀丽	郭春花

前　言

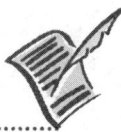

本教材自 2004 年出版发行以来,得到了全国各卫生职业院校师生的鼓励和支持。本次教材的修订是依据 2009 年 5 月全国高职高专临床医学类"五年一贯制"卫生部规划教材主编人会议确定的编写原则进行的。在保持第 1 版优势的基础上,根据近年来收集到的对第 1 版《生理学》教材的意见和建议,我们对第 2 版教材的内容和风格作了适当修改与创新。

《生理学》第 2 版的修订,在内容的取舍上兼顾了临床、护理、涉外护理、医学影像技术、口腔医学技术、药学、检验等相关医学专业的需要,强调"为农村、社区和基层培养人才"的基本定位,注重学生基本技能的培养,并与国家执业助理医师资格考试和护士执业资格考试大纲相衔接。

修订后的主要特点:①教材内容真正以"必需、够用"为度,删减了一些属于"了解"层次的内容,如能量代谢的测定原理和方法、牵涉痛的机制、妊娠、衰老等内容;②增加了生理学知识应用的小贴示,突出生理学基础知识在临床和生活实际中的应用及实践能力的培养;③在每章前加入了能提高学生学习兴趣的文字作引言,试图激发学生主动学习的欲望;④更换了部分陈旧的图、表,适当介绍生理学发展的新观点、新技术、新方法,体现学科的进展;⑤在每一章后附思考题,激发学生积极思考,促进学生学习能力的提高;⑥实验内容的选定从突出重点、训练动手能力、内容新和方法新、与临床紧密结合等几方面考虑,删除了临床已经淘汰的实验,部分实验选择了新方法;⑦还编写了有同步综合练习的学习指导,有利于学生复习和自学。

本书的各位编者都是长期在生理学教学第一线的骨干教师,在编写过程中参考并吸收了高等医药院校和卫生职业院校有关教材的成果,同时也融入了各自在教学中的经验,有利于掌握教学重点、难点,有利于教与学的有的放矢。

本书在编写过程中,得到了参编学校领导、教研室的大力支持,谨此一并致谢。

由于编写时间紧,编者水平有限,为了进一步提高本书的质量,以供再版时修改,因而恳请广大师生提出宝贵意见。

彭　波

2009 年 11 月

目录

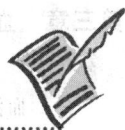

第 一 章

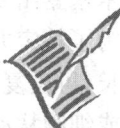

绪 论

在这个世界上,最宝贵的财富是人的生命。19 世纪,法国著名生理学家克劳德·伯尔纳(Claude Bernard)曾说过:"医学是关于疾病的科学,而生理学是关于生命的科学。"

第一节 生理学的任务和研究方法

一、生理学的任务

(一) 生理学的研究内容

生理学是研究生物体生命活动规律的一门科学。生物体也称有机体,简称机体,是指自然界中包括人体在内的一切有生命的个体。生命活动即生命现象,如躯体的运动、食物的消化和吸收、气体的吸入和呼出、血液的循环、腺体的分泌、代谢产物的排泄、大脑的思维、后代的繁衍等等。由于在人体内每种生命活动都起一定的作用,即实现一定的功能,所以,生理学的任务就是研究正常状态下人体及其各部分的功能,包括各种正常的生命现象、活动规律、产生机制和机体内、外环境变化对这些功能性活动的影响以及机体所进行的相应调节,从而揭示各种生理功能在整体生命活动中的意义。

(二) 生理学与医学的关系

疾病和健康一样,都是生命的表现形式。人体出现的各种疾病,都是正常生命活动发生量变和质变的结果。只有全面掌握人体的正常功能活动规律,才能正确认识疾病的发生、发展规律,从而掌握防治疾病、促进康复的理论和技能,并进一步提出保持和增进健康、提高生命质量的措施。长期以来,医学中关于疾病的理论研究都是以生理学知识为基础;反过来,医学实践和发展,又为生理学的研究提出新课题、新任务,不断丰富和发展生理学理论。因此,生理学是一门重要的基础医学课程,可为进一步学好病理学、药理学、临床各门课程以及从事医护工作实践提供必要的理论基础。

二、生理学的研究方法

生理学是一门实验性科学。大部分生理学知识都是通过实验获得的,因此,动物实验是生理学研究的基本方法。17 世纪初,英国医生威廉·哈维(William Harvey)首创动物活体解剖实验法,科学地阐明了血液循环的途径和规律,并著书《心与血的运动》,这是历史上第一部基于实验证据的生理学著作,标志着生理学成为一门独立的实验性科学。

（一）生理学的实验方法

动物实验通常分为急性实验和慢性实验两类。急性实验是在动物麻醉状态下，通过手术暴露出要观察的组织器官，当即进行实验，周期较短；慢性实验是在动物清醒状态下进行，为了特定的实验目的，事先要给动物进行必要的手术等处理，待其康复后进行实验，周期较长，可反复进行。如果实验是直接在动物身上进行观察称为在体实验；而将某一器官、组织或细胞从动物体内取出，在人工条件下进行观察称为离体实验。生理学的发展依赖于实验技术的进步和研究方法的创新。近年来，随着放射性核素示踪、计算机、超速离心、电泳、色谱、磁共振等多种新技术的应用，以及信息论、控制论、系统论等理论和方法的出现，使生理学的研究日益深入和提高。尤其是以基因工程为核心的生物技术的迅猛发展，极大地推动了生理学理论的发展。

此外，在不损害健康并得到受试者本人同意的情况下，可进行人体实验。到目前为止，人体实验主要是进行人群资料调查。例如，人体血压、心率、肺通气量、血细胞数量的正常值等就是通过对大批人群采样，再进行数据的统计学分析而获得的。

（二）生理学研究的不同水平

人体的结构和功能极其复杂，需要从三个不同的水平加以研究，即整体水平、器官和系统水平、细胞和分子水平。对人体生理功能的研究，首先是在器官和系统的水平上进行的，即观察和研究各个器官、系统的活动规律及其在整体生理功能中所起的作用等，获得了大量的生理学知识，构成了当今生理学的基本内容。人体各个器官的功能都是由所含细胞的特性决定的，而各种细胞的生理特性又取决于所含物质分子的组成及其理化特性。因此，要揭开人体及其各器官功能的奥秘，就必须深入到细胞和分子水平。又因为人体是一个完整的统一体，其各种功能活动都是这个完整统一体的组成部分，相互联系、相互影响、相互协调，并与周围环境相适应。因此，还要用整合的观点研究人体功能的整体性和综合性，只有这样，才能对人体的功能有全面、完整的认识。

（三）生理学的学习方法

根据生理学的内容和特点，在学习本门课程时应加强以下学习方法的培养和运用：第一，必须以辩证唯物主义思想为指导，用整体的、动态的、对立统一的观点去理解和认识人体的一切功能活动；第二，要从生物的、心理的、社会的角度来综合观察和理解人体的功能活动；第三，应坚持理论联系实践的原则，重视实验，了解理论知识的来源，加深对理论知识的理解，同时又可以培养创新思维和动手能力；第四，应适当联系生活和临床实际，把本门课程的基本知识和技能运用到卫生保健和临床实践中去。

第二节　生命活动的基本特征

生物学家通过对各种生物体基本生命活动的观察和研究，发现生命活动至少包括三种基本表现，即新陈代谢、兴奋性和生殖。这些都是生物体所特有的，是生命活动的基本特征。

一、新陈代谢

新陈代谢是指机体与周围环境之间不断地进行物质交换和能量交换，以实现自我更新的过程。它包括合成代谢（同化作用）和分解代谢（异化作用）两个方面。**合成代谢**是指机体不断从外界摄取营养物质，并将其合成、转化为自身的物质，同时贮存能量的过程；**分解代谢**

是指机体不断分解自身的物质,同时释放能量供生命活动的需要,并将其分解产物排出体外的过程。因此,新陈代谢又包含着物质代谢和能量代谢两个密不可分的过程。

新陈代谢是生命活动的最基本特征,机体的一切生命活动都是在新陈代谢的基础上实现的,新陈代谢一旦停止,生命也就随之终结。

二、兴 奋 性

生理学最早对于**兴奋性**的定义是指组织或细胞接受刺激后产生反应的能力或特性。在近代生理学中,通常将组织或细胞接受刺激后产生动作电位的能力称为该组织或细胞的兴奋性(详见第二章)。

(一) 刺激与反应

能被组织或细胞感受到的环境变化称为**刺激**。刺激的种类很多,按其性质可分为:①物理性刺激:如声、光、电、机械、温度、放射线等;②化学性刺激:如酸、碱、药物等;③生物性刺激:如细菌、病毒、寄生虫等;④社会心理性刺激:如语言、文字、思维、情绪等。

机体或组织接受刺激后所产生的一切变化称为**反应**。如骨骼肌受外力牵拉后引起收缩;外界气温升高后,汗腺分泌汗液等。不同的组织对刺激发生反应的形式不同,归纳起来有两种基本表现形式,即兴奋和抑制。**兴奋**是指组织或细胞接受刺激后,由相对静止变为活动状态或活动由弱变强。如电刺激动物的交感神经,可引起动物心跳加强、加快,就是一种兴奋反应。**抑制**是指组织或细胞接受刺激后,由活动变为相对静止状态或活动由强变弱。如电刺激动物的迷走神经,引起动物心跳减慢、减弱,就是一种抑制反应。

组织或细胞接受刺激后产生兴奋反应还是产生抑制反应,主要取决于刺激的质和量以及机体所处的功能状态。相同的功能状态,刺激的强弱不同,反应可以不同。例如,疼痛刺激可引起心跳加强、呼吸加快、血压升高等,这是中枢兴奋反应的表现;但过度剧烈的疼痛则引起心跳减弱、呼吸变慢、血压降低,甚至意识丧失,这却是抑制反应的表现。当机体的功能状态不同时,同样的刺激,引起的反应可不同。例如,饥饿和饱食的人,对食物的反应截然不同。

(二) 衡量细胞兴奋性的指标

实验证明,任何刺激要引起组织或细胞产生反应,必须具备三个条件,即足够的刺激强度、足够的刺激持续时间和一定的强度-时间变化率(单位时间内强度变化的幅度)。在生理学实验和医学实践中,电刺激是常用的刺激方法,因为电刺激的刺激强度、持续时间和强度-时间变化率均容易控制,而且对细胞损伤较小。如果将刺激持续时间、强度-时间变化率固定不变,刺激必须达到一定的强度,才能引起细胞产生反应。这种能引起细胞产生反应的最小刺激强度称为**阈强度**,简称阈值。相当于阈强度的刺激称为**阈刺激**;大于阈强度的刺激称为阈上刺激;小于阈强度的刺激则称为阈下刺激。阈强度通常可作为衡量细胞兴奋性高低的指标,它与兴奋性呈反变关系,即阈强度增大,说明细胞的兴奋性降低;阈强度减小,说明细胞的兴奋性增高。

各种刺激只有作用在具有兴奋性的活体上,才会产生反应,说明兴奋性是反应产生的基础。可见,机体对各种刺激作出适当的反应是一种普遍的生命现象,是机体生存的必要条件。

护士在做肌内注射时,为何要"两快一慢"?

刺激要引起机体产生反应,必须具备三个条件,即刺激强度、刺激持续时间和强度-时间变化率。一般来说,这三个变量的值越大,刺激越强;反之,刺激越弱。临床上,护士在给患者进行肌内注射或皮下注射时,常遵循"两快一慢"的原则,即进针快、出针快、推药慢。因为进、出针快能缩短刺激的作用时间,推药慢能降低强度-时间变化率,两者均可减弱刺激作用,从而减轻患者的疼痛。

三、生　殖

生物体发育成熟后,能够产生与自己相似的子代个体,这种功能称为**生殖**。任何生物个体的寿命都是有限的,只有通过生殖活动产生新的个体,才能使生命得以延续,种族得以繁衍。所以,生殖是生命活动的基本特征之一(详见第十二章)。

第三节　机体与环境

机体的一切生命活动都是在一定的环境中进行的。脱离环境,机体或细胞将无法生存。

一、机体对外环境的适应

自然界是人体赖以生存的环境,称为外环境,包括自然环境和社会环境。人体的生命活动不仅受自然环境的影响,还受到社会心理因素的影响。如今,由于社会心理因素影响而导致疾病的情况明显增多,所以,要特别注意人的社会性。外环境千变万化,这些变化都会对人体产生不同的刺激,人体也不断地作出反应,以适应外环境的变化,达到人体与外环境的统一与协调。人体不仅有被动适应环境的能力,而且还有客观认识环境和能动改造环境的能力。例如,当外界气温降低时,人体就会产生相应的适应性反应,如皮肤血管收缩,以减少散热量;骨骼肌紧张性增强,甚至出现寒战,以增加产热量,维持体温的相对稳定。如果气温过低,人体还可采取增加衣着、建造房屋、安装取暖设备等措施,有意识地对体温进行调节,以保持在寒冷环境中的体热平衡。应当指出的是,随着科学技术、社会经济的发展,人类赖以生存的自然环境不断受到破坏,如环境污染、植被破坏、水土流失、生态失衡等等。因此,人体作为生态系统的重要组成部分,既要依赖环境、适应环境,又要不断地影响环境、改善环境,以保持人与自然的和谐统一,促进社会经济的可持续发展。

二、机体的内环境和稳态

(一) 机体的内环境

机体的绝大多数细胞并不直接与外环境相接触,而是生活在体内的液体环境中。机体内的液体总称为**体液**。成人体液总量约占体重的 60%,其中,约 2/3(约占体重的 40%)存在于细胞内,称为**细胞内液**;约 1/3(约占体重的 20%)存在于细胞外,称为**细胞外液**,包括血浆、组织液、淋巴液、房水和脑脊液等。细胞外液就是细胞直接生活的液体环境,细胞代谢所需的营养直接由细胞外液提供,细胞的代谢产物也首先排到细胞外液中。生理学中把体内细胞直接生存的环境称为机体的**内环境**。内环境是细胞直接进行新陈代谢的场所,对细胞的生存以及维持细胞的生理功能十分重要。

(二) 稳态

外环境的各种因素是经常发生变化的,而内环境的各种理化因素(如温度、酸碱度、渗透压及各种化学成分的浓度等)总是相对稳定的。例如,外环境的温度有春夏秋冬的变化,但机体的体温总是维持在 37℃ 左右。这种内环境的各种成分和理化性质保持相对稳定的状态称为内环境的**稳态**。在高等动物,内环境的稳态是机体维持正常生命活动的必要条件。需要指出的是,在机体的生存过程中,内环境的稳态总是受到双重干扰:一方面受外环境多种因素变化的影响,如气温的升高和降低可影响体温;另一方面受体内细胞代谢活动的影响,如细胞的新陈代谢会使内环境中 O_2 和营养物质减少、CO_2 和代谢废物增多等,其结果是干扰内环境的稳态。而实际情况是,体内各个器官、细胞本身的代谢虽然不断地在扰乱和破坏内环境的稳态,但同时其各自的功能活动又不断地从某个方面来维持内环境的稳态。例如,呼吸器官通过呼吸运动补充 O_2 和排出 CO_2;消化器官通过消化和吸收补充营养物质;泌尿器官通过生成尿排出各种代谢废物等。因此,内环境稳态是一种动态平衡,机体的正常生命活动正是在稳态的不断破坏和不断恢复过程中得以维持和进行的。如果内环境的稳态不能维持,疾病就会随之发生,甚至危及生命。

从广泛意义上讲,稳态的概念已不是专指内环境理化特性的动态平衡,也可泛指机体各个水平功能状态的相对稳定。

第四节　机体生理功能的调节

机体生理功能的调节是指机体对内、外环境变化所作出的适应性反应的过程。在生理情况下,通过体内各细胞、器官和系统功能活动的相互协调与配合,构成一个统一的整体,以适应各种内、外环境的变化,维持机体内环境的稳态。

一、机体生理功能的调节方式

机体对各种功能活动进行调节的方式主要有三种,即神经调节、体液调节和自身调节。

(一) 神经调节

神经调节是指通过神经系统的活动对机体生理功能进行的调节。神经调节的基本方式是反射。**反射**是指在中枢神经系统的参与下,机体对刺激产生的规律性反应。反射活动的结构基础是**反射弧**。反射弧由五个基本部分组成,即感受器、传入神经、中枢、传出神经和效应器(图 1-1)。例如,当手无意触及火焰时,火的热刺激作用于皮肤,皮肤的痛觉和温度觉感受器将痛和热的刺激转换为神经冲动,沿传入神经传至中枢,中枢经过分析处理后发出指令,通过传出神经传至相应的肌肉(效应器),使这些肌肉有舒有缩、协调配合,完成缩手动作。每一种反射的完成,都有赖于其反射弧结构和功能的完整。反射弧的五个组成部分中,任何一个环节受到破坏或出现功能障碍,都将导致这一反射消失。

反射的种类很多,按其形成过程,可分为非条件反射和条件反射两类。非条件反射和条件反射的形成条件、特点及意义见表 1-1。

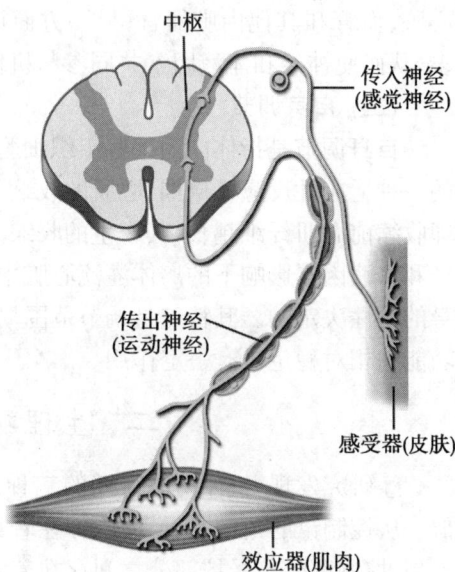

图 1-1　反射弧组成示意图

表 1-1 非条件反射和条件反射的比较

	非条件反射	条件反射
形成	先天遗传,种族共有	后天在一定条件下形成
举例	吸吮反射、膝反射等	"望梅止渴"等
神经联系	有恒定、稳固的反射弧联系	有易变、暂时性的反射弧联系
中枢	大脑皮质下各中枢就能完成反射	必须通过大脑皮质才能完成反射
意义	数量有限,适应性弱	数量无限,适应性强

整个机体的一切活动,就其本质来说,都属于反射活动。只要感受器感受到内、外环境的变化,机体就可通过相应的神经反射,对内、外环境的变化产生恰当的应答,以适应环境的变化,维持内环境的稳态。因此,神经调节是机体最主要的调节方式,具有调节迅速、精细而准确、作用时间短暂等特点。

(二)体液调节

体液调节是指体液中的化学物质通过体液途径对机体功能进行的调节。参与体液调节的化学物质主要是内分泌腺或内分泌细胞分泌的激素,如胰岛素、生长激素、肾上腺皮质激素等。这些激素通过血液运输到全身的组织细胞,对其功能活动产生调节作用,称为远距分泌,是体液调节的主要方式。例如,胰岛 B 细胞分泌的胰岛素,经血液循环运输到全身各处,促进组织细胞对葡萄糖的摄取和利用,以维持机体血糖浓度的相对稳定。接受某种激素调节的细胞称为该种激素的**靶细胞**。此外,由组织细胞产生的代谢产物,如 CO_2、H^+、乳酸等,可经局部组织液扩散而调节邻近细胞的活动,这种调节称为旁分泌,它是体液调节的辅助方式。随着现代生物技术的发展,发现体液调节还有神经分泌和自分泌等方式。与神经调节相比较,体液调节的特点是调节速度较慢、作用范围较广、持续时间较长。

人体内大多数内分泌腺或内分泌细胞接受神经系统的支配,在这种情况下,体液调节便成为神经调节反射弧的传出部分,是反射传出通路的一种延伸,称为神经-体液调节。例如,肾上腺髓质受交感神经节前纤维支配,交感神经兴奋时,一方面可通过神经纤维直接作用于心脏、血管和其他内脏器官;另一方面可引起肾上腺髓质分泌肾上腺素和去甲肾上腺素增多,从而使神经和体液因素共同参与机体的调节活动。

(三)自身调节

自身调节是指体内的某些组织细胞不依赖于神经和体液因素的作用,自身对刺激产生的一种适应性反应。例如,心肌的收缩力在一定范围内与收缩前心肌纤维的初长度呈正比,即收缩前心肌纤维越长,其产生的收缩力越大;反之,则收缩力越小。这一现象在脱离了神经和体液因素影响下的离体灌流心脏中同样存在,说明自身调节完全是由体内组织细胞自身的特性决定的。其特点是调节范围局限、幅度较小、灵敏度较低,但对维持某些组织细胞功能的相对稳定具有一定作用。

二、生理功能调节的反馈控制

经研究发现,机体功能活动的三种调节都具有自动化的特点,与现代控制论的原理相似。从控制论的角度来看,体内存在着数以千计的自动控制系统。自动控制系统的基本特点是:控制部分与受控部分之间存在着双向的信息联系,形成一个"闭环"回路。在机体内,通常将反射中枢或内分泌腺等看作是控制部分,而将效应器或靶细胞看作是受控部分。控制部分发出的指令作为控制信息送达受控部分改变其功能活动,而受控部分也能够将其活动的状况作为反馈信息送回到控制部分,使控制部分能不断地根据反馈信息来纠正和调整自己的活动,从而实现自动精确的调节(图1-2)。

这种由受控部分发出的信息反过来影响控制部分活动的过程称为**反馈**。机体经过指令控制与反馈不断往返的相互调节,使反应更准确、更完善,达到最佳效果。可见,反馈是机体自动控制系统的关键环节,贯穿于机体各种功能活动的调节过程。反馈作用主要包括负反馈和正反馈两种方式。

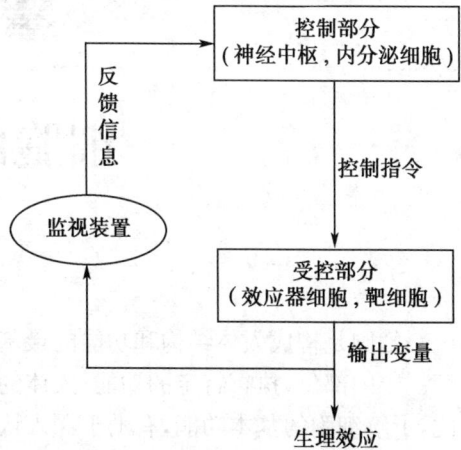

图 1-2　自动控制系统模式图

(一) 负反馈

反馈信息与控制信息作用相反的反馈称为**负反馈**。也就是说,当某种生理活动过强时,通过这种反馈控制可使该生理活动减弱;而当某种生理活动过弱时,又可反过来引起该生理活动增强。例如,在生理情况下,机体的动脉血压保持在相对稳定的水平。如果某种原因引起心脏的收缩活动加强、加快,血管收缩,使动脉血压高于正常时,体内的压力感受器就会监测到这种变化,并将这种信息反馈到心血管中枢,使心血管中枢的活动发生改变,导致心脏的收缩活动减弱、减慢,血管舒张,使升高的血压降到正常水平;反之,如果动脉血压低于正常时,则通过负反馈机制使血压回升到正常范围。由此可见,负反馈的意义在于维持机体各种生理功能的相对稳定。前面所说的内环境的稳态,主要是通过负反馈控制实现的。

(二) 正反馈

反馈信息与控制信息作用相同的反馈称为**正反馈**。例如,在排尿过程中,排尿中枢发出控制信息,使膀胱收缩,发动排尿反射,当尿液流经后尿道时,又可刺激尿道感受器,产生反馈信息送回到排尿中枢并加强其活动,导致膀胱进一步收缩,促进尿液的排出,此过程不断反复,直到膀胱内的尿液完全排出为止。由此可见,正反馈的意义在于:促使某些生理活动一旦发动,就迅速加强,直到其生理过程完成为止。正反馈在体内为数不多,除上述排尿反射的例子外,还有排便、分娩与血液凝固等过程。

思 考 题

1. 试说明刺激与反应之间的关系。
2. 机体内环境的稳态是如何维持的?有何生理意义?
3. 举例说明负反馈和正反馈控制的过程及其生理意义。

(彭　波)

第 二 章

细胞的基本功能

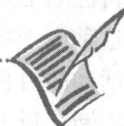

　　细胞是构成人体结构和功能的最基本单位。人体的细胞有 200 余种,每种细胞都分布于一定的部位,执行特定的功能,人体的一切生命活动都是在细胞功能的基础上进行的。因此,了解细胞的基本功能,有助于深入认识和理解生命活动的规律。

第一节　细胞膜的物质转运功能

　　细胞膜是一种具有特殊结构和功能的生物膜,它把细胞内高度复杂的内容物与细胞外环境分隔开来,使细胞成为一个相对独立的功能单位。细胞膜主要由脂类和蛋白质构成,此外还有极少量的糖类。细胞膜的基本结构可用目前公认的**液态镶嵌模型**来描述,即细胞膜是以液态的脂质双分子层为基架,其间镶嵌着许多具有不同结构和功能的蛋白质(图 2-1)。脂质双分子层中,磷脂分子亲水端朝向细胞膜的内表面和外表面,而疏水端朝向细胞膜内部。镶嵌的蛋白质可分为表面蛋白和整合蛋白两类。表面蛋白数量较少,主要附着于细胞膜的内表面;整合蛋白数量较多,这些蛋白质分子的肽链可一次或反复多次贯穿整个脂质双分子层,两端分别暴露在膜的两侧。细胞膜不仅作为一个屏障维持细胞正常的代谢活动,而且在物质跨膜转运过程中起重要作用。现将几种跨膜转运的方式分述如下:

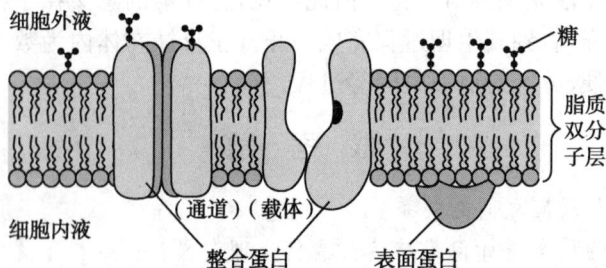

图 2-1　细胞膜电镜下结构模式示意图

一、单　纯　扩　散

　　单纯扩散是指脂溶性小分子物质由膜的高浓度一侧向低浓度一侧转运的过程,是一种单纯的物理扩散现象。由于细胞膜的基本结构是脂质双分子层,因此,只有脂溶性物质才能以此方式转运。人体内依靠单纯扩散通过细胞膜的物质很少,如 O_2、CO_2、尿素、乙醇等。单纯扩散的特点是:物质顺浓度差转运,不需要消耗能量。扩散的方向和速度取决于:①细胞膜两侧该物质的浓度差,它是物质扩散的动力;②该物质通过细胞膜的难易程度,即膜对该物质的通透性。浓度差越大,通透性越高,转运量越多;反之,浓度差越小,通透性越低,转运量越少。

二、易 化 扩 散

易化扩散是指水溶性或脂溶性很低的小分子物质借助膜蛋白帮助,由高浓度一侧向低浓度一侧跨膜转运的过程。易化扩散是顺浓度差转运,不消耗能量,需膜蛋白的帮助。根据参与膜蛋白的不同,易化扩散可分为载体易化扩散和通道易化扩散两种类型。

(一) 载体易化扩散

水溶性小分子物质经载体蛋白(简称载体)的介导,顺浓度差的转运称为载体易化扩散。载体是一类贯穿脂质双层的整合蛋白。载体在物质浓度高的一侧与被转运物质结合,通过载体的构象改变,将物质转运至浓度低的另一侧,然后载体与物质分离,恢复原来的结构,以继续进行转运。体内许多重要的物质(如葡萄糖、氨基酸、核苷酸等)的跨膜转运都属于载体易化扩散(图 2-2)。

载体易化扩散具有以下特点:①特异性:一种载体通常只能转运某种特定结构的物质,如葡萄糖载体只能转运葡萄糖,氨基酸载体只能转运氨基酸;②饱和现象:膜两侧物质的浓度差增加到一定程度后,转运量不再随浓度差的增加而增大,这是由于载体的数量和结合位点有限;③竞争性抑制:如果某一载体对 A 和 B 两种结构相似的物质都有转运能力,当 A 物质浓度增加时,B 物质的转运量就会减少,这也与载体的数量和结合位点有限有关。

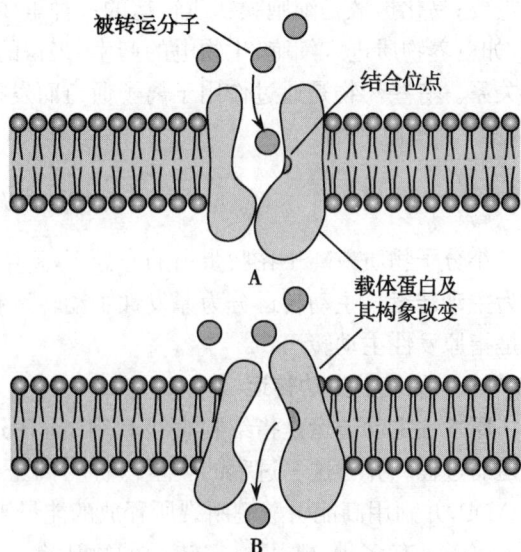

图 2-2 载体转运示意图
A. 被转运物质在高浓度一侧与载体蛋白上的特异性结合位点结合;B. 载体蛋白构象发生变化,使被转运物质朝向低浓度的一侧,并与物质分离

(二) 通道易化扩散

离子经通道蛋白(简称通道)的介导,顺浓度差或电位差的转运称为通道易化扩散。通道也是整合蛋白,就像贯通细胞膜并带有闸门装置的一条管道,开放时,离子经通道由高浓度一侧向低浓度一侧扩散;关闭时,即使膜两侧存在某种离子的浓度差,该离子也不能跨膜转运(图 2-3)。通道易化扩散主要转运各种离子,如 Na^+、K^+、Ca^{2+}、Cl^- 等。通道具有一定的特异性,可分为 Na^+ 通道、K^+ 通道、Ca^{2+} 通道等。但这种特异性不是绝对的,如 K^+ 通道除主要对 K^+ 通透外,还允许少量的 Na^+ 通过;Ca^{2+} 通道也允许少量的 Na^+ 通过。

通道的开放和关闭是通过"闸门"来调控的,故通道又称门控通道。根据引起闸门开闭的动因不同,分为电压门控通道和化学门控通道。受细胞膜两侧电位变化调控其开闭的通道称为电压门控通道,大多数细胞的 Na^+ 通道、K^+ 通道、Ca^{2+} 通道属于此类通道;受化学物质调控其开闭的通道称为化学门控通道,如骨骼肌细胞终板膜上 N_2 型乙酰胆碱受体阳离子通道。

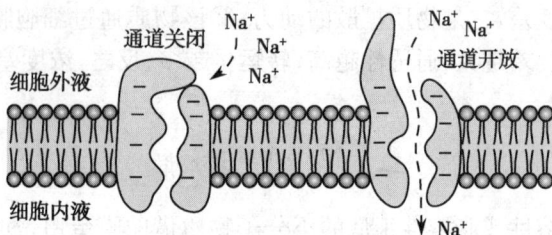

图2-3 通道转运示意图

图左:通道蛋白的闸门关闭时离子不能通过;图右:通道蛋白的
闸门开放时,离子顺浓度差通过通道蛋白中央的亲水性孔道

单纯扩散和易化扩散转运物质时,动力都来自膜两侧存在的浓度差(或电位差)所含的势能,不需要消耗能量,故属于被动转运。单纯扩散对机体细胞 O_2 的供应和 CO_2 的排出十分重要;易化扩散是细胞膜物质转运的一种重要而普遍存在的方式,人体许多重要的生理功能,如营养物质进入细胞、生物电的产生、兴奋的传导和肌肉的收缩等都与易化扩散有密切的关系。有些药物是通过作用于离子通道而发挥作用的,如治疗心绞痛的药物硝苯地平就是 Ca^{2+} 通道阻滞剂。

三、主 动 转 运

小分子物质或离子在膜蛋白的介导下,逆浓度差或电位差并消耗能量的跨膜转运过程称为**主动转运**。主动转运分为原发性主动转运和继发性主动转运两种。一般所说的主动转运是指原发性主动转运。

(一) 原发性主动转运

原发性主动转运是指细胞直接利用 ATP 分解释放的能量,将离子逆浓度差或电位差转运的过程。介导这一过程的膜蛋白称为离子泵,其化学本质是 ATP 酶,可将 ATP 水解为 ADP,并利用高能磷酸键断裂所释放的能量来完成离子的跨膜转运。

离子泵有多种,常以被它转运的物质命名,如 Na^+-K^+ 泵(简称 Na^+ 泵)、Ca^{2+} 泵、H^+ 泵等。其中,研究较清楚的是 Na^+ 泵,它实际上是一种 Na^+-K^+ 依赖式 ATP 酶。当细胞内 Na^+ 浓度增高和(或)细胞外 K^+ 浓度增高时,Na^+ 泵被激活,将细胞外 K^+ 泵入细胞内,同时将细胞内 Na^+ 泵出细胞外。在生理情况下,每分解一个 ATP 分子,可以将 3 个 Na^+ 泵出细胞外、2 个 K^+ 泵入细胞内(图 2-4)。由于 Na^+ 泵的活动,使细胞内 K^+ 浓度约为细

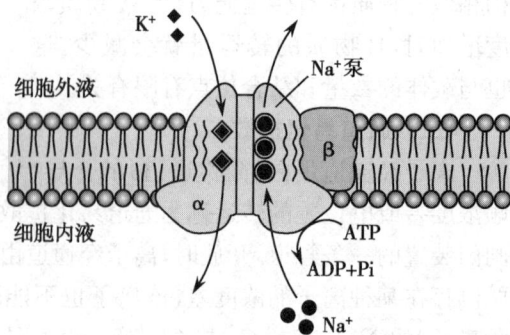

图2-4 Na^+泵主动转运示意图

胞外液的 30 倍,而细胞外液 Na^+ 浓度约为细胞内 10 倍,造成细胞内、外离子分布的不均衡。

细胞代谢所获得的能量有 20%～30%用于 Na^+ 泵的转运。可见,Na^+ 泵的活动对维持细胞的正常功能具有重要作用。Na^+ 泵的主要功能有:①细胞内高 K^+ 为细胞内许多代谢反应所必需;②细胞内低 Na^+ 能维持细胞渗透压和细胞容积的稳定;③建立 Na^+ 跨膜浓度差,为继发性主动转运的物质提供势能贮备;④Na^+、K^+ 分布的不均衡是维持细胞正常兴奋性的基础(详见本章第三节)。

(二) 继发性主动转运

某些物质在进行逆浓度差或电位差转运时,所需的能量并不直接来自 ATP 分解,而是来自 Na^+ 在膜两侧的势能贮备,后者是 Na^+ 泵利用分解 ATP 释放的能量建立的。这种间接利用 ATP 能量的主动转运过程称为**继发性主动转运**。如葡萄糖在小肠的主动转运,由于肠黏膜上皮细胞基底侧膜上 Na^+ 泵的活动,造成上皮细胞内低 Na^+,并在顶膜的内、外形成 Na^+ 的浓度差。顶膜的 Na^+-葡萄糖联合转运体(膜蛋白)则利用膜两侧 Na^+ 的化学驱动力,将肠腔中的 Na^+ 和葡萄糖一起转运至上皮细胞内,这一过程中 Na^+ 的转运是顺浓度差,葡萄糖是逆浓度差进行转运的。进入上皮细胞内的葡萄糖,可经基侧膜上的葡萄糖载体扩散至细胞外液,然后进入血液,完成葡萄糖在肠腔中的主动吸收过程(图 2-5)。

继发性主动转运分为同向转运和反向转运。与 Na^+ 转运的方向相同称为同向转运,例如葡萄糖、氨基酸在小肠黏膜上皮的吸收过程;与 Na^+ 转运的方向相反称为反向转运或交换,例如细胞普遍存在的 Na^+-Ca^{2+} 交换和 Na^+-H^+ 交换。

哇巴因是一种 Na^+ 泵的特异性抑制剂。临床上,可使用小剂量的哇巴因类药物抑制心肌细胞膜上的 Na^+ 泵,通过降低膜两侧 Na^+ 浓度差,使 Na^+-Ca^{2+} 交换减少,胞质内 Ca^{2+} 浓度升高,从而产生强心效应。

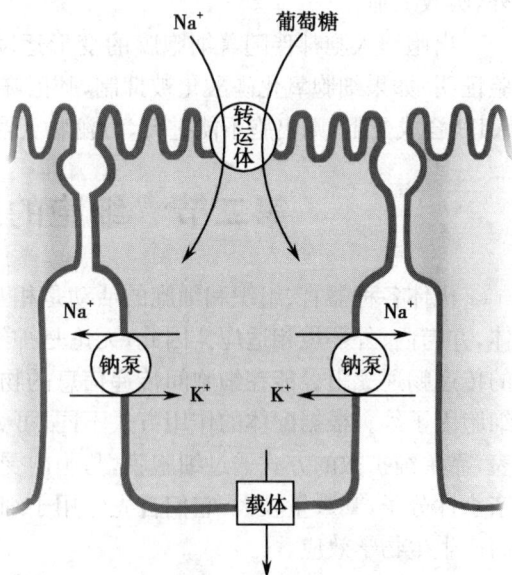

图 2-5 继发性主动转运示意图

四、出胞和入胞

大分子物质或物质团块不能穿越细胞膜,它们可通过细胞膜的运动,以出胞和入胞的方式完成跨膜转运。

(一) 出胞

出胞是指大分子物质或物质团块从细胞内排至细胞外的过程(图 2-6B)。例如,内分泌腺细胞分泌激素;消化腺细胞分泌消化酶;神经末梢释放递质等。上述大分子物质通常是在粗面内质网的核糖体上合成,在高尔基复合体转运过程中,被一层膜结构包裹形成分泌囊泡,贮存在胞质中。当分泌活动开始时,囊泡向细胞膜移动,与细胞膜接触、融合、破裂,将囊泡内的物质一次性全部排出细胞,而囊泡膜随即成为细胞膜的组成部分。

(二) 入胞

入胞是指大分子物质或物质团块从细胞

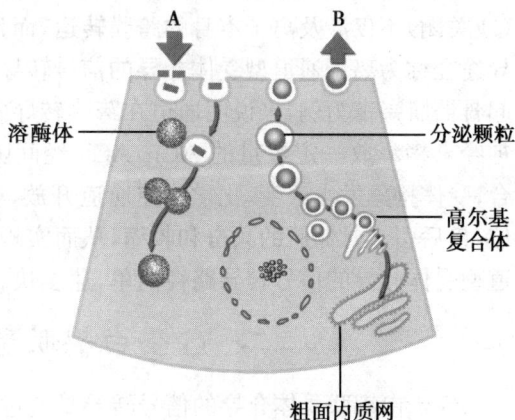

图 2-6 入胞和出胞示意图
A. 入胞过程;B. 出胞过程

外进入细胞内的过程(图 2-6A)。例如,血浆中的脂蛋白颗粒、大分子营养物质、细菌、异物等进入细胞。固体物质的入胞过程称为吞噬;液态物质的入胞过程称为吞饮。

物质在入胞时,靠近物质团块的细胞膜向内凹陷或伸出伪足包绕异物,此后包裹的细胞膜融合、断裂,形成吞噬(吞饮)泡进入胞质内。不同的细胞入胞的意义不同,如中性粒细胞将细菌等吞噬后,形成吞噬泡,这些吞噬泡与溶酶体融合,被溶酶体内的蛋白水解酶消化分解;小肠的上皮细胞内的吞饮泡,将蛋白质从一侧转运进入细胞内,再由另一侧转运至细胞外,吸收入血。

出胞与入胞都伴随着细胞膜的变形运动,都需要消耗能量(来自 ATP 的分解)。有实验证明,如果细胞氧化磷酸化被抑制,肺巨噬细胞的吞噬作用就会停止;在分泌细胞中,如果 ATP 合成受阻,则出胞不能进行,分泌物无法排到细胞外。

第二节　细胞的跨膜信号转导功能

机体各种器官、组织和细胞的活动是相互联系的,通过神经和体液调节成为一个有机整体,并与内、外环境相适应。因此,无论是神经调节还是体液调节,都必然要求信息在细胞间的传递畅通无阻。能在细胞间传递信息的物质称为配体,约有几百种,例如神经递质、激素、细胞因子等。根据配体的作用方式不同,可大体分为两类:一类以疏水性的类固醇激素为代表,靠单纯扩散的方式透过细胞膜,与胞内受体结合发挥作用(详见第十一章);另一类属于亲水性分子,其数量较大,它们首先作用于细胞膜上的受体,再经跨膜和细胞内的信号转导而产生生物学效应。

受体是指细胞中能识别各种配体,并与配体特异性结合,从而引起各种生物效应的蛋白质。它是细胞接受外界信息的装置,在细胞的跨膜信号转导过程中起重要作用。受体按分布的部位可分为膜受体、胞质受体和核受体。根据膜受体的结构和功能特性,跨膜信号转导的路径大致可分为三类,即离子通道型受体介导的信号转导、G 蛋白耦联受体介导的信号转导和酶联型受体介导的信号转导。

一、离子通道型受体介导的信号转导

离子通道型受体也称促离子型受体,同时具有受体和离子通道两种功能。通道的开放(或关闭)不仅涉及离子本身的跨膜转运,而且可实现化学信号的跨膜转导,因而这一信号转导途径称为离子通道型受体介导的信号转导。现以运动神经末梢释放的乙酰胆碱(ACh)引起骨骼肌兴奋为例,来说明通道在跨膜转导中的作用。当神经冲动到达神经末梢时,先是由神经末梢释放一定数量的 ACh,ACh 经间隙扩散后与肌细胞终板膜 N_2 型 ACh 受体相结合,受体构象发生改变,化学门控通道开放,引起以 Na^+ 内流为主的跨膜移动,产生终板电位,最后引起骨骼肌的兴奋和收缩,从而实现 ACh 的信号跨膜转导(详见第四节)。离子通道型受体介导的信号转导路径简单,速度快。

二、G 蛋白耦联受体介导的信号转导

G 蛋白耦联受体介导的信号转导是通过膜受体、G 蛋白、G 蛋白效应器、第二信使等一系列存在于细胞膜和胞质中的信号分子实现的。

由于这类膜受体要通过 G 蛋白才能发挥作用,故称为 G 蛋白耦联受体。又因为这种信

号转导通过 G 蛋白耦联受体进行,故又称为 G 蛋白耦联受体介导的信号转导。G 蛋白为鸟苷酸结合蛋白的简称,是由三个亚单位组成的三聚体,是连接膜受体与细胞内效应器的膜蛋白,存在于细胞的膜内侧。G 蛋白效应器包括酶和离子通道两类。如腺苷酸环化酶(AC)作为效应器酶催化三磷酸腺苷(ATP)生成环磷酸腺苷(cAMP),即第二信使物质将信号转导至细胞内(图 2-7)。

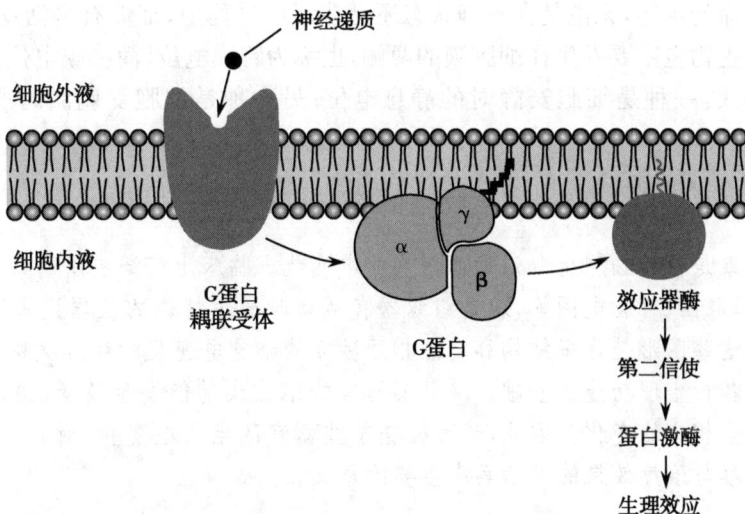

图 2-7　G 蛋白耦联受体介导的信号转导示意图

激素、神经递质、细胞因子等信号分子称为第一信使。第一信使作用于细胞膜后产生的细胞内信号分子称为第二信使。较重要的第二信使有环磷酸腺苷(cAMP)、三磷酸肌醇(IP_3)、二酰甘油(DG)、环磷酸鸟苷(cGMP)和 Ca^{2+} 等。

受体-G 蛋白-AC 途径是 G 蛋白耦联受体介导信号转导的主要过程之一。激素为第一信使,带着内、外界环境变化的信息,作用于靶细胞膜上的相应受体,经 G 蛋白耦联,激活 AC,在 Mg^{2+} 作用下,催化 ATP 转变为 cAMP,细胞内的 cAMP 作为第二信使,激活蛋白激酶 A(PKA),进而催化细胞内多种底物磷酸化,导致细胞产生生物学效应,如腺细胞的分泌、肌细胞的收缩、细胞膜通透性改变以及细胞内某些酶促反应等。

G 蛋白耦联受体介导的信号转导有多种 G 蛋白效应器酶和第二信使,故可有多种不同的途径。

三、酶联型受体介导的信号转导

酶联型受体也是一种膜蛋白,此类受体膜外侧有与配体特异结合的位点,膜内侧自身又具有酶的活性。其中,较重要的有酪氨酸激酶受体和鸟苷酸环化酶受体两类。

(一) 酪氨酸激酶受体

酪氨酸激酶受体本身具有酪氨酸激酶的活性。当激素与酪氨酸激酶受体结合后,可使膜内侧酪氨酸激酶激活,导致受体自身和(或)细胞内的酪氨酸残基磷酸化,经胞内一系列信息传递的级联反应,最终导致细胞生理和(或)基因表达的改变。大部分生长因子、胰岛素都是通过此类受体介导完成信号转导。

(二) 鸟苷酸环化酶受体

鸟苷酸环化酶受体与配体(如心房钠尿肽)结合,将激活鸟苷酸环化酶(GC),GC 使胞质内的 GTP 环化,生成 cGMP,作为第二信使的 cGMP 结合并激活蛋白激酶 G(PKG),PKG 对底物磷酸化,从而实现信号转导。

第三节 细胞的生物电现象

一切有生命的细胞,无论是在安静状态还是在活动过程中,都伴有电活动的产生,称为**生物电**现象。生物电主要发生在细胞膜的两侧,也称为跨膜电位,简称膜电位。膜电位主要有两种表现形式:一种是细胞安静时的静息电位;另一种是细胞受刺激时所产生的动作电位。

生物电的临床应用

生物电现象是伴随细胞生命活动而出现的电变化。临床上广泛应用的心电图、脑电图、肌电图、视网膜电图、胃肠电图等,就是组织器官活动时通过特殊的仪器记录下来的生物电变化的图形。这些图形是许多结构和功能相互独立的细胞电变化的综合反映。生物电现象是各器官实现各自生理功能的基础。一旦某器官的结构或功能发生改变,该器官的生物电活动也可能发生相应的变化。因此,通过检查某些器官的生物电变化,对相关疾病的诊断、疾病进程的观察与治疗效果的评估具有重要的意义。

一、静息电位

(一) 静息电位的概念

静息电位是指细胞处于安静状态下,存在于细胞膜两侧的电位差。将示波器的两个测量电极 A 和 B 置于安静状态下的神经细胞外表面时(图 2-8A),示波器屏幕上的光点在零电位线上横向扫描,说明细胞膜外表面的任意两点之间没有电位差。但如果把 A 电极置于细胞膜外表面,另一个微电极 B 插入细胞内(图 2-8B),就在微电极 B 刺入细胞内的瞬间,屏幕上的光点迅速从零电位下降到一定水平并继续作横向扫描,这说明细胞膜两侧存在着电位差,即膜外的电位高,带正电荷;膜内的电位低,带负电荷。若规定膜外电位为零,则膜内为负电位。一般以膜内电位表示静息电位,所以静息电位是负值。

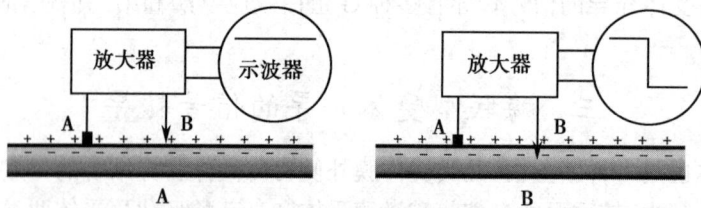

图 2-8 测定静息电位的示意图
A. 电极 A 与电极 B 均置于细胞外表面;B. 电极 A 置于细胞外,
电极 B 插入细胞内,记录细胞内外的电位差

大多数细胞的静息电位都稳定在某一相对恒定的水平,如神经细胞的静息电位约为 $-70mV$;骨骼肌细胞的静息电位约为 $-90mV$;红细胞的静息电位约为 $-10mV$ 等。静息电位存在时,细胞膜所处的"外正内负"的稳定状态称为**极化**;以静息电位为基准,膜内负电位增大称为**超极化**;膜内负电位减小称为**去极化**;细胞发生去极化后,膜电位再恢复到极化状态

称为**复极化**。静息电位和极化是细胞处于静息状态的标志。

(二) 静息电位的产生机制

目前,静息电位的产生机制用离子流学说来解释。该学说认为,生物电的产生有两个前提条件:①细胞内、外某些离子的分布和浓度不均衡(表 2-1);②细胞膜在不同的状态下对离子的通透性不同。细胞安静时,膜对 K^+ 的通透性较大,对 Na^+、Cl^- 的通透性很小,而对有机阴离子(A^-)没有通透性。因此,带正电荷的 K^+ 在浓度差驱动下,以易化扩散的方式向膜外流动,同时膜内的 A^- 在正电荷的吸引下也有随 K^+ 外流的趋势,但膜对 A^- 没有通透性,A^- 被阻隔在膜内侧面。随着 K^+ 的不断外流,膜外正电荷逐渐增加,使膜外电位上升;膜内因 A^- 外流受阻,电位下降,这样,在膜两侧便出现了内负外正的电荷分布状态,导致电位差的形成。此电位差随着 K^+ 外流逐渐加大,其形成的电位差便会阻止 K^+ 继续外流,最后,当促使 K^+ 外流的动力(浓度差)和阻止 K^+ 外流的阻力(电位差)达到平衡时,K^+ 的净外流停止,膜两侧的电位差保持在一个稳定的状态,即为静息电位。因此,静息电位主要是由 K^+ 外流所形成的电-化学平衡电位,又称 K^+ 平衡电位。

表 2-1　哺乳动物骨骼肌细胞内外的主要离子分布及扩散趋势

主要离子	离子浓度(mmol/L)		细胞膜内外浓度比	扩散趋势
	细胞内	细胞外		
K^+	155	4	39:1	外流
Na^+	12	145	1:12	内流
Cl^-	4	120	1:30	内流
A^-	155			外流

影响静息电位的主要因素是 K^+ 的外流量,K^+ 外流量的多少决定于细胞内外 K^+ 浓度差和细胞膜对 K^+ 的透通性。例如,当细胞外液的 K^+ 浓度增高时(如高血钾),可使细胞内外的 K^+ 浓度差减小,向外扩散的驱动力减小,静息电位也随之减小;若细胞外液的 K^+ 浓度降低时(如低血钾),则引起静息电位变大。此外,Na^+ 泵对维持细胞内外 Na^+、K^+ 浓度差,保持稳定的静息电位也有重要的作用。当细胞缺血、缺氧或 H^+ 增多(酸中毒)时,可导致细胞代谢障碍,影响细胞向 Na^+ 泵提供能量。如果 Na^+ 泵功能受到抑制或停止活动,K^+ 不能顺利泵回细胞内,将使细胞内外 K^+ 的浓度差减小,结果导致静息电位逐渐减小甚至消失。

二、动 作 电 位

(一) 动作电位的概念

动作电位是指可兴奋细胞受到阈刺激或阈上刺激时,在静息电位的基础上发生的一次迅速的可扩布性电位变化(图 2-9)。

细胞安静时静息电位为 $-70mV$,刺激后立即有一个刺激伪迹,经过短暂的潜伏期后出现一个明显的电位变化,即动作电位。动作电位由上升支(去极相)和下降支(复极相)组成,上升支膜电位由原来的 $-70mV$ 上升到 $+30mV$,其中膜电位从 $0mV$ 达到 $+30mV$ 的部分称为超射。此时,膜电位转变为内正外负状态,出现了反极化。下降支膜电位从顶点 $+30mV$ 向 $-70mV$ 方向恢复,达到静息电位的水平。迅速去极化的升支和迅速复极化的降支共同形成尖锋状的电位变化称为锋电位,锋电位持续约 1 毫秒。在锋电位后,膜电位呈现低幅缓慢的波动,称为后电位。后电位由负后电位(膜电位小于静息电位)和正后电位(膜电位大于静息电位)组成。

动作电位是细胞产生兴奋的标志。在生理学中,动作电位和兴奋是同义语。对可兴奋细胞来说,兴奋性就是指细胞受到刺激后产生动作电位的能力。可兴奋细胞只有先产生兴奋,然后才能表现出各自特定的生理功能,如肌肉的收缩、腺体的分泌等。动作电位有以下特点:①"全或无"现象:刺激强度达不到阈值时,不产生动作电位;刺激强度一旦达到阈值,暴发的动作电位即达到最大幅值,其幅值不随刺激强度的增大而增大。也就是说,动作电位要么不产生(无),一旦产生就达到最大(全)。②不衰减性传导:动作电位在

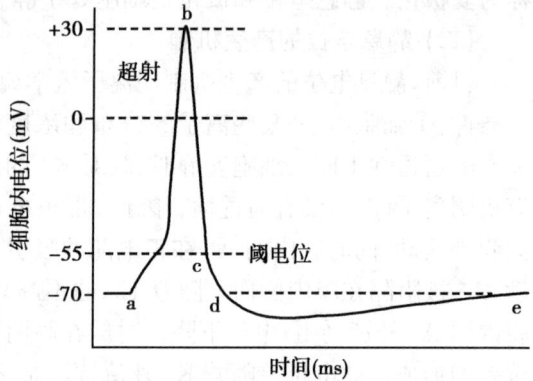

图 2-9 神经纤维动作电位模式图
ab:锋电位上升支 bc:锋电位下降支
cd:负后电位 de:正后电位

同一细胞上的传导,幅值不随传导距离的增大而减小。③脉冲式:由于绝对不应期的存在,连续的刺激产生的多个动作电位不会发生融合,总是有一定的间隔,形成脉冲式。

(二) 动作电位的产生机制

目前,动作电位的产生机制也用离子流学说来解释。由表 2-1 可知,细胞外液 Na^+ 浓度比细胞内液约高 10 倍,因此,Na^+ 有从细胞外向细胞内扩散的趋势。当细胞受到刺激时,膜上少量 Na^+ 通道开放,Na^+ 顺浓度差和电位差少量内流,使膜内电位负值减小,即产生轻度去极化。当去极化使膜电位负值减小到某一临界值时,引起大量的电压门控 Na^+ 通道激活开放,使 Na^+ 大量内流,导致膜内正电荷迅速增加,使膜内电位急剧上升,结果造成膜内负电位消失,直至继续内流的 Na^+ 使膜电位发生逆转,形成内正外负的反极化状态。当促使 Na^+ 内流的动力(浓度差)和阻止 Na^+ 内流的阻力(电位差)达到平衡时,Na^+ 净内流停止,这时动作电位达到最大幅值,称为 Na^+ 电-化学平衡电位,简称 Na^+ 平衡电位,这是动作电位上升支形成的机制。

细胞膜在去极化的过程中,Na^+ 通道开放时间很短,仅万分之几秒,随后 Na^+ 通道关闭而失活。与此同时,电压门控 K^+ 通道开放,膜对 K^+ 的通透性增大,于是膜内 K^+ 在浓度差和电位差的驱动下快速外流,使膜内电位又从正值向负值转变,直到膜电位基本恢复到静息水平,这是动作电位下降支形成的机制。

复极化结束,这时膜电位虽然基本恢复,但离子分布状态并未恢复,神经纤维每兴奋一次,可使膜内 Na^+ 浓度增加八万分之一～十万分之一,复极化时 K^+ 外流量也大致相当。这种微小的变化,足以激活细胞膜上的 Na^+ 泵,它将内流的 Na^+ 泵出,同时将外流的 K^+ 泵入,使细胞内外的离子分布完全恢复到原来的静息水平,为下一次兴奋作准备。

总之,锋电位的上升支主要是由于 Na^+ 大量、快速内流,形成 Na^+ 平衡电位;下降支主要是由于 K^+ 快速外流的结果。膜电位基本恢复后,通过 Na^+ 泵转运,恢复细胞内外 Na^+、K^+ 的不均衡分布。不同的离子通道可以被不同的药物特异性阻断,如河豚毒(TTX)可以特异性阻断电压门控 Na^+ 通道,因而阻断锋电位的产生,但 TTX 不能阻断 K^+ 通道;而四乙基铵可特异性阻断电压门控 K^+ 通道,但不影响 Na^+ 通道。故它们可作为工具药用来研究 Na^+ 通道、K^+ 通道对动作电位的影响。

(三) 动作电位的引起与传导

1. 动作电位的引起　一次阈刺激或阈上刺激可引起细胞的一次兴奋。由于细胞膜上的 Na^+ 通道是电压门控通道，只有膜去极化达到某一临界值时，才能引起 Na^+ 通道突然大量开放，Na^+ 大量内流，产生动作电位。这个使膜上 Na^+ 通道突然大量开放、触发动作电位的临界膜电位值称为**阈电位**。因此，静息电位去极化达到阈电位水平是产生动作电位的必要条件。通常，阈电位的数值比静息电位小 10～20mV。神经纤维的阈电位约为 $-55mV$（图 2-9）。

2. 动作电位的传导　细胞膜在任何一处暴发动作电位，该动作电位都可沿着细胞膜向周围不衰减地传播，直到整个细胞膜都产生动作电位为止。这种动作电位在同一细胞上的扩布称为传导。

兴奋在同一细胞上的传导机制，可用"局部电流"学说来解释。下面以无髓神经纤维为例，说明动作电位在同一细胞上的传导机制（图 2-10A）。神经纤维的 a 点接受有效刺激产生动作电位，膜出现了内正外负的反极化状态，但与它相邻的未兴奋点仍处于内负外正的极化状态。由于膜两侧的溶液都是导电的，于是在兴奋点和未兴奋点之间出现电荷移动，形成了局部电流。局部电流的方向是：在膜外，正电荷由未兴奋点流向兴奋点；在膜内，正电荷由兴奋点流向未兴奋点。这样，通过局部电流对未兴奋点形成有效刺激，使未兴奋点去极化，当去极化达到阈电位水平时，触发相邻未兴奋点暴发动作电位，使它转变为新的兴奋点。这样的过程沿着细胞膜连续进行下去，直到整个细胞膜都产生动作电位为止。动作电位在神经纤维上的传导称为神经冲动（图 2-10B）。由于局部电流的强度一般常超过引起兴奋所必需的阈强度数倍以上，因而以局部电流为基础的传导过程是可靠的，而且具有不衰减性。

兴奋在有髓神经纤维上的传导与上述过程有所区别。有髓神经纤维的髓鞘具有绝缘作用，动作电位的传导只能在没有髓鞘的郎飞结处进行。郎飞结的 Na^+ 通道密集，易产生动作电位。而局部电流也就在相邻的郎飞结之间形成（图 2-10C），这一局部电流对相邻的郎飞结起着刺激作用，使之兴奋，好像动作电位由一个郎飞结跳跃到另一个郎飞结，称为跳跃式传导（图 2-10D）。因此，与无髓神经纤维相比，神经冲动在有髓神经纤维的传导速度要快得多。例如，有髓神经纤维传导速度可达 100m/s 以上，而无髓神经纤维的传导速度不到 1m/s。

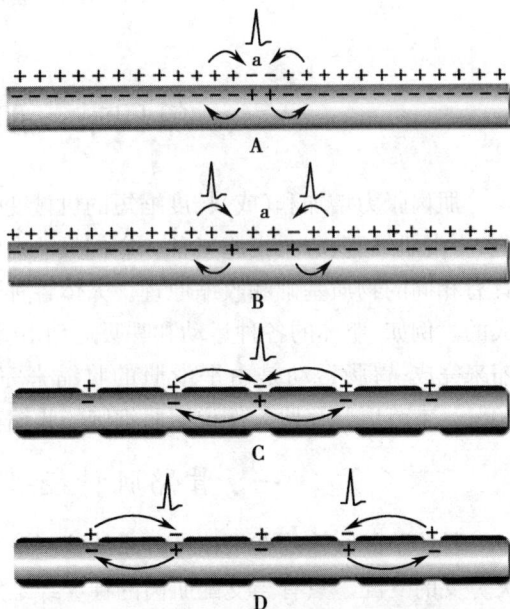

图 2-10　动作电位在神经纤维上的传导机制
A, B. 动作电位在无髓神经纤维上依次传导；
C, D. 动作电位在有髓神经纤维上的跳跃式传导

三、局 部 电 位

阈下刺激虽不能触发动作电位，但也会引起少量 Na^+ 内流，从而产生较小的去极化。这种达不到阈电位水平、电位波动小、只限于膜局部、不能向远距离传播的去极化电位波动

称为局部电位(局部兴奋)。

局部电位有以下特点:①等级性电位,即其电位幅度可随刺激强度的增加而增大,不表现"全或无"的特征。②电位幅度小,呈衰减性传导,传播到很小距离即消失,又称电紧张传播。③可以总和,如果相邻部位同时接受多个阈下刺激,它们引起的去极化可以相加(空间总和);如果某一部位连续接受数个阈下刺激,则数个阈下刺激引起的去极化可以叠加(时间总和)。局部电位经总和达到阈电位水平时,即可产生扩布性的动作电位(图 2-11),是细胞兴奋的又一途径。

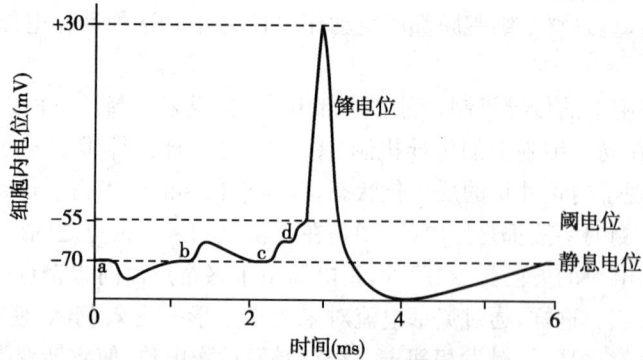

图 2-11   局部兴奋及其时间总和示意图
a. 超极化;b. 局部兴奋;c,d. 局部兴奋的时间总和

第四节   肌细胞的收缩

肌肉张力增加和(或)长度缩短的机械变化称为肌肉收缩。人体的肌细胞分为骨骼肌细胞、平滑肌细胞、心肌细胞三种。它们虽然在结构和功能上各有特点,但基本功能都是收缩,具有相同的物质基础和收缩原理。人体各种形式的运动主要就是靠肌细胞的收缩活动来完成的。例如,躯体的各种运动和呼吸运动由骨骼肌的收缩来完成;心脏射血活动由心肌的收缩来完成;胃肠运动是由平滑肌的收缩来完成。骨骼肌是体内最多的组织,约占体重的40%。本节以骨骼肌为例说明肌细胞的收缩功能。

一、骨骼肌神经-肌接头处的兴奋传递

骨骼肌的收缩是在中枢神经系统控制下完成的,每个肌细胞都受到来自运动神经元轴突分支的支配。只有当支配肌肉的神经纤维发生兴奋时,动作电位经神经-肌接头传递给肌肉,才能引起肌肉的兴奋和收缩。

(一)骨骼肌神经-肌接头的结构

骨骼肌神经-肌接头由运动神经元末梢和与它接触的骨骼肌细胞膜所构成(图 2-12)。在电镜下观察,运动神经纤维在到达末梢时先失去髓鞘,以裸露的轴突末梢嵌入到相应的肌细胞膜上,轴突末梢的膜称为接头前膜;与其相对的肌细胞膜称为接头后膜(终板膜);两者之间约有 50nm 的间隙称为接头间隙,其中充满细胞外液。轴突末梢中含有许多线粒体和囊泡(突触囊泡),囊泡内含有大量 ACh(每个囊泡约含有 1 万个 ACh 分子)。终板膜向内

凹陷形成许多皱褶,以增加其表面积,其上分布着高密度的 N_2 型 ACh 受体阳离子通道,在终板膜上还有大量的胆碱酯酶。

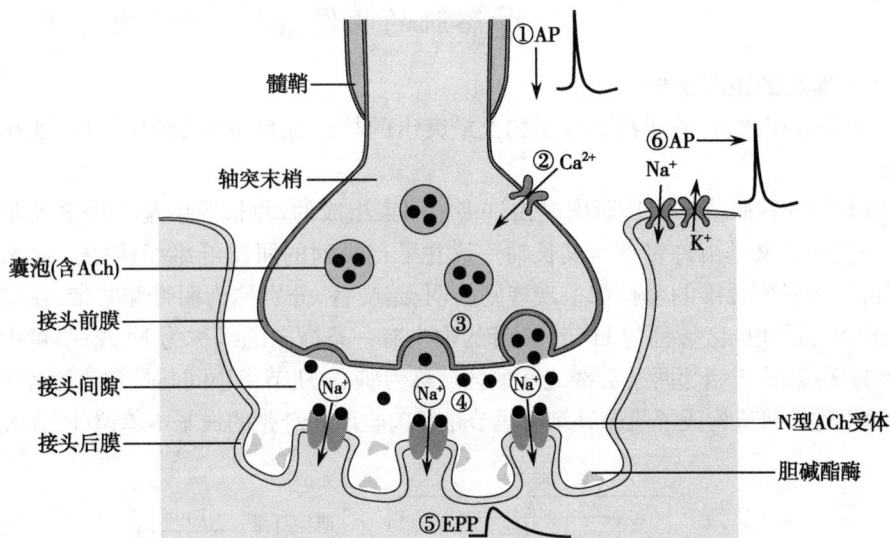

图 2-12　骨骼肌神经-肌接头的结构与化学传递过程示意图
AP:动作电位;EPP:终板电位

(二) 骨骼肌神经-肌接头处兴奋的传递过程

当神经冲动传到神经末梢时,引起接头前膜去极化,膜上的电压门控 Ca^{2+} 通道开放,Ca^{2+} 大量内流,神经末梢轴浆内 Ca^{2+} 浓度升高,启动突触囊泡的出胞机制,将囊泡内 ACh 排放到接头间隙。接头前膜释放 ACh 是以囊泡为单位进行的,这种"倾囊"释放的方式称为量子式释放。据测算,一次动作电位引起的 Ca^{2+} 内流,可导致 $200\sim300$ 个囊泡几乎同步地释放 ACh。ACh 通过接头间隙扩散到终板膜,与 N_2 型 ACh 受体阳离子通道结合并使之激活,通过蛋白构象的改变使 Na^+、K^+ 化学门控通道开放,引起终板膜对 Na^+、K^+(以 Na^+ 为主)的通透性增加,出现 Na^+ 内流和 K^+ 外流,导致终板膜去极化,这一电位变化称为终板电位。终板电位属于局部电位,它的大小与接头前膜释放的 ACh 的多少呈正变关系。终板电位可经过电紧张传播使邻近的肌膜去极化。当邻近肌膜去极化达到阈电位时,肌膜上的电压门控 Na^+ 通道大量开放而暴发动作电位,并迅速传导至整个肌细胞膜(图 2-12)。ACh 发挥作用后被胆碱酯酶分解为胆碱和乙酸而失活。

正常情况下,一次神经冲动所释放的 ACh 以及它所引起的终板电位,大约超过引起肌膜动作电位所需阈值的 $3\sim4$ 倍。因此,神经-肌接头处的兴奋传递通常是一对一的,即运动纤维每一次神经冲动到达末梢,都能有效地使肌细胞产生一次兴奋、收缩。

药物对神经-肌接头兴奋传递的影响

许多药物可作用于神经-肌接头兴奋传递的不同环节。例如,筒箭毒和 α-银环蛇毒可特异性阻断终板膜上的 ACh 受体通道,使神经-肌接头传递的功能丧失,肌肉失去收缩能力,有类似作用的药物称为肌肉松弛剂。新斯的明等胆碱酯酶抑制剂,可通过抑制胆碱酯酶而增加 ACh 在接头间隙的浓度,因而能改善肌无力患者的症状。有机磷农药中毒则是由于胆碱酯酶被药物磷酰化而丧失活性,造成 ACh 在接头间隙内大量蓄积,使肌肉持续性兴奋和收缩,出现肌纤颤等一系列中毒症状。解磷定可恢复胆碱酯酶的活性,是有机磷农药中毒的特效解毒药。

二、骨骼肌的收缩

(一) 骨骼肌的微细结构

与一般细胞相比,骨骼肌细胞在结构上最突出的特点是含有大量的肌原纤维和丰富的肌管系统。

1. 肌原纤维和肌节　每块肌肉是由许多根肌束组成的,每根肌束是由许多条肌纤维组成的,每条肌纤维又是由许多条与其长轴一致并平行排列的肌原纤维组成的。在光学显微镜下观察,每条肌原纤维的全长都呈现规则的明、暗交替,分别称为明带和暗带;在暗带的中央,有一段相对透明的区域称为 H 带;H 带的中央有一条横向的线称为 M 线;明带中央也有一条线称为 Z 线;位于相邻两条 Z 线之间的区域称为肌节,肌节由中间暗带和两侧各 1/2 明带组成,端端相连的肌节构成了肌原纤维。肌节是肌肉收缩和舒张的最基本单位(图 2-13)。

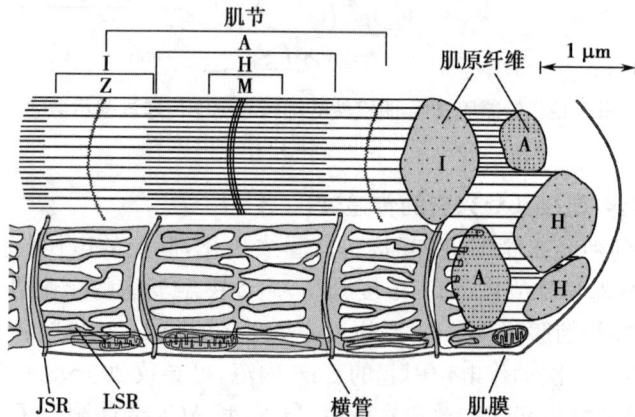

图 2-13　骨骼肌细胞的肌原纤维和肌管系统示意图
JSR:连接肌质网;LSR:纵行肌质网;A:暗带;H:暗带
中的 H 带;I:明带;M:M 线;Z:明带中的 Z 线

电镜观察证明,肌原纤维主要由规则排列的粗肌丝和细肌丝组成。粗肌丝主要由肌凝蛋白(肌球蛋白)分子组成,每个肌凝蛋白分子呈杆状,杆的一端有两个球形的头,形如豆芽(图 2-14A)。杆部朝向 M 线平行排列,形成粗肌丝主干;头部突出于粗肌丝的表面形成横桥(图 2-14B),每条粗肌丝上伸出的横桥有 300~400 个。横桥在肌丝滑行过程中有重要作用:①在一定条件下,横桥可以和细肌丝上的肌纤蛋白分子呈可逆性结合;②横桥具有 ATP 酶的活性,能分解 ATP,为横桥向 M 线扭动提供能量,拖动细肌丝向粗肌丝方向滑动,使肌节变短。

细肌丝由 3 种蛋白构成(图 2-14C),即肌纤蛋白(肌动蛋白)、原肌凝蛋白(原肌球蛋白)和肌钙蛋白。它们在细肌丝中的比例是 7:1:1。肌纤蛋白单体是球形分子,它在细肌丝中聚合成两条链并相互呈螺旋状,构成细肌丝的主干;原肌凝蛋白呈细长丝状双螺旋状态,与肌纤蛋白双螺旋并行,但在肌肉安静时,原肌凝蛋白的位置正好在肌纤蛋白和横桥之间,掩盖了两者相互结合的位点;肌钙蛋白呈球形,以一定间隔分布在原肌凝蛋白的双螺旋结构上,对原肌凝蛋白起固定作用,以阻止肌纤蛋白与横桥的结合。肌钙蛋白含有三个亚单位,其中一个亚单位对肌浆中出现的 Ca^{2+} 有很大的亲和力,当 Ca^{2+} 与其结合时,可把信息传递给原肌凝蛋白,引起原肌凝蛋白分子的构象改变和位置变化,暴露肌纤蛋白与横桥结合的位点。

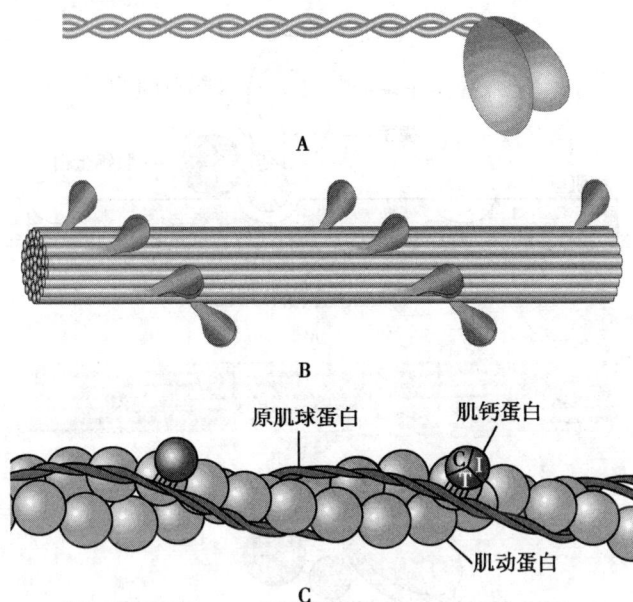

图 2-14　肌丝分子结构示意图
A. 肌球蛋白;B. 粗肌丝;C. 细肌丝

在细肌丝的滑行过程中,由于肌凝蛋白和肌纤蛋白直接参与肌细胞的收缩,故称为收缩蛋白;而原肌凝蛋白和肌钙蛋白虽然不直接参与肌细胞的收缩,但它们在收缩过程中发挥着重要的调控作用,故称为调节蛋白。

2. 肌管系统　肌管系统是指包绕在肌原纤维周围的膜性囊管状结构(图 2-13),包括横管和纵管两套独立的系统。其中,一套是走行方向与肌原纤维垂直的管道,称为横管,是肌细胞膜向细胞内凹陷并向细胞深处延伸而形成的。骨骼肌的横管位于每个肌节的明带和暗带的交界处,其作用是将肌细胞兴奋时肌膜出现的电位变化传导到肌细胞的深部。另一套管道的走行方向与肌原纤维平行,称为纵管,也称肌质网;在靠近横管处管腔膨大,称为终池,内含大量 Ca^{2+}。一个横管与来自两侧纵管的终池构成**三联管**。三联管是把肌膜上的电变化和肌细胞的收缩过程耦联起来的关键部位。

(二) 骨骼肌的收缩原理

目前,公认的肌肉收缩原理是肌丝滑行学说。其主要内容是:肌细胞收缩时,肌原纤维的缩短并不是由于肌丝本身的卷曲或缩短,而是细肌丝向粗肌丝之间滑行的结果。这一理论的最直接证据是:肌肉收缩时暗带长度不变,只有明带缩短,同时 H 带相应变窄。

当肌细胞兴奋时,终池释放 Ca^{2+},肌浆中 Ca^{2+} 浓度升高到一定程度时,Ca^{2+} 与肌钙蛋白结合,引起肌钙蛋白的构型变化,这种变化又引发原肌凝蛋白的构型发生改变,产生位移,暴露出肌纤蛋白上与横桥结合的位点。横桥一旦与肌纤蛋白结合,横桥的 ATP 酶被激活,使 ATP 分解,释放能量,引起横桥向 M 线方向扭动,拖动细肌丝向粗肌丝滑行。完成一次摆动后,横桥与肌纤蛋白脱离,然后与肌纤蛋白的下一个结合位点结合,多次重复上述过程,肌节缩短,表现为肌肉收缩(图 2-15B)。

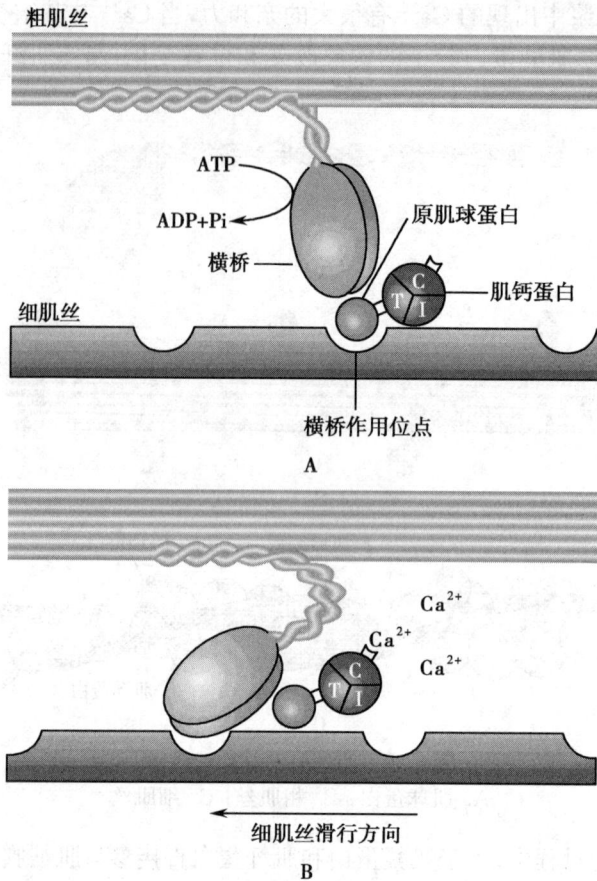

图 2-15　肌丝滑行机制示意图
A. 肌肉舒张；B. 肌肉收缩

当肌浆中 Ca^{2+} 浓度降低时，Ca^{2+} 脱离肌钙蛋白，肌钙蛋白与原肌凝蛋白恢复构型，肌纤蛋白上与横桥结合的位点再次被掩盖，阻断了横桥与肌纤蛋白的接触和相互作用，细肌丝从粗肌丝之间滑出，肌节恢复原长度，表现为肌肉舒张（图 2-15A）。

三、骨骼肌的兴奋-收缩耦联

当肌细胞兴奋时，首先是肌膜产生动作电位，然后才发生肌细胞的收缩。这种将肌细胞的电兴奋和肌细胞的机械收缩衔接起来的中介过程称为肌细胞的**兴奋-收缩耦联**。

实验证明，肌肉安静时，肌浆中 Ca^{2+} 浓度低于 10^{-7} mol/L，此时 Ca^{2+} 主要聚积在终池。当运动神经冲动通过神经-肌接头传递到肌细胞，引发肌膜产生动作电位后，根据局部电流原理，动作电位沿肌膜迅速传播，经横管传到三联管，引起终池膜上的 Ca^{2+} 通道开放，于是 Ca^{2+} 就顺着浓度差由终池向肌浆中扩散，导致肌浆中 Ca^{2+} 浓度迅速升高（Ca^{2+} 浓度达到 10^{-5} mol/L），Ca^{2+} 与细肌丝上的肌钙蛋白结合，引发上述的肌丝滑行过程，使肌肉收缩。

由于肌浆中 Ca^{2+} 浓度的升高，又激活肌质网膜上的钙泵，它是一种 Ca^{2+} 依赖式 ATP 酶。钙泵分解 ATP 获得能量，将 Ca^{2+} 逆浓度差由肌浆泵入肌质网贮存。由于肌浆中 Ca^{2+} 浓度迅速降低，促使与肌钙蛋白结合的 Ca^{2+} 解离，引起肌肉舒张。

骨骼肌的兴奋-收缩耦联过程有三个主要步骤：①肌膜动作电位经横管传导到三联管；

②三联管的信号传递;③终池对 Ca^{2+} 的释放、回收、贮存。在这一过程中,三联管是耦联的关键结构,Ca^{2+} 是关键的耦联因子。

四、骨骼肌收缩的形式

骨骼肌收缩的形式,根据负荷的大小,可表现为等长收缩和等张收缩;根据肌肉受到刺激频率的不同,可表现为单收缩和强直收缩。

(一) 等长收缩和等张收缩

肌肉在体内或实验条件下可遇到的负荷主要有两种,即前负荷和后负荷。肌肉在收缩前所承受的负荷称为**前负荷**;肌肉在收缩过程中所承受的负荷称为**后负荷**。前负荷决定了肌肉在收缩前的长度,即肌肉的初长度。在一定范围内,肌肉初长度增加,肌肉进行收缩产生的肌张力也增大,当初长度增加到一定长度时,肌张力达到最大。此后,如果继续增加初长度,肌张力将趋于缩小。能使肌肉收缩时产生最大张力的初长度,称为最适初长度,而这时的前负荷称为最适前负荷。此时,粗、细肌丝处于最适重叠状态,横桥与细肌丝作用点的结合数量最多,因此,产生的肌张力可达最大值。骨骼肌在体内所处的自然长度,大致相当于它们的最适初长度,最适肌节的长度为 $2.0\sim2.2\mu m$。小于或大于最适前负荷,都将使肌节过短或过长,粗、细肌丝将不能达到最适的重叠状态,肌肉收缩张力减小。

后负荷是肌肉收缩的阻力。肌肉收缩为克服后负荷不可能立即缩短,首先表现为张力增加,当张力增加超过后负荷时,肌肉缩短而张力不再增加。肌肉收缩时,只有张力的增加而长度保持不变的收缩形式称为**等长收缩**;只有长度缩短而张力保持不变的收缩形式称为**等张收缩**。若后负荷过大,肌张力达到最大仍不能超过后负荷,则肌肉只能进行等长收缩。等长收缩的主要作用是维持人体姿势。例如,站立时,为了对抗重力和维持身体姿势而发生的有关肌肉收缩。等张收缩的主要作用是移动物体,完成做功。人体骨骼肌的收缩大多数情况下是混合式的。例如,搬运重物时,相关的骨骼肌先进行等长收缩;当肌张力增加超过物体重量时,肌肉开始缩短,但张力不再增加,即进行等张收缩。

(二) 单收缩和强直收缩

单收缩是指肌肉受到一次有效刺激,出现一次收缩和舒张(图 2-16)。单收缩曲线可分为潜伏期、收缩期和舒张期三个时期。潜伏期是从给予刺激到肌肉开始收缩的时间;收缩期是指肌肉开始收缩到收缩顶点的时间;舒张期是指肌肉从收缩顶点恢复到原来静息状态的时间。

强直收缩是指肌肉受到连续刺激时,肌肉处于持续的收缩状态(图 2-16)。分析收缩情况与刺激频率的关系可以看出:若有效刺激的频率过低,每一个新的刺激到来时,由前一个刺激引起的收缩和舒张过程已经结束,则产生一个个分离的单收缩波形。随着刺激频率的

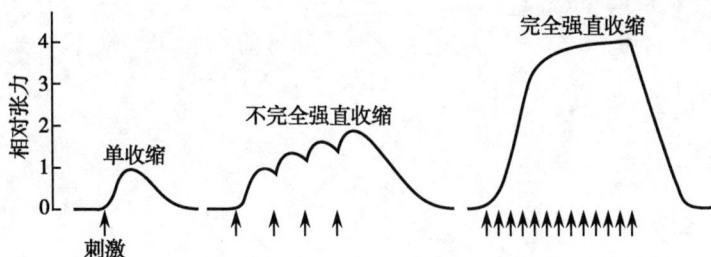

图 2-16 单收缩和强直收缩示意图

增加,则各刺激所引起的单收缩相互融合起来,若后来的刺激均落在前一次收缩的舒张期内,会表现出舒张不完全,记录的曲线形成锯齿波形,称为不完全强直收缩。如果刺激频率继续增加,以至后一刺激落在前一次收缩的收缩期内,就会出现收缩的叠加现象,肌肉处于更强的持续收缩状态,记录的曲线顶端呈一平线,称为完全强直收缩。据测定,完全强直收缩产生的肌张力是单收缩的 3～4 倍,因而可产生更大的收缩效果。在生理条件下,支配骨骼肌的运动神经总是发出连续的神经冲动。所以,体内骨骼肌的收缩都是完全强直收缩。

思 考 题

1. 举例说明细胞膜物质转运的形式。
2. 简述 Na^+ 泵的本质、作用及生理意义。
3. 试述动作电位的特点和产生机制。
4. 通过膜受体介导的跨膜信号转导有哪几种方式? 比较各种方式之间的异同。
5. 简述骨骼肌神经-肌接头处兴奋的传递过程。

（刘艳荣）

第三章

血液

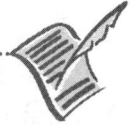

我们把血液视为生命之"海"，是因为人体一时一刻也离不开它。由于血液能在心血管系统中不断地循环流动，担负着机体的运输、缓冲、防御、调节、凝血等生理功能，因而在维持机体内环境稳态中起重要作用。如果一次失血超过体内血量的30％，就会危及生命。

第一节 血液的组成和理化特性

一、血液的组成

血液由血浆和悬浮于其中的血细胞组成。血细胞分为红细胞、白细胞和血小板三类（图3-1）。

取一定量的血液，经抗凝处理后装入比容管中，经离心后，即可使血浆与血细胞分离。上部淡黄色的液体是血浆，占总体积的50％～60％；下部大部分深红色的是红细胞，占总体积的40％～50％；中间一薄层灰白色的是白细胞和血小板，占总体积的1％左右（图3-2）。

血细胞在全血中所占的容积百分比称为**血细胞比容**。正常成年男性为40％～50％；女性为37％～48％；新生儿为55％。血细胞比容主要反映全血中红细胞的相对数量。例如，

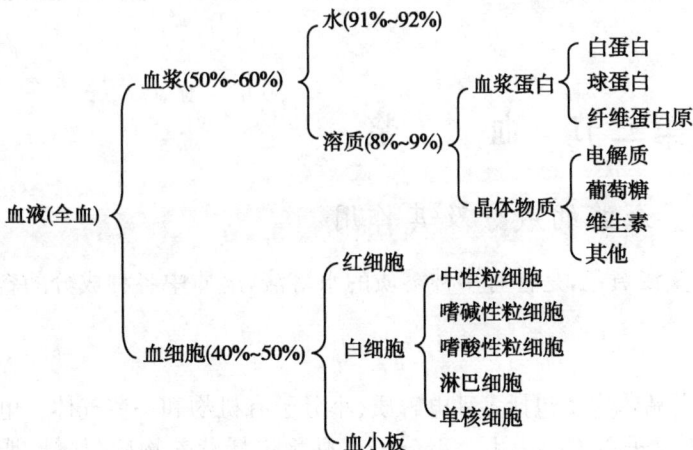

图 3-1 血液的基本组成

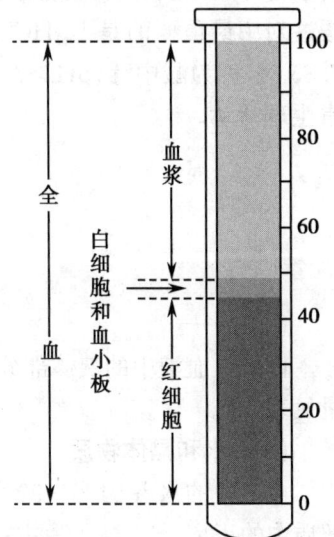

图 3-2 血细胞比容

严重腹泻或大面积烧伤患者,由于体液丧失过多,导致血细胞比容升高;贫血患者,红细胞数量减少,则血细胞比容降低。

二、血液的理化特性

(一) 血液的颜色

血液的颜色主要取决于红细胞内血红蛋白的颜色。血浆因含胆色素而呈淡黄色。空腹血浆相对清澈透明;进食较多的脂类食物,经吸收入血后会形成较多的血浆脂蛋白,而使血浆变得混浊。因此,临床作某些血液成分检验时,要求空腹采血。

(二) 血液的比重

正常人全血的比重为 $1.050 \sim 1.060$;血浆的比重为 $1.025 \sim 1.030$;红细胞的比重为 $1.090 \sim 1.092$。全血的比重主要取决于红细胞的数量;血浆的比重主要取决于血浆蛋白的含量;而红细胞的比重主要取决于红细胞内血红蛋白的含量。利用红细胞和血浆比重的差异,可以进行血细胞比容和红细胞沉降率的测定以及红细胞与血浆的分离。

(三) 血液的黏滞性

血液的黏滞性是由血液中血细胞、血浆蛋白等分子或颗粒之间的摩擦所致,是形成血流阻力的重要因素之一。血液的黏滞性为水的 $4 \sim 5$ 倍,主要取决于红细胞的数量;血浆的黏滞性为水的 $1.6 \sim 2.4$ 倍,主要取决于血浆蛋白的含量。当机体大面积烧伤时,由于血浆的大量渗出,血液的黏滞性增高;当机体严重贫血时,由于红细胞数量减少,血液黏滞性下降;当某些疾病使微循环的血流速度显著减慢时,红细胞可发生叠连和聚集,血液黏滞性升高,血流阻力明显增大,从而影响微循环的正常灌注。

(四) 血浆渗透压

正常人血浆渗透压约为 $5\,800\text{mmHg}$(300mOsm),其大小与血浆中溶质颗粒数目的多少呈正比。详见后述。

(五) 血浆的酸碱度

正常人血浆的 pH 值为 $7.35 \sim 7.45$。血浆酸碱度的相对稳定主要依靠血液中缓冲对的缓冲作用以及肺、肾的排泄功能。血液中的缓冲对包括血浆缓冲对和红细胞缓冲对,血浆缓冲对中最重要的是 $NaHCO_3/H_2CO_3$;红细胞缓冲对中最重要的是 KHb/HHb。pH $<$ 7.35 时,称为酸中毒;pH $>$ 7.45 时,称为碱中毒。酸中毒或碱中毒都会影响组织细胞的正常生理活动。

第二节　血　浆

一、血浆的成分及其作用

血浆是血液中的液体部分,呈淡黄色,是含有多种溶质的水溶液,溶质中各种成分的含量见表3-1。

(一) 水和晶体物质

血浆中的水占 $91\% \sim 92\%$。晶体物质包括多种电解质、小分子有机物和一些气体。电解质中的正离子以 Na^+ 为主;负离子以 Cl^- 为主。小分子有机物包括营养物质(如糖、脂类)、代谢产物(如非蛋白含氮化合物)、激素和维生素等。气体包括 O_2、CO_2 等。由于这些物

表3-1 血浆的化学成分及正常值

化学成分	正常值	化学成分	正常值
总蛋白	65～85g/L	Cl^-	96～107mmol/L
白蛋白(A)	40～48g/L	Na^+	135～148mmol/L
球蛋白(G)	15～30g/L	K^+	4.1～5.6mmol/L
白蛋白/球蛋白(A/G)	1.5～2.5	Ca^{2+}	2.25～2.9mmol/L
纤维蛋白原(血浆)	2～4g/L	Mg^{2+}	0.8～1.2mmol/L
非蛋白氮(NPN)	200～400mg/L	尿素氮	90～200mmol/L
肌酐(全血)	0.010～0.018g/L	葡萄糖(全血)	3.9～6.1mmol/L
尿酸(全血)	0.02～0.4g/L	总胆固醇	1.1～2.0g/L

质和水都可透过毛细血管壁与组织液中的物质进行交换,所以,测定血浆成分可反映体内物质代谢或某些器官的功能状态,对诊断疾病有重要的意义。

(二) 血浆蛋白

血浆蛋白是血浆中多种蛋白质的总称,包括白蛋白、球蛋白和纤维蛋白原三类。正常成人的血浆蛋白含量为65～85g/L,其中,白蛋白(A)为40～48g/L;球蛋白(G)为15～30g/L;纤维蛋白原为2～4g/L。白蛋白与球蛋白浓度的比值(A/G)为1.5～2.5。由于白蛋白和大多数球蛋白主要由肝脏产生,因此,当肝患病时,可致A/G比值下降,甚至倒置。

血浆蛋白的主要生理作用是:①形成血浆胶体渗透压,调节血管内外水的分布;②与甲状腺激素等结合,可防止血浆中的这些激素从肾脏流失,从而维持这些激素在血中的浓度保持相对稳定;③作为载体运输激素、脂质、离子、维生素、代谢废物等小分子物质;④抵御病原微生物和毒素,参与免疫反应;⑤参与血液凝固、抗凝和纤溶等生理过程;⑥血浆蛋白被细胞吞饮后分解为氨基酸,可重新合成组织蛋白,具有营养作用。

二、血浆渗透压

(一) 渗透现象和渗透压

如果将两种不同浓度的溶液用半透膜隔开,结果就会出现水分子从低浓度溶液通过半透膜进入高浓度溶液的现象,称为渗透现象。导致渗透现象发生的动力是溶液所固有的渗透压。**渗透压**是指溶液中的溶质颗粒通过半透膜吸引水分子的能力,是溶液的一种基本特性,其大小取决于溶液中溶质颗粒数目的多少,而与溶质颗粒的种类和大小无关。渗透压的单位通常用压力(mmHg)或浓度(mOsm/L)来表示。

(二) 血浆渗透压的组成及正常值

血浆渗透压主要由血浆晶体渗透压和血浆胶体渗透压两部分构成。由晶体物质形成的渗透压称为**血浆晶体渗透压**,其中80%来自Na^+和Cl^-。由于晶体物质分子量小,溶质颗粒数目多,因而晶体渗透压约占血浆总渗透压的99%以上,其正常值约为298.7mOsm/L(5775mmHg)。由血浆蛋白等胶体物质形成的渗透压称为**血浆胶体渗透压**。血浆中虽含有多种蛋白质,但因蛋白质的分子量大,颗粒数目少,故胶体渗透压所占比例很小,仅为1.5mOsm/L,相当于25mmHg。在血浆蛋白中,白蛋白的分子量小,其颗粒数目远远多于球蛋白,故血浆胶体渗透压的75%～80%来自白蛋白。若血浆中白蛋白数量减少,即使其他蛋白增加而保持血浆蛋白总量不变,血浆胶体渗透压也将明显降低。

（三）血浆渗透压的生理作用

由于细胞膜和毛细血管壁是具有不同通透性的半透膜，因此，血浆晶体渗透压和胶体渗透压表现出不同的生理作用。

1. **血浆晶体渗透压的作用** 血浆中的大部分晶体物质不易通过细胞膜，而水分子能自由通过。正常状态下，细胞内、外的渗透压基本相等，而且血浆的晶体渗透压保持相对稳定，水分子出入细胞的量保持动态平衡。当某种原因使血浆晶体渗透压升高时，可将红细胞内的水吸出，引起红细胞脱水、皱缩；当血浆晶体渗透压下降时，可吸引水进入红细胞内，引起红细胞膨胀甚至破裂，血红蛋白溢出，称为溶血（图3-3）。因此，血浆晶体渗透压对维持细胞内、外水的平衡和红细胞的正常形态起重要作用（图3-4）。

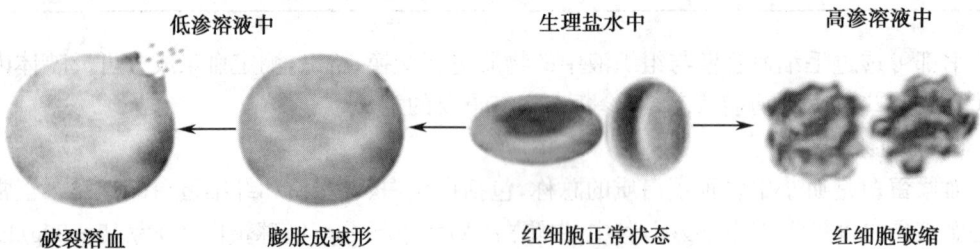

图 3-3 红细胞在不同渗透压环境中的形态变化

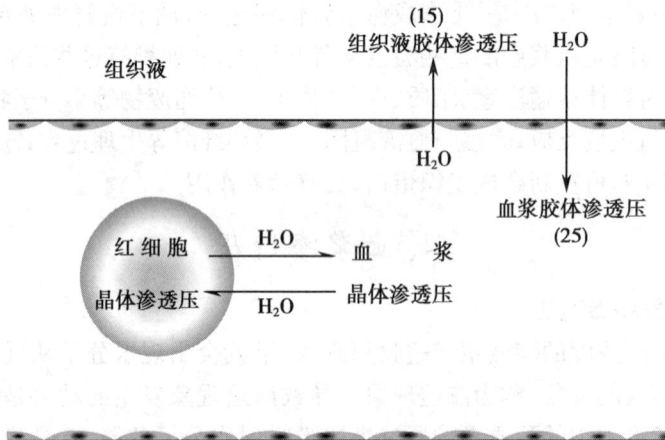

图 3-4 血浆晶体渗透压和胶体渗透压作用示意图
图示红细胞内与血浆晶体渗透压基本相等，可维持红细胞正常
形态；而血浆胶体渗透压大于组织液胶体渗透压，可将组织液
中的水转移到血管内（图中数字的单位为 mmHg）

在临床工作中，常以血浆渗透压为标准，确定各种溶液的渗透压。凡其渗透压与血浆渗透压相等的溶液称为**等渗溶液**，如 0.85％ NaCl 溶液和 5％ 葡萄糖溶液；渗透压高于血浆渗透压的溶液称为**高渗溶液**，如 50％ 葡萄糖溶液和 20％ 甘露醇溶液；渗透压低于血浆渗透压的溶液称为**低渗溶液**，如 0.65％ NaCl 溶液。因此，临床上在给患者大量输液时，应输入等渗溶液。特殊情况需要输入高渗或低渗溶液时，输入的量不宜过多，以免影响红细胞的形态和功能。

2. **血浆胶体渗透压的作用** 水和晶体物质可自由通过毛细血管壁，而血浆蛋白不易通过毛细血管壁。正常状态下,血浆蛋白浓度高于组织液蛋白浓度,故血浆胶体渗透压可吸引组织液的水进入毛细血管,从而维持血浆容量的相对恒定。当某种因素(如肝、肾疾病)导致血浆蛋白(尤其是白蛋白)减少时,血浆胶体渗透压会降低,可使进入毛细血管内的水减少,组织间隙的水增多而引起组织水肿。因此,血浆胶体渗透压对维持血管内、外水的平衡和维持正常的血浆容量有重要作用(图3-4)。

第三节　血　细　胞

一、红　细　胞

(一) 红细胞的数量、形态和功能

1. 红细胞的数量　红细胞(RBC)是血液中数量最多的血细胞。我国正常成年男性红细胞的数量为$(4.5\sim5.5)\times10^{12}/L$,平均为$5.0\times10^{12}/L$;女性为$(3.5\sim5.0)\times10^{12}/L$,平均为$4.2\times10^{12}/L$;新生儿可超过$6.0\times10^{12}/L$。

2. 红细胞的形态　人类正常成熟的红细胞无核、呈双凹圆碟形、中央较薄、周边较厚。

3. 红细胞的功能　红细胞的主要功能是运输O_2和CO_2,其次对机体产生的酸碱物质起缓冲作用。这些功能都是靠细胞内的血红蛋白(Hb)来完成的。正常成年男性血红蛋白浓度为$120\sim160g/L$;女性为$110\sim150g/L$;新生儿(出生5天内)可达200g/L。若血液中红细胞数量或血红蛋白浓度低于正常称为贫血。血红蛋白只有存在于红细胞内才具有运输O_2和CO_2的功能。一旦红细胞破裂,血红蛋白溢出到血浆中,将丧失运输气体的功能。此外,血红蛋白一旦与CO结合,就失去了运输O_2的功能,从而造成组织缺氧,这就是生活中煤气中毒的原因。

(二) 红细胞的生理特性

1. 可塑变形性　红细胞呈双凹圆碟形的特点,使其可发生很大的变形。红细胞在全身血管中循环运行时,常要挤过口径比它小的毛细血管和血窦孔隙,此时红细胞将发生变形,通过之后又恢复原状,这种变形称为可塑变形性。衰老、受损的红细胞其变形能力常降低(图3-5)。

2. 悬浮稳定性　正常状态下,红细胞能相对稳定地悬浮于血浆中而不易下沉的特性称为**红细胞的悬浮稳定性**。临床上常用**红细胞沉降率**(ESR)来表示,简称血沉。将抗凝血置于血沉管中垂直静置,记录第一小时末红细胞下沉的距离,即血沉管上部出现的血浆层的高度。正常成年男性为$0\sim15mm/h$;女性为$0\sim20mm/h$。血沉加快表示红细胞悬浮稳定性降低。妇女在月经期、妊娠期血沉加快;当患活动性肺结核、风湿热、肿瘤和贫血时,血沉也加快。这是由于血浆球蛋白、纤维蛋白原及胆固醇增多时,使红细胞彼此凹面相贴,形成红细胞叠连。发生叠连后,红细胞与血浆的摩擦阻力减小,使血沉加快(图3-6)。当血浆中白蛋白、磷脂酰胆碱含量增加时,可抑制红细胞叠连的发生,则血沉减慢。

3. 渗透脆性　将红细胞置于$0.8\%\sim0.6\%$ NaCl溶液中,红细胞会膨胀变形;若置于$0.45\%\sim0.40\%$ NaCl溶液中,有部分红细胞破裂溶血;若置于$0.35\%\sim0.30\%$ NaCl溶液中,则出现完全溶血。以上实验表明,红细胞对低渗盐溶液具有一定的抵抗力,这种抵抗力的大小,用渗透脆性来表示。渗透脆性越大,表示红细胞对低渗盐溶液抵抗力越小,越容易发生破裂溶血。一般新生的红细胞渗透脆性小,衰老的红细胞渗透脆性大。

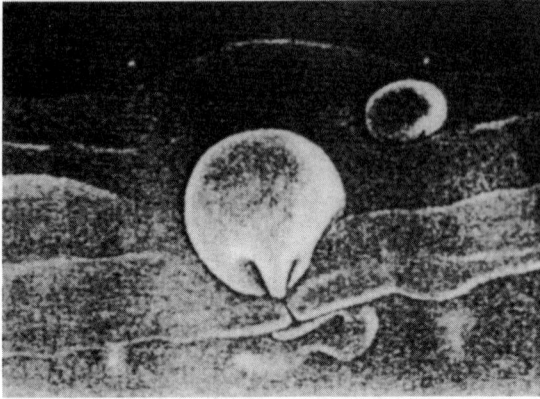

图 3-5 红细胞挤过脾窦的内皮细胞裂隙(大鼠)

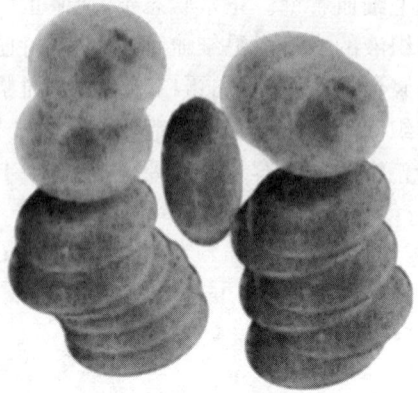

图 3-6 红细胞叠连

(三) 红细胞的生成与破坏

1. 红细胞的生成

(1) 红细胞的生成部位:胚胎时期,红细胞的生成主要在卵黄囊、肝、脾和骨髓。人出生后,红骨髓则是生成红细胞的唯一场所。红细胞的发育和成熟是一个连续而又分阶段的过程,即由造血干细胞首先分化为红系定向祖细胞,再经过原红细胞、早幼红细胞、中幼红细胞、晚幼红细胞、网织红细胞等阶段,最终分化成为成熟的红细胞。若骨髓受到物理(X线、放射性核素等)或化学药物(抗癌药、氯霉素)等因素作用时,其造血功能受到抑制,出现全血细胞减少,称为**再生障碍性贫血**。

(2) 造血原料:红细胞生成的原料主要是铁和蛋白质。铁是合成血红蛋白的必需原料,成人每日需 $20 \sim 30mg$ 的铁用于红细胞的生成。铁的来源有两部分:一部分为衰老红细胞在体内破坏释放的"内源性铁"循环再利用,约占 95%;另一部分是食物供应的"外源性铁",它们多以高铁(Fe^{3+})化合物的形式存在,必须在胃酸作用下转变为亚铁离子(Fe^{2+})才能被吸收。若食物中长期缺铁(外源性铁缺乏)或长期慢性失血(内源性铁缺乏),均可导致体内缺铁,使血红蛋白合成减少,引起低色素小细胞性贫血,即**缺铁性贫血**。

(3) 成熟因子:红细胞在发育成熟过程中,叶酸和维生素 B_{12} 是合成 DNA 所需的重要辅酶。当机体缺乏叶酸或维生素 B_{12} 时,DNA 的合成减少,红细胞的分裂成熟过程延缓甚至发育停止,导致**巨幼红细胞性贫血**。

2. 红细胞的破坏 红细胞的平均寿命为 120 天,每天约有 0.8% 的衰老红细胞被破坏。衰老的红细胞可塑变形能力减退、脆性增加,容易滞留于肝、脾的血窦中,被巨噬细胞所吞噬,约占 90%。脾功能亢进时,红细胞破坏增加,引起**脾性贫血**。此外,还有 10% 的衰老红细胞在血流湍急处受机械冲撞而破损。

3. 红细胞生成调节 红细胞的生成主要受促红细胞生成素和雄激素的调节。

(1) 促红细胞生成素(EPO):主要在肾合成。其主要作用是与骨髓红系祖细胞膜上的受体结合,加速其增殖、分化,并促进骨髓释放网织红细胞。组织缺氧是刺激促红细胞生成素分泌的主要原因。当机体缺氧或耗氧量增加时,促红细胞生成素合成与分泌增多,使循环血中红细胞数量增加,提高血液的运氧能力,改善缺氧状态。例如,高原居民、长期从事体力劳动或体育锻炼的人,其红细胞数量较高,就是由于组织缺氧的刺激使肾合成促红细胞生成素增加所致。

正常时，促红细胞生成素在血浆中维持一定浓度，使红细胞数量相对稳定。任何引起肾供 O_2 不足的因素，如贫血、缺氧或肾血流量减少，都可使促红细胞生成素增加。因此，严重肾疾患时，因促红细胞生成素合成不足而发生**肾性贫血**。

（2）雄激素：既能刺激肾产生促红细胞生成素，又能直接刺激骨髓造血，促进红细胞的生成。所以，青春期后，男性红细胞数量多于女性。

贫 血

贫血是指单位容积外周血中血红蛋白浓度（Hb）或红细胞数量（RBC）或血细胞比容（HCT）低于相同年龄、性别和地区的正常标准。

贫血是临床上常见的由多种不同原因或疾病引起的一种症状，而不是一个独立的疾病。在诊断贫血时，由于不同年龄、不同性别、不同海拔和不同地区的人群中，Hb 的浓度各有差异，因而，所谓 Hb、RBC、HCT 的正常值实际上也是相对而言的。如新生儿的 Hb、RBC、HCT 通常比成人高；婴儿、儿童和妊娠期妇女的 Hb 浓度较正常人低；久居高原地区居民的 Hb 浓度较海平面居民高。在某些疾病，如低蛋白血症、充血性心力衰竭，由于血浆容量增加，血液被稀释，Hb 浓度常降低，易被误诊为贫血；而在脱水、大面积烧伤时，由于血液浓缩，Hb 浓度常升高，即使有贫血也不易被发现。所以，在诊断贫血时应考虑各种因素的影响，找出病因，针对病因进行防治，以取得较好的疗效。

二、白 细 胞

（一）白细胞数量和分类

正常成人外周血白细胞总数为 $(4.0\sim10.0)\times10^9/L$。白细胞（WBC）为无色、有核的细胞，在血液中一般呈球形，在组织中则有不同程度的变形。根据白细胞胞质内是否含有颗粒，可分为粒细胞和无粒细胞两大类。由于粒细胞胞质颗粒的嗜色性质不同，又可分为中性粒细胞、嗜酸性粒细胞和嗜碱性粒细胞；无粒细胞包括单核细胞和淋巴细胞。临床工作中，分别计数这 5 种白细胞的百分比，称为**白细胞分类计数**（表3-2）。

表3-2 正常成人各类白细胞的正常值及主要功能

		绝对数（$\times10^9/L$）	百分比（%）	主 要 功 能
粒细胞	中性粒细胞	2.04～7.0	50～70	吞噬细菌与衰老红细胞
	嗜酸性粒细胞	0.02～0.5	0.5～5	限制过敏反应；参与蠕虫免疫
	嗜碱性粒细胞	0.0～0.1	0～1	释放组胺与肝素
无粒细胞	单核细胞	0.12～0.8	3～8	发育成巨噬细胞后，可吞噬各种病原微生物和坏死细胞
	淋巴细胞	0.8～4.0	20～40	参与特异性免疫反应
白细胞总数		4.0～10.0		

（二）白细胞的生理特性和功能

除淋巴细胞外，所有的白细胞都能伸出伪足做变形运动。凭借这种运动，白细胞能穿过毛细血管壁的缝隙进入组织，这一过程称为白细胞渗出。白细胞具有趋向某些化学物质游走的特性称为趋化性。人体细胞的降解产物、抗原抗体复合物、细菌及细菌毒素等对白细胞的游走都具有趋化作用。白细胞可按照这些化学物质的浓度差游走到这些物质的周围，发挥吞噬作用。

1. 中性粒细胞 中性粒细胞是血液中主要的吞噬细胞,其变形能力和吞噬能力都很强。当细菌侵入时,中性粒细胞被趋化性物质吸引到炎症部位吞噬细菌。中性粒细胞内含有大量溶酶体酶,能够分解吞噬的细菌和组织碎片,使入侵的细菌被包围在组织局部,防止细菌在体内扩散。当中性粒细胞吞噬数十个细菌后,自身即解体,释放的溶酶体酶又可溶解周围组织而形成脓液。炎症发生时,由于炎症产物的作用,可使骨髓内贮存的中性粒细胞大量释放,而使外周血液的中性粒细胞数量明显增加,有利于更多的中性粒细胞集中到炎症区域。当血液中性粒细胞数减少到 1×10^9/L 时,机体抵抗力会明显下降,极易引发感染。

2. 嗜酸性粒细胞 嗜酸性粒细胞因不含溶菌酶,基本上无杀菌作用,其功能与过敏反应有关:①抑制嗜碱性粒细胞合成和释放生物活性物质,故可抑制过敏反应;②参与对蠕虫的免疫反应。当机体发生过敏反应、蠕虫感染时,常伴有嗜酸性粒细胞增多。

3. 嗜碱性粒细胞 嗜碱性粒细胞能合成并释放肝素、组胺、过敏性慢反应物质、嗜酸性粒细胞趋化因子等。肝素具有抗凝血作用。组胺、过敏性慢反应物质可使小血管扩张,毛细血管壁通透性增加,支气管平滑肌收缩,引起荨麻疹、哮喘等过敏症状。

4. 单核细胞 单核细胞在血液中的吞噬能力较弱,在血液中停留 2～3 天后穿过血管壁进入组织,转变成巨噬细胞,其吞噬能力大大增强,能吞噬各种病原微生物和衰老死亡的细胞,识别和杀伤肿瘤细胞,还参与激活淋巴细胞的特异性免疫功能。

5. 淋巴细胞 淋巴细胞又称为免疫细胞,具有后天获得性特异性免疫功能,在机体免疫应答反应中起核心作用。按其发生和功能分为两大类:一类是由骨髓生成的淋巴干细胞,在胸腺激素的作用下发育成熟的 T 淋巴细胞,通过产生多种淋巴因子参与细胞免疫,如破坏移植的异体组织细胞和肿瘤细胞,艾滋病患者就是因为机体感染了人类免疫缺陷病毒(HIV)后导致 T 淋巴细胞免疫系统受损害而引起获得性免疫缺陷综合征;另一类是在骨髓或肠道淋巴组织中发育成熟的 B 淋巴细胞,通过产生免疫球蛋白(抗体)参与体液免疫。此外,机体还存在第三类淋巴细胞,又称为自然杀伤细胞(NK),具有抗肿瘤、抗感染和免疫调节等作用。

三、血 小 板

(一) 血小板的数量

血小板是骨髓成熟的巨核细胞脱落下来的细胞质碎片,平均寿命为 7～14 天。正常成人血小板的数量为(100～300)$\times 10^9$/L。正常人血小板一般在 6%～10%的范围内变化。

(二) 血小板的生理特性

1. 黏附 血小板可黏着在受损血管暴露的胶原组织上,称为血小板黏附。黏附是血小板在生理止血过程中十分重要的起始步骤。

2. 聚集 血小板彼此相互黏附的现象称为血小板聚集。可分为两个时相,第一聚集时相发生迅速,是由受损伤组织释放的二磷酸腺苷(ADP)引起,为可逆性聚集;第二聚集时相发生缓慢,是由血小板释放内源性 ADP 所致,聚集后不能再解聚,故称为不可逆性聚集。阿司匹林等药物具有抗血小板聚集的作用。

3. 释放 血小板受刺激后,将贮存在颗粒中的物质向外排出的过程称为血小板释放。释放的物质主要有 ADP、ATP、5-羟色胺、儿茶酚胺等。ADP 可使血小板聚集,形成血小板血栓；5-羟色胺、儿茶酚胺可使小动脉收缩，参与生理性止血和凝血过程。

4. 收缩　血小板含有收缩蛋白，其作用相当于肌原纤维中的肌纤蛋白和肌凝蛋白。血小板活化后，胞质内 Ca^{2+} 浓度增高引起血小板收缩，可使血凝块回缩、硬化，有利于止血。

5. 吸附　血小板的磷脂表面能吸附多种凝血因子。当血管破损时，血小板的黏附与聚集可吸附大量的凝血因子，使破损部位凝血因子浓度增高，有利于血液凝固和生理性止血。

（三）血小板的生理功能

1. 维持血管内皮的完整性　血小板能随时填补血管内皮细胞脱落留下的空隙，并能融合于内皮细胞，对血管内皮的修复、保持血管内皮的完整性及正常通透性具有重要作用。因此，当血小板数量减少到 $50\times10^{9}/L$ 以下时，毛细血管的脆性增加，微小的创伤就会使皮肤和黏膜下出现出血点或紫癜，临床上称为血小板减少性紫癜。

2. 参与生理性止血　在正常情况下，小血管损伤后，血液从血管内流出数分钟后会自行停止的现象，称为**生理性止血**。临床上用小针刺破指尖或耳垂，使血液自然流出，并测定出血延续的时间，称为**出血时间**。正常人为 1～3 分钟，临床上常以此判断生理性止血功能是否正常。若血小板数量减少或功能障碍，其生理性止血功能降低，出血时间将延长，有出血倾向。若生理性止血功能过度激活，则可导致血管内血栓形成。

生理性止血是受损小血管收缩、血小板黏附聚集和凝血过程等协同作用的结果。小血管破损后，首先是受损的血管收缩，减少出血或封闭破口制止出血；其次是血小板黏附、聚集在破损处，形成一个松软的止血栓，进行初步止血；同时，黏附、聚集的血小板吸附大量凝血因子，促进凝血过程发生，形成牢固的止血栓，达到有效止血。生理性止血与血小板的功能和数量有密切关系。在整个生理性止血过程中，血小板发挥的作用是：①释放缩血管物质（如 5-羟色胺），使受损血管收缩；②血小板黏附、聚集，形成较松软的血小板血栓；③血小板能提供磷脂表面，吸附大量凝血因子，促进血液凝固的进行；④血小板释放促凝物质，参与止血过程；⑤血小板的收缩蛋白引起血小板收缩，使血凝块回缩，松软的止血栓变为坚实的止血栓，使止血更为牢固。

3. 促进血液凝固　血小板能为凝血因子的相互作用提供磷脂表面。血小板还含有多种与凝血有关的因子，统称为血小板因子，如纤维蛋白原激活因子、抗肝素因子等，能提高凝血酶原的激活速度，加速血凝过程。

第四节　血液凝固与纤维蛋白溶解

一、血　液　凝　固

（一）血液凝固的概念

血液凝固是指血液由流动的液体状态变为不能流动的凝胶状态的过程，简称凝血。它是一系列复杂的酶促反应过程。血液凝固的实质是血浆中的可溶性纤维蛋白原转变成不可溶性的纤维蛋白，纤维蛋白交织成网，将血细胞和血液的其他成分网罗在内形成血凝块。

（二）凝血因子

血液和组织中直接参与凝血过程的物质统称为**凝血因子**。目前，已知的凝血因子主要有 14 种；根据国际命名法，按发现的顺序用罗马数字编号的有 12 种（表3-3）。此外，还有前激肽释放酶、高分子激肽原等。

表 3-3 按国际命名法编号的凝血因子

因 子	同 义 名	合 成 部 位
I	纤维蛋白原	肝细胞
II	凝血酶原	肝细胞
III	组织因子	内皮细胞和其他细胞
IV	Ca^{2+}	—
V	前加速素	内皮细胞和血小板
VII	前转变素	肝细胞
VIII	抗血友病因子	肝细胞
IX	血浆凝血活酶	肝细胞
X	Stuart-Prower 因子	肝细胞
XI	血浆凝血活酶前质	肝细胞
XII	接触因子	肝细胞
XIII	纤维蛋白稳定因子	肝细胞和血小板

上述凝血因子中,除因子 IV 是 Ca^{2+} 外,其余均为蛋白质,而且大多数以酶原形式存在,激活后才具有酶的活性,活性形式以右下角加"a"表示。除因子 III 存在于组织中外,其余的凝血因子均存在于血浆中。大部分凝血因子在肝合成,且因子 II、VII、IX、X 等在合成时需要维生素 K 参与。若肝功能障碍或维生素 K 缺乏,会因凝血障碍而发生出血倾向。

（三）血液凝固过程

血液凝固是一系列凝血因子相继被激活的过程,其最终结果是纤维蛋白凝块的形成。整个过程分为三个基本步骤(图 3-7)。

1. 凝血酶原激活物的形成　凝血酶原激活物是因子 Xa、V 被 Ca^{2+} 连接在血小板磷脂表面上共同形成的复合物。其中,根据因子 X 的激活过程不同,分为内源性凝血和外源性凝血两条途径(图 3-8)。

（1）内源性凝血途径:内源性凝血途径是指参与凝血的因子全部来自血液,因血液接触胶原等异物表面而启动。当血管内皮受损时,血浆中的因子 XII 与血管内膜下组织(特别是胶原纤维)接触,可使因子 XII 被激活为因子 XIIa。因子 XIIa 一方面激活前激肽释放酶,使之成为激肽释放酶,后者对因子 XII 有正反馈作用,促进大量因子 XIIa 的形成;另一方面,因子 XIIa 可使因子 XI 激活为因子 XIa,XIa 在 Ca^{2+} 参与下,将因子 IX 激活为因子 IXa。因子 IXa 和因子 VIII 在 Ca^{2+} 的作用下,吸附在血小板的磷脂(PL)表面上形成复合物,该复合物便可将因子 X 激活为因子 Xa。复合物中的因子 VIII 本身不能激活其他因子,是一个辅助因子,对因子 X 的激活起加速作用,在它的存在下,因子 IXa 激活因子 X 的速度可大大提高。

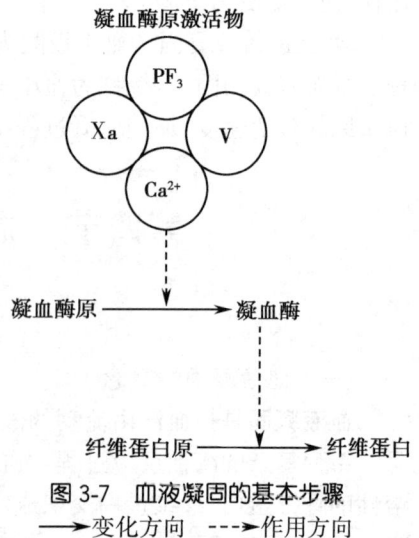

图 3-7 血液凝固的基本步骤
⟶变化方向　---⟶作用方向

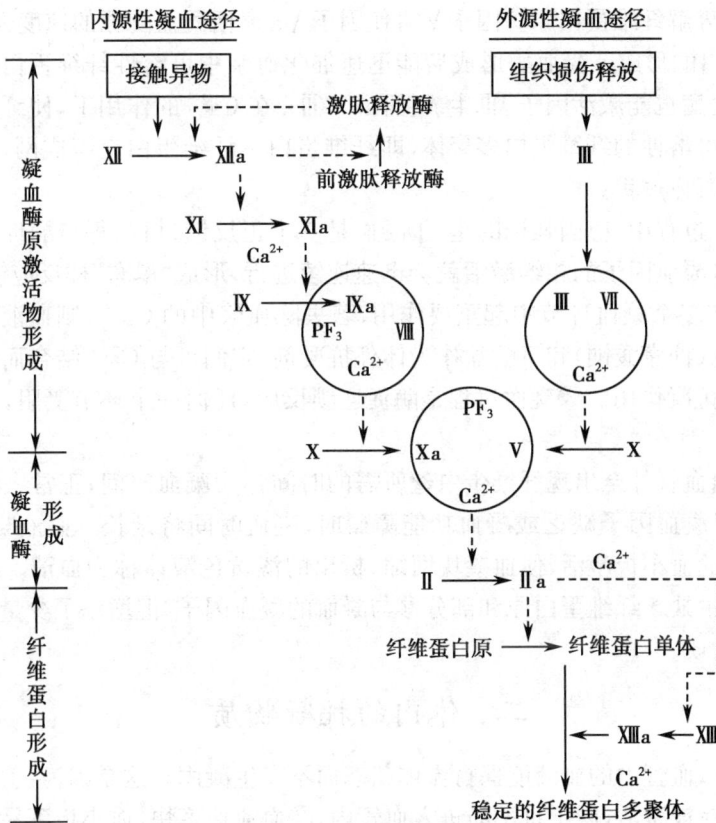

图 3-8 血液凝固过程
——→ 变化方向 ---→ 催化作用

血友病

血友病是一组先天性凝血因子缺乏所引起的出血性疾病,主要是遗传性因子Ⅷ、Ⅸ缺乏,导致凝血过程缓慢,轻微的外伤即可引起出血不止。包括血友病A和血友病B两种,并以血友病A最为常见。血友病A是因子Ⅷ缺乏所引起。因子Ⅷ是一种糖蛋白,是血液凝固过程中的限速因子之一。当遗传或基因突变而发生缺陷时,人体内的因子Ⅷ合成明显减少,从而导致内源性凝血途径障碍而发生出血倾向。血友病在临床上以阳性家族史、幼年发病、自发性出血或轻度外伤后出血不止、血肿形成及负重关节出血为特征。由于目前对血友病尚无根治方法,因此,预防显得尤为重要,如建立遗传咨询、严格婚前检查、加强产前诊断是减少血友病发生的重要手段。

(2) 外源性凝血途径:外源性凝血途径是由来自血液之外的组织因子(因子Ⅲ)与血液接触而启动的凝血过程。当组织损伤血管破损时,损伤组织释放组织因子(因子Ⅲ)到血液中,在 Ca^{2+} 的作用下,因子Ⅶ吸附在因子Ⅲ的磷脂表面形成复合物,激活因子Ⅹ为因子Ⅹa,其后的反应与内源性凝血过程完全相同。外源性凝血过程简单,时间短。通常情况下,在机体内发生的凝血过程多是内源性凝血和外源性凝血两条途径相互促进、共同完成的。

2. 凝血酶的形成 经过上述两条途径生成的因子Ⅹa,与因子Ⅴ被 Ca^{2+} 连接在血小板磷脂表面上,形成凝血酶原激活物,激活凝血酶原形成凝血酶。凝血酶是一种多功能凝血因子,主要作用是分解纤维蛋白原。因子Ⅴ可使因子Ⅹa激活凝血酶原的速度大大加快。

3. 纤维蛋白的形成　凝血酶形成后能迅速催化血浆中可溶性纤维蛋白原分解为纤维蛋白单体。凝血酶也能激活因子ⅩⅢ生成ⅩⅢa。ⅩⅢa在Ca^{2+}的作用下,使纤维蛋白单体相互聚合,形成不可溶性的纤维蛋白多聚体,即纤维蛋白。纤维蛋白交织成网,网罗血细胞形成血凝块,完成凝血过程。

在上述凝血过程中,应当强调的是:①凝血是一个正反馈过程,每步酶促反应都有放大效应,一旦触发,凝血因子的相继激活就会迅速连续进行,形成“瀑布”样反应链,一直到完成为止。②Ca^{2+}在多个凝血环节中起重要作用,若去除血浆中的Ca^{2+},则血液不能凝固。故通常用枸橼酸钠(柠檬酸钠)和草酸盐作为体外抗凝剂,它们可与Ca^{2+}结合而去除血浆中的Ca^{2+},从而起到抗凝作用。③凝血过程是酶促连锁反应,任何一个环节受阻,则整个凝血过程就会停止。

自血液流出血管外至出现纤维蛋白丝所需的时间称为**凝血时间**,正常人为5~15分钟(试管法)。如果凝血因子缺乏或凝血功能障碍时,凝血时间将延长。血液凝固1~2小时后,因血凝块中的血小板激活,使血凝块回缩,析出的淡黄色液体称为**血清**。血清与血浆的区别在于:血清中缺乏纤维蛋白原和部分参与凝血的凝血因子,但增添了少量凝血过程中由血小板释放的物质。

二、体内的抗凝物质

正常情况下,血管内的血液能保持流体状态而不发生凝固。这是因为:①血管内膜光滑完整,因子ⅩⅡ不易被激活,因子Ⅲ不易进入血管内;②血流速度快,血小板不易黏附、聚集,即使少量聚集也会被破坏;③血液中存在一些重要的抗凝物质,使血液始终能够保持流体状态。体内的抗凝物质主要包括丝氨酸蛋白酶抑制物、肝素、蛋白质C系统和组织因子途径抑制物等。

1. 丝氨酸蛋白酶抑制物　血浆中含有多种丝氨酸蛋白酶抑制物,其中最重要的是抗凝血酶。抗凝血酶由肝细胞和血管内皮细胞合成。抗凝血酶能与因子Ⅸa、Ⅹa、Ⅺa、Ⅻa和凝血酶等分子活性中心的丝氨酸残基结合,封闭这些凝血因子的活性中心使之灭活,产生抗凝作用。在正常情况下,抗凝血酶的直接抗凝作用慢而弱,但它与肝素结合后,其抗凝作用可增强2 000倍。

2. 肝素　肝素主要是由肥大细胞和嗜碱性粒细胞产生的一种酸性黏多糖,在肺、心、肝、肌肉等组织中含量丰富,生理情况下血浆中几乎不含肝素。肝素在体内和体外都具有很强的抗凝作用。但在缺乏抗凝血酶的条件下,肝素的抗凝作用很弱。因此,肝素主要是通过增强抗凝血酶的活性而发挥间接抗凝作用的。如肝素与抗凝血酶结合,可使抗凝血酶与凝血酶的亲和力增强约100倍。此外,肝素还能刺激血管内皮细胞释放纤溶酶原激活物,促进纤维蛋白的溶解。

3. 蛋白质C系统　主要包括蛋白质C、凝血酶调节蛋白、蛋白质S和蛋白质C的抑制物。蛋白质C是由肝细胞合成的维生素K依赖因子,它以酶原形式存在并具有抗凝作用的血浆蛋白,可水解灭活因子Ⅴa和因子Ⅷa,抑制因子Ⅹa的活性,并促进纤维蛋白的溶解等。

4. 组织因子途径抑制物　组织因子途径抑制物(TFPI)是一种糖蛋白,主要来自小血管内皮细胞。目前认为,TFPI是体内主要的生理性抗凝物质,其抗凝作用是:直接抑制因子Ⅹa的活性,并在Ca^{2+}作用下,与因子Ⅶa-Ⅲ复合物结合,形成因子Ⅹa-TFPI-Ⅶa-Ⅲ四聚体,从而抑制Ⅶa-Ⅲ复合物的活性,负反馈抑制外源性凝血途径。

三、纤维蛋白溶解

血液凝固过程中形成的纤维蛋白和血浆中纤维蛋白原被分解液化的过程称为**纤维蛋白溶解**,简称纤溶。纤溶系统主要包括纤维蛋白溶解酶原(纤溶酶原)、纤溶酶、纤溶酶原激活物和抑制物。

在生理性止血过程中,小血管内的血凝块常可成为止血栓堵塞血管,使出血停止。在完成止血使命后,构成止血栓的纤维蛋白又会逐渐降解液化,使堵塞的血管重新畅通。因此,纤溶对血液保持液体状态、防止凝血过程的蔓延和血栓的形成具有重要意义。

(一)纤溶酶原的激活

纤溶酶原主要在肝、骨髓、嗜酸性粒细胞和肾内合成,其激活是一个有限的水解过程,可分为内源性和外源性两条激活途径。内源性激活途径是通过内源性凝血系统中的有关凝血因子(如因子Ⅻa、激肽释放酶等)激活纤溶酶原;外源性激活途径是通过来自各种组织的组织激活物(如肾合成的尿激酶)和血管内皮细胞所合成的血浆激活物激活纤溶酶原。通过内源性激活途径可使凝血与纤溶相互配合,保持平衡;通过外源性激活途径可防止血栓的形成,并在组织的修复和愈合中发挥作用(图3-9)。

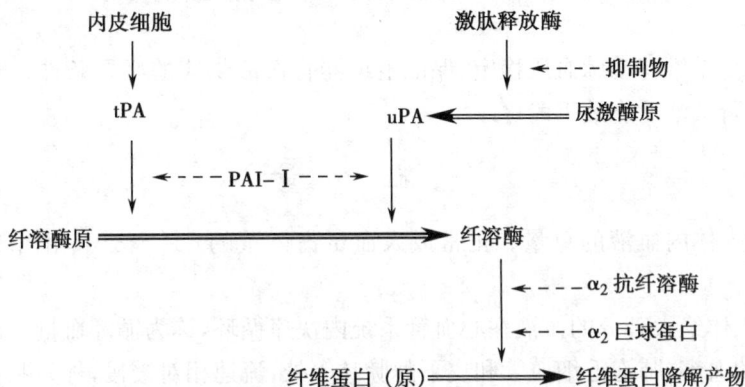

图3-9 纤维蛋白溶解系统激活与抑制示意图
——→ 催化作用　═══➤ 变化的方向　---➤抑制作用
tPA:组织型纤溶酶原激活物;uPA:尿激酶;PAI-Ⅰ:纤溶酶原激活物抑制剂-1

(二)纤维蛋白和纤维蛋白原的降解

纤溶酶是一种活性很强的蛋白酶,能使纤维蛋白和纤维蛋白原分解为许多可溶性的小肽,总称为纤维蛋白降解产物(FDP)。这些产物一般不再发生凝固,其中一部分物质还具有抗凝作用。

(三)纤溶抑制物

纤溶抑制物按其作用环节可分为两大类:一类是抗活化素,能够抑制纤溶酶原的激活;另一类是抗纤溶酶,能与纤溶酶结合成复合物而使纤溶酶失去活性。

血液凝固与纤维蛋白溶解的临床应用

常常采取各种措施保证血液不发生凝固或者加速血液凝固。①加速凝血:适当加温可提高凝血酶的活性,使凝血反应加速;外科手术时,常可用纱布进行压迫止血,这主要是因为纱布是异物,可加速因子XII的激活和血小板黏附、聚集等反应;术前注射维生素 K,可促进凝血因子合成,起到加速凝血的作用。②延缓或抑制凝血:低温可抑制酶活性以减慢凝血速度;输血或贮存血液时,用枸橼酸钠作为体外抗凝剂,是因为枸橼酸钠能与 Ca^{2+} 结合而除去血浆中的 Ca^{2+};肝素在体内、外均能发挥抗凝作用,在临床上已广泛应用于防治血栓形成。③抗纤溶:手术后,一般使用纤溶抑制物以防止术后出血。④促进纤溶:应用纤溶酶原激活物(如尿激酶、链激酶等)治疗血栓性疾病。

四、凝血、纤溶与人体防卫

凝血与纤溶是两个既对立、又统一的功能系统,它们之间存在动态平衡。人体在出血时,既能有效地止血,又能防止血块堵塞血管,从而维持血流的正常状态。在血管内,如果凝血作用大于纤溶,就会发生血栓;如果纤溶作用大于凝血,就会造成出血倾向。血凝和纤溶两个系统的功能均可由因子XIIa启动;因子XIIa还能激活前激肽释放酶和补体系统。因此,因子XIIa发挥着枢纽作用,将血凝、纤溶、激肽以及补体等系统联系起来,使生理性止血功能与免疫功能协调一致,有效地保护机体,减少创伤带来的危害。

第五节 血量、血型与输血原则

足够的血量是维持动脉血压稳定、保证组织器官血液供应的必要条件。输血是对急性大失血患者进行救治的有效手段之一。

一、血 量

血量是指人体内血液的总量。正常成人血量占体重的 $7\%\sim8\%$,相当于每千克体重 $70\sim80ml$。

安静时,人体绝大部分的血液在心血管系统内快速循环,称为循环血量。还有一小部分滞留于肝、脾的血窦,肺泡毛细血管和皮下静脉丛等处,流速相对缓慢,称为贮存血量。当人体进行剧烈运动、情绪激动或处于大失血等情况时,贮存血量可动员出来以补充循环血量。

若机体一次的失血量不超过总血量的 10%,通过神经和体液调节,水和电解质可在 $1\sim2$ 小时内得到恢复;丢失的血浆蛋白经肝加速合成,在 $1\sim2$ 天内得到恢复;骨髓造血加强,红细胞约 1 个月得到补充而恢复。故少量失血(如献血)一般不会影响人体的健康。若急性失血达总血量的 20%,将会出现血压下降等一系列症状;若急性失血达总血量的 30%,可能危及生命,应立即输血抢救。

二、血 型

血型是指血细胞膜表面特异抗原的类型。若将血型不相容的两个人的血液滴加在玻片上并使之混合,则红细胞可凝集成簇,这一现象称为红细胞凝集。在补体的作用下,凝集的红细胞破裂溶血。当给人体输入血型不相容的血液时,在血管内可发生红细胞凝集和溶血反应,甚至危及生命。因此,血型鉴定是安全输血的前提。目前,已发现人类有许多血型系统,如红细胞血型系统、白细胞血型系统和血小板血型系统。其中,与临床关系最为密切的是红细胞血型系统中的 ABO 血型系统和 Rh 血型系统。

（一）ABO 血型系统

1. ABO 血型系统的抗原（凝集原）　根据红细胞膜上 A、B 抗原的有无及其种类，ABO 血型系统分为 4 种血型。凡红细胞膜上只有 A 抗原者为 A 型；只有 B 抗原者为 B 型；A、B 抗原均有者为 AB 型；A、B 抗原均无者为 O 型。

2. ABO 血型系统的抗体（凝集素）　在人类血清中，含有与 A、B 抗原相对应的天然抗体（IgM 抗体）。不同血型的人，其血清中含有不同的抗体，即不含有与自身红细胞抗原相对应的抗体。在 A 型血的血清中，只含抗 B 抗体；B 型血的血清中，只含抗 A 抗体；AB 型血的血清中，不含抗 A 和抗 B 抗体；而 O 型血的血清中则含有抗 A 和抗 B 两种抗体（表 3-4）。

表 3-4　ABO 血型系统中的抗原和抗体

血　　型	红细胞膜上的抗原（凝集原）	血清中的抗体（凝集素）
A 型	A	抗 B（B 凝集素）
B 型	B	抗 A（A 凝集素）
AB 型	A 和 B	无
O 型	无	抗 A 和抗 B（A 和 B 凝集素）

在 ABO 血型系统中还存在着几种亚型，其中最为重要的亚型是 A 型中的 A_1 和 A_2 亚型。A_1 亚型的红细胞膜上含有 A 和 A_1 抗原，其血清中只含抗 B 抗体；在 A_2 亚型的红细胞膜上只有 A 抗原，其血清中含抗 B 抗体和抗 A_1 抗体。同样，AB 型血也可分为 A_1B 和 A_2B 两种亚型。虽然我国汉族人群中 A_2 型和 A_2B 型者很少，分别只占 A 型和 AB 型人群的 1% 以下，但在临床输血时仍需注意。

（二）Rh 血型系统

1. Rh 血型的发现与分布　1940 年，Landsteiner 和 Wiener 用恒河猴红细胞重复注射家兔体内，引起家兔血清中产生抗恒河猴红细胞抗体，再用含这种抗体的血清与人的红细胞混合，发现在白种人中约 85% 的人其红细胞被这种血清凝集，表明人类红细胞具有与恒河猴同样的抗原，故称为 Rh 阳性血型；另有约 15% 的人红细胞不被这种血清凝集，称为 Rh 阴性血型。这种血型系统即称为 Rh 血型系统。在我国汉族中，约 99% 属 Rh 阳性；Rh 阴性的人不足 1%。Rh 阴性主要分布在少数民族中，如塔塔尔族约为 15.8%；苗族约为 12.3%；布依族和乌孜别克族约为 8.7%。在这些居民居住的地区，Rh 血型的问题应受到特别重视。

2. Rh 血型系统的抗原与分型　Rh 血型系统是红细胞血型中最复杂的一个系统。已发现 40 多种 Rh 抗原，与临床关系密切的是 D、E、C、c、e 五种抗原，其中 D 抗原的抗原性最强。通常，将红细胞表面含有 D 抗原者称为 Rh 阳性；不含 D 抗原者称为 Rh 阴性。

3. Rh 血型的特点及其临床意义　Rh 血型的重要特点是：无论 Rh 阳性，还是 Rh 阴性，其血清中均不含有抗 Rh 抗原的天然抗体。当 Rh 阴性者接受 Rh 阳性者红细胞后，可发生特异性免疫反应，产生后天获得性抗 Rh 抗体。

（1）输血溶血反应：当 Rh 阴性的人第一次接受 Rh 阳性的血液后，因 Rh 阴性受血者体内无天然抗体，一般不发生抗原抗体免疫反应，但 Rh 阴性经输血后产生了抗 Rh 抗体；当第二次或多次输入 Rh 阳性血液时，即可发生抗原抗体免疫反应，输入的 Rh 阳性红细胞即被抗 Rh 抗体凝集而发生溶血反应。

（2）新生儿溶血反应：当 Rh 阴性的母亲孕育了 Rh 阳性的胎儿（第一胎）时，因 Rh 阴性母亲体内无天然抗 Rh 抗体,胎儿一般不发生因 Rh 血型不合的新生儿溶血。但在分娩时,胎儿的红细胞或 D 抗原可进入母体,刺激母体产生抗 Rh 抗体。当母亲再次孕育 Rh 阳性的胎儿时,母亲体内的抗体可通过胎盘进入胎儿体内,引起抗原抗体免疫反应,红细胞凝集溶血,严重时可导致胎儿死亡。因此,Rh 阴性母亲在生育第一胎后,应及时常规注射特异性抗 D 免疫球蛋白,中和进入母体的 D 抗原,可防止 Rh 阴性母体致敏。

三、输 血 原 则

输血已经成为治疗某些疾病、抢救大失血和保证一些手术顺利进行的重要手段。为了确保输血的安全和提高输血效率,必须遵守输血原则。因此,在输血前,必须鉴定血型。

(一) ABO 血型与输血关系

在 ABO 血型系统中,只有相同血型的人才能进行输血。为避免发生抗原抗体免疫反应,在输血前首先应进行 ABO 血型鉴定,保证供血者与受血者的 ABO 血型相合。对于反复输血者和生育年龄的妇女,还必须使供血者与受血者的 Rh 血型相合,特别要注意 Rh 阴性受血者产生抗 Rh 抗体的情况。

临床上,曾把 O 型血的人称为"万能供血者",认为他们的血液可输给其他任何 ABO 血型的人,这种说法是不可取的。因为 O 型血的红细胞上虽然没有 A 和 B 抗原,不会被受血者的血浆所凝集,但 O 型血的血浆中存在抗 A 和抗 B 抗体,这些抗体能与其他血型受血者的红细胞发生凝集反应。当输入的血量较大时,供血者血浆中的抗体未被受血者的血浆足够稀释时,受血者的红细胞会被广泛凝集。另外,也曾把 AB 血型的人称为"万能受血者",认为 AB 血型的人可接受其他任何 ABO 血型供血者的血液,这种说法同样也是不可取的。

(二) 交叉配血实验

为了避免由 ABO 血型系统中的亚型(如 A 型中的 A_1 和 A_2 型)和 ABO 血型系统外的其他因子引起的凝集反应,即使是同型输血或重复输血也必须做交叉配血试验。方法如下(图 3-10):

把供血者的红细胞与受血者的血清相混合称为交叉配血主侧;把受血者的红细胞与供血者的血清相混合称为交叉配血次侧,观察各有无凝集反应发生。如果主侧

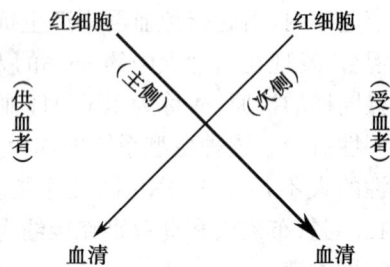

图 3-10　交叉配血试验示意图

和次侧均不发生凝集反应,即为配血相合,可以输血;如果主侧有凝集反应,则为配血不合,禁止输血;如果主侧不发生凝集反应,而次侧发生凝集,一般也不宜输血。

输血方法的新应用

异体输血在临床上应用广泛,自体输血也在迅速发展。自体输血是指在手术前先抽取并保存患者自己的一部分血液,在以后进行手术时按需要再将血液输给患者自己。自体输血不仅可以防止异体输血的并发症、减少血源传播的疾病,多次取血也可刺激骨髓造血。随着医学和科学技术的进步,血液成分分离技术的广泛应用,输血也可以按照不同患者的需要进行成分输血,如对严重贫血患者输注红细胞悬液;血小板减少症患者可以输注血小板悬液;大面积烧伤患者输注血浆或血浆代用品等。

思 考 题

1. 何谓等渗溶液、高渗溶液和低渗溶液?
2. 试说出贫血的几种类型及产生原因。
3. ABO 血型系统的分型依据是什么?
4. 简述 Rh 血型的特点和临床意义。

(潘丽萍)

第四章

血液循环

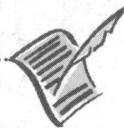

　　心血管系统由心脏和血管组成。血液在心血管系统内按一定方向周而复始地流动，称为**血液循环**。在血液循环系统中，心脏是血液循环的动力器官；血管是血液运行的通道和物质交换的场所；血液起着运输工具的作用。

　　血液循环的主要功能是：①完成体内的物质运输，保证机体新陈代谢的正常进行；②运输体液因子（如激素等）到靶器官或有关组织，实现机体的体液调节功能；③维持内环境的相对稳定；④保证血液对机体防卫功能的实现。血液循环障碍，可引起组织器官供血不足，造成代谢紊乱和功能失常，严重时可致人体死亡。心血管系统还有重要的内分泌功能，心肌细胞可分泌心房钠尿肽；血管内皮细胞可分泌内皮素、内皮舒张因子、血管活性因子等，参与心血管功能的调节。本章仅对心血管的生理特性、血液循环功能及其调节、重要器官的血液循环进行介绍。

哈维与《心与血的运动》

　　今天，我们认识人的血液循环说不上是什么难事，但在古代却非容易，曾有多少科学家为此付出了昂贵的代价。英国医生哈维（Harvey，1578－1657）是其中取得成功的一个，他通过艰辛的探索为血液循环的近代概念奠定了科学的基础。

　　他通过对大量不同种类动物和人体尸体的解剖观察和生理测试，证实了心脏是一个具有血泵功能的肌性器官，血液在"心泵"的推动下以循环的方式在心血管系统中不停地流动。1628年，他的不朽名著《心与血的运动》问世，首次阐明了"血液从右心耳入右心室；从右心室经两肺入左心耳；然后进入左心室和主动脉；由此到达遍及全身的动脉，经过组织进入静脉，再由静脉返回心脏。"哈维当时用的"心耳"一词现已改成"心房"。恩格斯对哈维的发现给予了高度的评价："哈维由于发现了血液循环而把生理学确立为科学"。

第一节　心　脏　生　理

一、心脏的泵血功能

　　心脏通过节律性地收缩和舒张实现泵血功能。心脏收缩时，将血液射入动脉，并通过动脉系统将血液分配到全身各组织器官；心脏舒张时，则通过静脉系统将血液回流到心脏，为下一次射血作准备。

（一）心率与心动周期

1. 心率　每分钟心脏搏动的次数称为**心率**。正常成人安静时心率约为 60～100 次/分，平均 75 次/分；低于 60 次/分为心动过缓；超过 100 次/分为心动过速。心率可因年龄、性别、生理状态的不同而异。新生儿心率可超过 130 次/分；两岁幼儿为 100～120 次/分；5 岁以后逐渐变慢，至青春期接近成年人。成年人的心率，女性较男性稍快；同一个人，安静及睡眠时心率较慢，运动或情绪激动时心率增快；经常体育锻炼和体力劳动的人，安静时心率较慢。

2. 心动周期　心房或心室每收缩和舒张一次所经历的时间称为一个**心动周期**。心房和心室的活动周期均包括收缩期和舒张期。由于心脏的功能主要靠心室完成，所以，通常所说的心动周期和心脏收缩及舒张是指心室的活动而言。

在一个心动周期中，心房和心室的活动是按一定规律交替进行的。先是两心房同时收缩，继之心房舒张；在心房开始舒张的同时，两心室开始收缩，继之心室舒张；在心室舒张末期，心房又开始收缩进入下一个心动周期（图 4-1）。

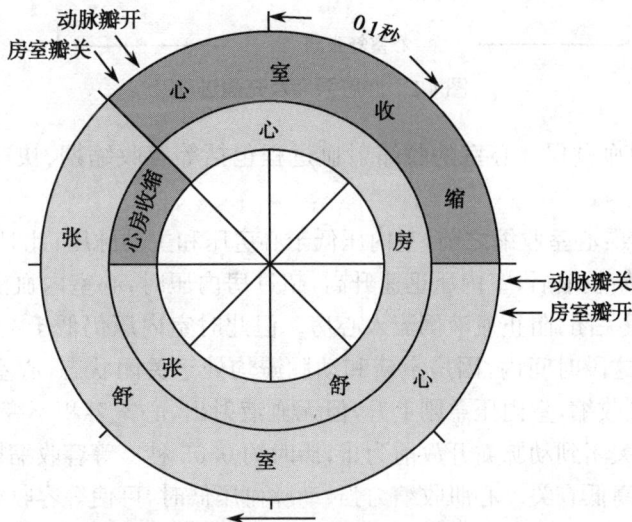

图 4-1　心动周期示意图

心动周期的长短取决于心率的快慢。安静时，成年人心率若以平均 75 次/分计算，则一个心动周期约为 0.8 秒。其中，心房收缩期为 0.1 秒，舒张期为 0.7 秒；心室收缩期为 0.3 秒，舒张期为 0.5 秒。在心室舒张的前 0.4 秒期间，心房也处于舒张期，称为全心舒张期。

由图 4-1 可知，在一个心动周期中，心房或心室的舒张期都长于收缩期，即休息期都长于工作期。这一特点既保证心室有足够的时间充盈血液，又使心肌有充足的时间得以休息，从而保证心脏能持久工作、不易疲劳。心动周期的长短与心率呈反比，当心率增快时，心动周期缩短，收缩期和舒张期均缩短，但以舒张期缩短更明显。心率过快可使心脏充盈量和休息时间相对减少，既不利于心脏射血，也不利于心脏持久活动。临床上，快速型心律失常导致的心力衰竭就是这个原因。

（二）心脏的泵血过程及机制

血液由心室泵入动脉，有赖于心室舒缩所引起的心腔内压力变化及心瓣膜对血流方向的控制。心室的泵血过程可分为收缩期射血过程和舒张期充盈过程，左、右心室的活动基本相同。现以左心室为例加以阐述(图4-2)。

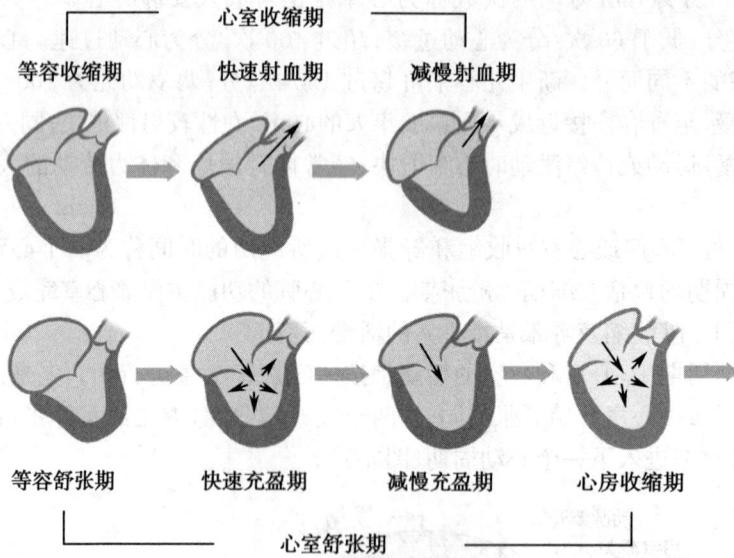

图 4-2 心脏泵血及充盈过程

1. 心室收缩射血过程　心室的收缩射血过程包括等容收缩期、快速射血期和减慢射血期。

(1) 等容收缩期:心室收缩之前,室内压低于心房压和主动脉压,此时房室瓣开放、主动脉瓣关闭。心室开始收缩后,室内压迅速升高,超过房内压时,心室内血液出现向心房反流的趋向,推动房室瓣关闭,阻止血液倒流入心房。但此时室内压仍低于主动脉压,主动脉瓣仍处于关闭状态。这段时间内,因房室瓣和动脉瓣均处于关闭状态,心室成为一个封闭的腔,虽然心室肌强烈收缩,室内压急剧上升,但无血液射出,心室容积不变,故称为**等容收缩期**。此期从房室瓣关闭到动脉瓣开放前为止,历时约0.05秒。等容收缩期的长短与心肌收缩力强弱及动脉压高低有关。心肌收缩力强、动脉血压低时,可使等容收缩期缩短;反之,心肌收缩力弱、动脉血压高时,可使等容收缩期延长。

(2) 快速射血期:等容收缩期后,心室继续收缩,室内压力急剧升高;当室内压超过主动脉压时,动脉瓣被推开,血液由心室快速射入主动脉,心室容积迅速变小,称为**快速射血期**,历时约0.1秒。该期射入动脉的血量多、速度快,约占整个心室收缩期射血量的70%。

(3) 减慢射血期:快速射血期后,因大量血液射入主动脉,使主动脉压升高;与此同时,由于心室内血液减少,心室收缩力减弱,室内压开始降低,射血速度变慢,称为**减慢射血期**,历时约0.15秒。此期射血量约占整个心室收缩期射血量的30%。经测定表明,在减慢射血期末,室内压已略低于主动脉压,但因射入动脉的血液具有较大的动能,依其惯性血液逆压力差仍可继续射入主动脉。

2. 心室舒张充盈过程　心室在舒张期内充盈血液,为下次射血贮备血量。心室的舒张充盈过程包括等容舒张期、快速充盈期、减慢充盈期和心房收缩期。

(1) 等容舒张期:心室开始舒张后,室内压迅速下降;当室内压低于主动脉压时,主动脉内血液反流,推动主动脉瓣关闭,但此时室内压仍然高于房内压,房室瓣仍处于关闭状态,心室再次形成密闭的腔;这时,心室继续舒张,室内压进一步下降,因此期无血液进出心室,心室容积不变,故称为**等容舒张期**。该期从动脉瓣关闭到房室瓣开放为止,历时 0.06~0.08 秒。

(2)快速充盈期:等容舒张期末,室内压低于房内压时,房室瓣开放,心房和腔静脉内的血液因心室舒张而产生的"抽吸"作用,快速进入心室,心室容积迅速增大,称为**快速充盈期**,历时约 0.11 秒。该期流入心室的血液约占心室充盈量的 70%,是心室充盈的主要阶段。

(3)减慢充盈期:快速充盈期之后,随着心室充盈血量的增多,房室之间的压力差逐渐减小,血液流入心室的速度变慢,心室容积缓慢增大,称**减慢充盈期**,历时约 0.22 秒。

(4)心房收缩期:在心室舒张的最后 0.1 秒,下一心动周期的心房收缩期开始。心房开始收缩,房内压升高,将心房内的血液挤入心室,使心室进一步充盈。此期进入心室的血液占心室总充盈量的 10%~30%。可见,在心脏射血及充盈过程中,心房的作用远不及心室重要。因此,发生心房纤维颤动时,对心脏的射血功能影响较小。

综上所述,在心脏泵血过程中,心室舒缩引起室内压大幅度升降,是造成心房与心室之间及心室与主动脉之间产生压力差的根本原因,也是引起瓣膜开闭的直接动力。血液在压力差和瓣膜开关的控制下呈单向流动,即从心房流向心室,再从心室流向动脉,继而经静脉再回流到心脏。现将心动周期内多种变化归纳为表 4-1。

表 4-1 心动周期中心腔内压力、容积、瓣膜活动、血流方向等变化

心动周期分期	心室压力升降比较			瓣膜开闭		血流方向	心室容积
	心房	心室	动脉	房室瓣	动脉瓣		
等容收缩期	房内压 < 室内压 < 动脉压			关闭	关闭	无血液进出心室	不变
快速射血期	房内压 < 室内压 > 动脉压			关闭	开放	心室→动脉	快速减小
减慢射血期	房内压 < 室内压 < 动脉压			关闭	开放	心室→动脉	减小
等容舒张期	房内压 < 室内压 < 动脉压			关闭	关闭	无血液进出心室	不变
快速充盈期	房内压 > 室内压 < 动脉压			开放	关闭	心房→心室	快速增大
减慢充盈期	房内压 > 室内压 < 动脉压			开放	关闭	心房→心室	增大
心房收缩期	房内压 > 室内压 < 动脉压			开放	关闭	心房→心室	增大

(三) 心音

在每一个心动周期中,由心肌舒缩、瓣膜启闭、血流冲击心室及大动脉壁等因素引起振动而产生的声音称为**心音**。可用听诊器在胸壁听取,也可用心音图仪描记成心音图。

正常情况下,每一心动周期可产生 4 个心音,分别称为第一、第二、第三和第四心音。一般情况下,用听诊器只能听到第一、第二心音;在一些健康儿童及青年人可听到第三心音;40岁以上的健康人有时可听到第四心音。心音图可检测出 4 个心音。

1. 第一心音 发生在心室收缩期,标志着心室收缩的开始。主要由心肌收缩、房室瓣关闭及心室射出的血液冲击主动脉壁引起的振动汇合而成。特点是:音调低;持续时间较长,为 0.12~0.14 秒。第一心音在左胸壁第 5 肋间锁骨中线处(心尖处)最清晰。其强弱可反映心肌收缩的力量及房室瓣的功能状态。

2. 第二心音 发生在心室舒张期,标志着心室舒张期的开始。由动脉瓣关闭及血流冲击心室和动脉根部的振动而形成。其特点是:音调高;持续时间较短,为 0.08~0.10 秒。在主动脉瓣区及肺动脉瓣区最清晰。其强弱可反映动脉血压的高低及动脉瓣的功能状态。

3. 第三心音 发生在心室快速充盈期之末,此时因心室已部分充盈,血流速度突然变

慢,引起心室壁和瓣膜振动而产生,亦称舒张早期音。特点是:音调低;持续时间短。在青年和儿童易听到,尤其在运动后引起静脉回心血量增加时明显。

4. 第四心音   是心房收缩时血液进入心室引起的振动,故又称心房音。在部分老年人和心室舒张末期压力增高的患者可以听到。

听取心音,可了解心率及心律、心肌收缩力、瓣膜的功能状态是否正常等。瓣膜关闭不全或狭窄时,均可使血液产生涡流而发生杂音。因此,心音听诊在某些心脏疾病的诊断中有重要意义。

心脏按压术

在抢救心脏停搏的患者时,可根据心脏射血的原理,采取人工按压的办法,有节律地按压心脏,以暂时维持血液循环,称为"心脏按压术"。可以在患者的胸骨下部有节律地压迫和放松,进行"胸外按压",必要时还可以开胸直接进行"胸内心脏按压"。心跳或呼吸骤停后,全身组织缺血、缺氧,体内发生一系列严重病理变化。因此,在进行心脏按压和人工呼吸的同时,还必须采取其他多方面的抢救措施,最后方能使循环和呼吸功能恢复,使体内其他重要器官不遗留功能障碍。

(四) 心脏泵血功能的评价及调节

心脏的主要功能是泵血,并能根据机体的不同状态调节泵血量,以满足机体新陈代谢的需要。因此,正确评价心脏的泵血功能,无论是对心脏生理研究还是临床实践均有实用价值。评价心脏泵血功能的方法和指标很多,在此仅介绍心输出量、心指数、射血分数等基本指标。

1. 每搏输出量与射血分数   一侧心室每次收缩射出的血量称为**每搏输出量**,简称搏出量。左、右心室输出的血量基本相等。正常成人安静状态下,左心室的搏出量为 60～80ml。搏出量占心室舒张末期容积的百分比称为**射血分数**。正常成人安静状态下,左心室舒张末期容积约为 125ml,其射血分数为 55%～65%。射血分数的大小与搏出量及心舒末期容积有关。心脏强烈收缩时,心室收缩末期容量可减少到 20ml,表明射血分数增大。此外,舒张末期容积也可发生变化。在静脉回心血量增加时(如由立位转为卧位),心室舒张末期容积可增至 160ml。机体通过增加心舒末期容量和减少收缩末期容量,可使搏出量增加 1 倍。在心室功能减退、心室异常扩大的情况下,虽然搏出量与正常人无明显差别,但此时的射血分数已明显下降。因此,射血分数是评价心脏泵血功能的较为客观的指标。

2. 每分输出量及心指数   一侧心室每分钟射入动脉的血量称为**每分输出量**,简称**心输出量**。心输出量等于搏出量和心率的乘积。心率若按 75 次/分计算,正常成人安静时,心输出量则为 4～6L/min,平均约为 5L/min。心输出量与机体代谢水平相适应,并与年龄、性别等因素有关。情绪激动或肌肉活动时,可使心输出量增加;剧烈运动时,心输出量可高达 25～35L/min。在相同条件下,女性的心输出量约低于男性 10%;青年人心输出量大于老年人。

不同个体因其代谢水平不同,对心输出量的需求也不一样,如身材高大者心输出量大于身材矮小者。因此,单以心输出量作为评价不同个体心功能的指标是不全面的。人在安静状态下,心输出量不与身高、体重呈正比,而与体表面积呈正比。以每平方米体表面积计算的心输出量称为**心指数**。在安静、空腹状态下的心指数称为静息心指数,是评价不同个体之间心功能的常用指标。我国中等身材成人的体表面积为 $1.6\sim1.7m^2$，静息时心输出量以 5L/min 计，则心指数为 $3.0\sim3.5L/(min\cdot m^2)$。

3. 心脏泵血功能贮备　心输出量随机体代谢的需要而增加的能力称为心脏泵血功能贮备，简称**心力贮备**，包括心率贮备和搏出量贮备。

(1) 心率贮备：加快心率是增加心输出量的有效途径。剧烈运动时，心率可由安静时的 75 次/分增加到 $180\sim200$ 次/分；心输出量可增加 $2\sim2.5$ 倍。但心率过快反而会使心输出量减少。

(2) 搏出量贮备：静息时，搏出量为 $60\sim80ml$；强体力活动时，可达 150ml 左右，表明搏出量贮备为 $70\sim90ml$。搏出量贮备包括收缩期贮备和舒张期贮备。收缩期贮备是指静息状态下心室收缩末期容积与心室作最大射血后的剩余血量之差。安静时，左心室收缩末期容积约为 75ml；而强力收缩射血后，其心室剩余血量不足 20ml。可见，动用收缩期贮备可使搏出量增加 $55\sim60ml$。舒张期贮备比收缩期贮备小，静息时心舒末期容积约为 145ml，因心室容积不能过度扩大，一般只能达 160ml 左右，所以舒张期贮备约为 15ml。

(3) 体育锻炼对心力贮备的影响：合理的体育锻炼可增强心力贮备。一个锻炼有素的运动员，最大心输出量可达静息时的 8 倍。研究表明，经常进行体育锻炼，可使心肌发达、收缩力增强，心肌的血液供应增加，对急性缺氧的耐受性提高，神经调节更加灵敏、有效，搏出量贮备和心率贮备都能得到提高。

4. 心脏泵血功能的调节　搏出量和心率是决定心输出量的两大基本因素。因此，凡能改变搏出量和心率的因素均能影响心输出量。

(1) 搏出量的调节：在心率不变的情况下，搏出量多少取决于心室肌收缩的强度和速度。心肌收缩越强、速度越快，搏出量就越多；反之亦然。而心肌收缩的强度和速度受以下因素的影响：

1) 心肌的前负荷：是指心室舒张末期的血液充盈量，相当于静脉回流血量及心室射血后剩余血量之和。在一定范围内，心肌收缩的强度和速度与前负荷呈正比。当前负荷增大时，心室肌初长度增加，心肌收缩力增强，搏出量增多。

静脉回流量是影响心肌前负荷的主要因素，受心室持续充盈时间及静脉回流速度的影响。如心率过快时，心室充盈时间短而不完全，前负荷小，收缩力弱，搏出量减少。又如机体在大量失血、严重脱水时，因循环血量不足而使外周静脉与心腔内压力差减小，回心血流速度变慢，心室舒张末期充盈量减少，心肌前负荷减小，收缩力减弱，搏出量减少。但若前负荷过大（如静脉输液量过大、速度过快时），心肌的初长度超过最适限度时，则心肌收缩力反而减弱，使搏出量减少。由于前负荷是通过改变心肌初长度来调节搏出量，所以称为异长自身调节。

2) 心肌后负荷：心肌后负荷是指心肌收缩时所遇到的阻力，即动脉血压。在其他因素不变时，动脉血压增加，心室等容收缩期延长，射血期缩短；同时，心肌纤维缩短程度和速度减小，搏出量减少。若动脉血压长期持续升高，机体必须增强心肌收缩力，才能维持正常的心输出量，时间过久，心肌将因收缩活动长期加强而逐渐肥厚，最终可导致心功能减退。

3) 心肌收缩能力：心肌收缩能力是指心肌本身的一种内在的特性，即在前、后负荷不变的情况下，通过心肌自身功能状态的改变，使其收缩强度和速度发生变化，从而改变搏出量，与其初长度无关，故称为**等长自身调节**。心肌的收缩力受多种因素的影响，如交感神经兴奋、血液中肾上腺素增多或使用强心药（如洋地黄）时，心肌收缩力增强，搏出量增加；迷走神经兴奋时,心肌收缩力减弱,搏出量减少。

(2) 心率对心输出量的影响:在一定范围内,心率加快可使心输出量增加。但如果心率过快(超过 180 次/分)或过慢(低于 40 次/分),均可导致心输出量减少。由于心率过快,使心室舒张期明显缩短,心室充盈不足,虽然心率增加,但因搏出量显著减少,心输出量反而降低。如果心率过慢,尽管心舒期延长,但因心室容量有限,不能因心舒期延长而继续增加充盈量和搏出量,也可导致心输出量减少。可见,心率最适时,心输出量最大。

心 力 衰 竭

某些心脏疾病,如心肌梗死、心瓣膜病、心肌炎等,使心室射血能力过低,不能有效地射出静脉回心血量,心输出量不能适应机体代谢的需要,出现循环功能不足,称为心力衰竭。

根据临床表现,可将心力衰竭分为左心衰竭、右心衰竭和全心衰竭。左心衰竭是指左心室代偿功能不全而发生的心力衰竭,临床上较为常见,以肺循环淤血为特征;单纯右心衰竭主要见于肺源性心脏病及某些先天性心脏病,以体循环淤血为特征;左心衰竭后,肺动脉压力增高,使右心负荷加重,长时间后,右心衰竭也继之出现,即为全心衰竭。心肌炎、心肌病患者,左、右心同时受损,左、右心衰竭可同时出现。

慢性心力衰竭患者的心脏出现代偿性心室扩大(心肌纤维拉长)或心肌肥厚(心肌纤维增粗),从而相应地增强心室肌收缩能力,可在一定限度内使心输出量恢复到接近正常水平,称为心功能代偿。

二、心肌细胞的生物电现象

心脏活动以心肌细胞的生物电为基础。心肌细胞有两类:一类是具有收缩能力的普通心肌细胞,又称为工作细胞或非自律细胞,包括心房肌和心室肌;另一类是构成心的传导系统、能产生自动节律性兴奋的特殊分化的心肌细胞,称为自律细胞。与其他可兴奋细胞一样,心肌细胞在不同功能状态下,也显示出不同的生物电现象。了解心肌细胞生物电的基本知识,对理解心肌的生理特性、离子对心肌的作用原理等有重要作用。

(一)工作细胞的跨膜电位及其形成机制

普通心肌细胞的生物电现象与神经细胞及骨骼肌细胞相似,可分为安静时的静息电位及受刺激时产生的动作电位。但心肌细胞的动作电位有显著特点,现以心室肌细胞为例加以说明。

1. 静息电位　心室肌细胞的静息电位约为 $-90mV$。其产生机制与神经纤维静息电位的产生机制基本相同,即在静息状态下,心肌细胞膜对 K^+ 的通透性较大,细胞内高浓度的 K^+ 向膜外扩散所形成 K^+ 的平衡电位。

2. 动作电位　心室肌细胞的动作电位包括去极化和复极化两个过程,通常分为 0、1、2、3、4 五个期(图 4-3)。

(1) 0 期(去极化过程):心室肌细胞兴奋时,膜内电位由静息时的 $-90mV$ 迅速升高到 $+30mV$,即从极化状态迅速转变为反极化状态,形成动作电位的上升支。0 期的特点是:去极化速度快;持续时间短,仅 $1\sim2$ 毫秒;去极化幅度大,约达 120mV。

其产生机制与神经细胞和骨骼肌细胞相似,是由 Na^+ 通道开放和 Na^+ 内流所引起。即心室肌细胞受到有效刺激时,首先引起心肌细胞膜上的 Na^+ 通道部分开放,少量 Na^+ 内流,使膜部分去极化;当去极化达到阈电位($-70mV$)时,大量的 Na^+ 通道被激活,膜对 Na^+ 通

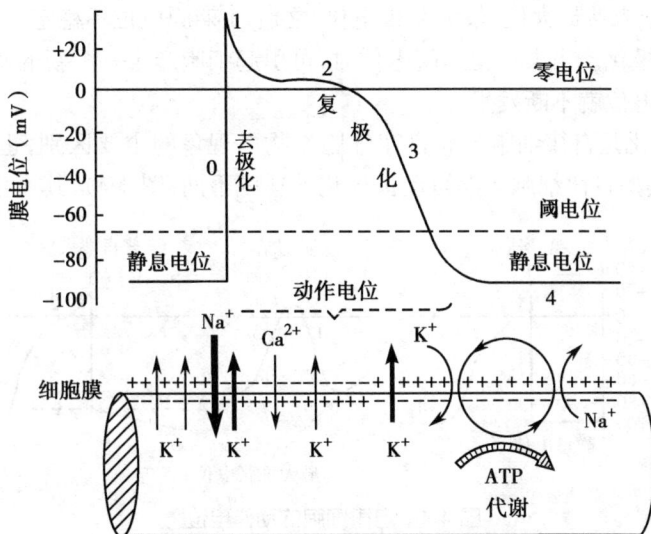

图 4-3　心室肌细胞的动作电位

透性急剧升高;Na^+ 顺浓度差和电位差快速大量内流,直至接近 Na^+ 的平衡电位,形成动作电位的 0 期。因为 Na^+ 通道激活快,失活也快,开放时间短,故称为快通道。以 Na^+ 通道为 0 期去极化的心肌细胞,如心房肌、心室肌和普肯耶细胞,称为快反应细胞;所形成的动作电位称快反应动作电位。钠通道可被河豚毒(TTX)选择性阻断。

(2)1 期(快速复极初期):在 0 期后,立即出现快速而短暂的复极化过程,膜内电位由 +30mV 快速下降到 0mV 左右,称为 1 期,历时约 10 毫秒。0 期与 1 期形成锋电位。形成机制为:此期 Na^+ 通道已经关闭,Na^+ 内流停止,而一过性外向 K^+ 通道被激活,K^+ 经此通道快速外流,导致膜的快速复极化。

(3)2 期(缓慢复极期、平台期):1 期复极化到 0mV 左右时,复极速度变慢,膜电位保持在 0 电位水平,持续 $100\sim150$ 毫秒,因记录的波形平坦,故称平台期。它是心室肌动作电位的主要特征,也是心肌细胞动作电位时程较长的主要原因。此期的形成主要是由于心肌细胞膜上 Ca^{2+} 通道开放,Ca^{2+} 缓慢而持久地内流,同时 K^+ 少量外流,两种离子电荷相同、流动方向相反,对膜电位的影响互相抵消,导致复极过程长时间保持在 0mV 左右。心肌细胞膜上 Ca^{2+} 通道可被 Mn^{2+} 和维拉帕米等阻断。

(4)3 期(快速复极末期):3 期膜电位由 0mV 快速下降到 $-90mV$,完成复极化过程,历时 $100\sim150$ 毫秒。此期,由于 Ca^{2+} 通道已关闭,Ca^{2+} 内流停止,而 K^+ 通道的开放随时间而递增,K^+ 快速外流使膜内电位迅速下降。

(5)4 期(静息期):此期膜电位基本恢复并稳定于静息电位水平。在动作电位发生的过程中,由于一定量的 Na^+、Ca^{2+} 内流和 K^+ 外流,造成细胞内、外原有的离子浓度发生改变,这种改变激活了细胞膜上的 Na^+-K^+ 泵及 Na^+-Ca^{2+} 交换体,将 Ca^{2+}、Na^+ 迅速排出细胞,将外流的 K^+ 摄入细胞,使细胞内外离子浓度恢复至兴奋前的水平。

心房肌细胞的动作电位及形成机制与心室肌相似,但持续时间较短,仅历时 $100\sim150$ 毫秒。

(二)自律细胞的跨膜电位及形成机制

窦房结的 P 细胞及普肯耶细胞等属于自律细胞,与心室肌细胞相比,其动作电位的最大特点是:3期复极末达最大值(最大复极电位)之后,4期膜电位不稳定,立即开始自动去极化,即4期自动去极化。当去极化达阈电位时,可引起细胞产生一个新的动作电位。这种现象周而复始,动作电位就不断发生。

4期自动去极化是自律细胞与非自律细胞生物电现象的主要区别,也是形成自动节律性的基础。不同类型自律细胞4期自动去极化的速度不同(图4-4),其产生原理也有差异。

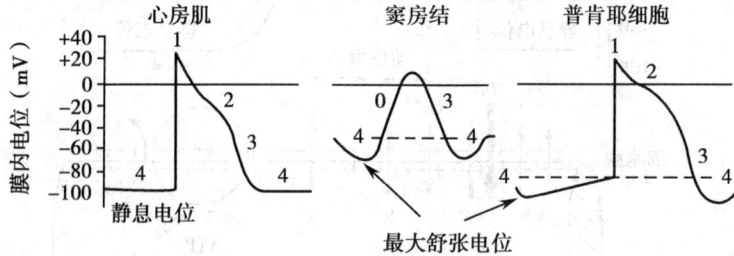

图4-4　自律细胞的动作电位

1. 窦房结P细胞的动作电位及产生机制　窦房结P细胞为起搏细胞,属于慢反应自律细胞,其动作电位与心室肌和普肯耶细胞明显不同(图4-4)。主要特点是:①最大复极电位值($-60mV$)和阈电位值($-40mV$)均小于心室肌和普肯耶细胞;②0期去极化速度慢、幅度小、无明显超射;③无明显的1期和2期平台,动作电位曲线只由0、3、4三期组成;④4期自动去极化速度快(约$0.1V/s$)。因此,窦房结P细胞的自律性最高,是控制心脏活动的正常起搏点。

窦房结P细胞动作电位0期是由Ca^{2+}缓慢内流所引起。当4期自动去极化达阈电位($-40mV$)时,膜的慢Ca^{2+}通道被激活,Ca^{2+}缓慢内流,导致0期去极化。因为此期是慢Ca^{2+}通道的活动,Ca^{2+}内流缓慢,故0期去极化速度慢、幅度小、时程长,约7毫秒。

0期之后,Ca^{2+}通道失活,Ca^{2+}内流停止;而K^+通道被激活,K^+外流逐渐增强,使膜逐渐复极而形成动作电位的3期。

窦房结P细胞4期自动去极化与3种离子有关,即K^+外流逐渐减少、Na^+内流的进行性增多以及生电性Na^+-Ca^{2+}交换。心肌细胞的Na^+-Ca^{2+}交换是每排出一个Ca^{2+},就摄入3个Na^+,出入细胞的正电荷之比为2:3,故形成缓慢内向的离子流,参与窦房结的起搏活动。这3种离子流均使膜电位趋于去极化,其中K^+外流的进行性衰减最重要。

房结区和结希区的自律细胞都属于慢反应自律细胞,4期生物电活动与窦房结相似。

2. 普肯耶细胞的动作电位及产生机制　普肯耶细胞属快反应自律细胞,其动作电位的形态和产生机制与心室肌细胞相似。不同的是,4期膜电位不稳定,即在3期达最大复极电位后,立即开始缓慢地4期自动去极化,因而有自动节律性兴奋的特点。

4期自动去极化主要是3期复极达最大复极电位时,K^+外流逐渐减弱,而Na^+内流逐渐增多所致。普肯耶细胞4期自动去极化的速度远比窦房结P细胞慢,故其自律性也低于窦房结P细胞。交感神经兴奋和去甲肾上腺素可提高普肯耶细胞的自律性。

三、心肌的生理特性

深入认识心脏的功能,需首先了解构成心脏的普通心肌和特殊心肌的生理特性。心肌的生理特性包括自律性、兴奋性、传导性和收缩性。这些特性在不同心肌表现程度不同,如窦房结的自律性最高;普肯耶细胞对兴奋的传导速度最快;心室肌的收缩能力最强。

(一) 自动节律性

某些心肌细胞,在没有外来刺激的情况下,具有自动产生节律性兴奋的能力或特性,称为**自动节律性**,简称自律性。心脏的自律性来源于心内传导系统的自律细胞,心脏各部分自律细胞的自律性高低不等。自律性高的细胞所产生的兴奋,可以控制自律性低的细胞的活动。正常情况下,窦房结的自律性最高,约为 100 次/分;房室交界次之,约为 50 次/分;普肯耶细胞自律性最低,约为 25 次/分。

1. 心脏的正常起搏点和潜在起搏点　因正常心脏的节律性活动是受自律性最高的窦房结的控制,所以,窦房结是心脏活动的**正常起搏点**。由窦房结所控制的心跳节律称为窦性心律。其他部位自律组织因其自律性较低,正常情况下受窦房结节律性兴奋的控制,自身的节律性表现不出来,只起传导兴奋的作用,故称为**潜在起搏点**。异常情况下,当潜在起搏点的自律性异常升高、窦房结的自律性降低或兴奋传导阻滞时,潜在起搏点就可取代窦房结成为异位起搏点。由异位起搏点控制的心跳节律称为**异位心律**。

窦房结对潜在起搏点的控制机制

1. 抢先占领　由于窦房结的自律性最高,4 期自动去极化的速度最快,所以,在潜在起搏点 4 期自动去极化达到阈电位之前,就已受到窦房结的兴奋激动,产生了动作电位。故正常时,潜在起搏点的自律性没有表现出来,在心脏兴奋过程中仅起传导兴奋的作用。

2. 超速驱动压抑　自律细胞在受到高于其固有频率的刺激时,就按外加刺激的频率发生兴奋,称为超速驱动。受到驱动的自律组织,在外来超速驱动刺激停止后,不能立即呈现其固有的自律性活动,需经一定静止期后才能逐渐恢复自律性,此现象称为超速驱动压抑。超速驱动压抑具有频率依赖性,即抑制程度与两个起搏点之间自动兴奋的频率差呈平行关系,频率差越大,抑制效应越强,驱动中断后恢复自律性越慢;反之亦然。因此,临床上装有人工起搏器的患者,如要更换起搏器时,在中断驱动之前,必须使驱动频率逐步减慢,以缩小频率差,避免发生心脏停搏。

2. 影响自律性的因素　自律性是通过 4 期自动去极化使膜电位从最大复极电位达到阈电位所引起的。所以,4 期自动去极化速度、最大复极电位和阈电位均是影响自律性的因素。

(1) 4 期自动去极化的速度:4 期自动去极化速度快,从最大复极电位到阈电位所需的时间短,单位时间内产生兴奋的次数增多,自律性就高;反之,则自律性降低(图 4-5)。例如,交感神经兴奋,其末梢释放的递质去甲肾上腺素和肾上腺髓质分泌的儿茶酚胺,均可使窦房结细胞 4 期 Na^+ 内流加速,使 4 期自动去极化速度加快,故可提高自律性,使心率加快。

(2) 最大复极电位水平:最大复极电位的数值越大,与阈电位的距离就越远,自动去极化达阈电位的时间延长,因而自律性降低;反之,自律性增高(图 4-5)。如迷走神经兴奋时,末梢释放的递质乙酰胆碱可提高窦房结自律细胞对 K^+ 的通透性,3 期复极化 K^+ 外流增多,最大复极电位增大,则自律性降低,心率变慢。

(3) 阈电位水平:阈电位下移,与最大复极电位的距离变近,自动去极化达阈电位的时间缩短,则自律性增高;反之,自律性下降。

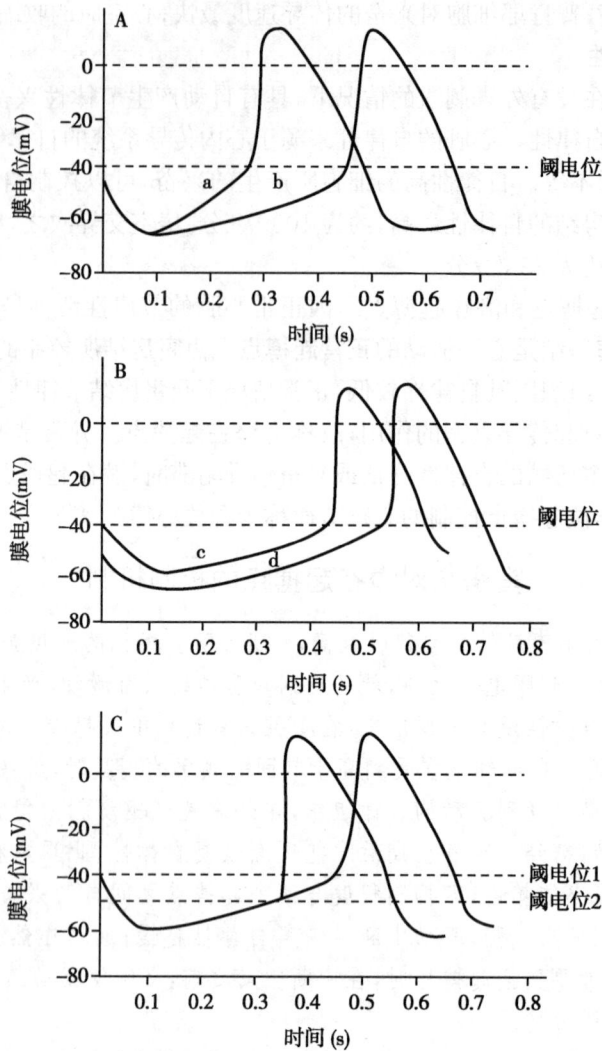

图 4-5　影响心肌自律性的因素

A. 自动除极速度(a、b)对自律性的影响;

B. 最大复极电位(c、d)对自律性的影响;

C. 阈电位水平(1、2)对自律性的影响

(二) 传导性

心肌细胞具有传导兴奋的能力或特性,称为**传导性**。心肌细胞之间存在着缝隙连接。缝隙连接为低电阻通道,有利于细胞间的兴奋传导。它们虽然在结构上互相隔开,但在功能上却类似一个细胞。只要一个心肌细胞兴奋,动作电位会立即扩布到相邻部位,引起其他心肌细胞兴奋,实现心肌细胞的同步性活动。心肌细胞之间的传导是通过局部电流实现的,传导性的高低可用兴奋的传播速度来衡量。

1. 心脏兴奋传播的途径　正常情况下,窦房结的兴奋通过心房肌直接传至右心房和左心房,同时由"优势传导通路"快速传至房室交界区,再经房室束和左右束支、普肯耶纤维网传至左右心室,先引起靠内膜侧的心室肌兴奋,然后直接通过心室肌将兴奋由内膜侧向外膜侧扩布,迅速引起两侧心室肌兴奋。现将兴奋在心内的传播途径简示如图 4-6。

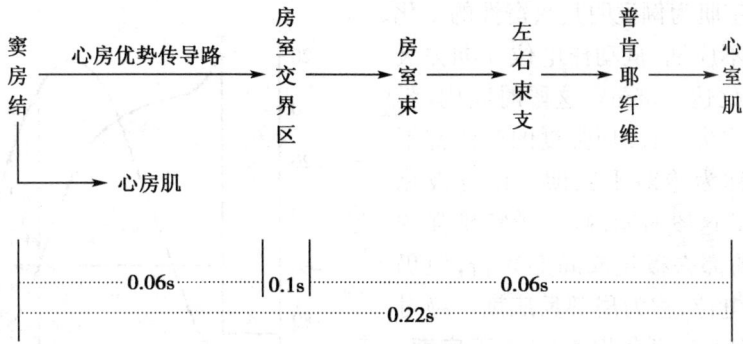

图 4-6　心内兴奋传播途径示意图

2. 兴奋在心脏内传播的速度和特点

（1）心房内的传导：兴奋通过心房肌传导速度为 0.4m/s；通过优势传导通路的速度约为 1.0～1.2m/s。窦房结的兴奋经心房内特殊传导组织和心房肌传至整个心房，约需 0.06 秒。

（2）房室交界处的传导：房室交界是窦房结的兴奋从心房传向心室的必经之路。因其传导速度最慢，只有 0.02m/s，故兴奋须在此延搁约 0.1 秒才能传向心室。兴奋在房室交界处传导速度突然减慢的现象称为**"房室延搁"**。房室延搁使心室的活动迟于心房，避免房室同时收缩，有利于心室充盈和射血。

（3）心室内的传导：兴奋通过房室交界后，再经房室束、左右束支、普肯耶纤维传向心室肌。房室束及普肯耶纤维传导速度极快，达 2～4m/s；心室肌的传导速度也较快，约 1m/s。故兴奋一旦通过房室交界，只需 0.06 秒即可传至整个心室肌。

概括起来，心内兴奋传导的特点有：①兴奋在心房的传导速度快，约为 0.06～0.11 秒，这可使左、右心房同时收缩；②兴奋在房室交界的传导速度慢，约有 0.1 秒的房室延搁，从而使心室收缩必然是在心房收缩之后，以保证心室有足够的血液充盈，对完成心脏功能有重要意义；③兴奋在心室传导速度最快，兴奋一旦到达普肯耶纤维网，几乎同时传遍整个心室肌，从而保证使左、右心室同步收缩，以提高心室射血效率。

3. 影响传导性的因素

（1）0 期去极化的速度和幅度：0 期去极化速度越快、幅度越大，所引起的局部电流就越快、越强，促使邻近安静部位去极化达阈电位而暴发动作电位的时间越短，则传导速度越快；反之，若 0 期去极化速度慢、幅度小，则传导速度就慢。

（2）邻近未兴奋细胞的兴奋性：因兴奋的传导是细胞膜依次发生兴奋的过程，因此，只有邻近心肌细胞的兴奋性正常时，兴奋才能正常传导。如邻近心肌细胞的兴奋性降低，则膜去极化达阈电位所需的时间延长，传导减慢；如邻近心肌细胞的兴奋性为零（如处在有效不应期），则不能引起兴奋，导致传导阻滞。

（3）心肌细胞的直径：兴奋传导的速度与心肌细胞的直径呈正变关系。心房肌、心室肌、普肯耶纤维的直径大于窦房结和房室结细胞，故前者传导速度比后者快。

（三）兴奋性

心肌细胞对刺激产生兴奋的能力或特性称为心肌细胞的兴奋性。常用阈强度作为判断心肌兴奋性高低的指标。

1. 兴奋性的周期性变化　心肌细胞兴奋性的特点是在兴奋过程中呈周期性变化（图

4-7)。现以心室肌为例说明其兴奋性的变化。

（1）有效不应期：从动作电位 0 期去极化开始到复极化达−55mV 这段时间内，膜的兴奋性完全丧失，对任何强度的刺激都不能发生反应，称为**绝对不应期**。在复极化−60～−55mV 这段时间内，给予特别强的刺激，可引起局部去极化或局部兴奋，但仍不能产生动作电位，称为**局部反应期**。绝对不应期和局部反应期合称为**有效不应期**。这是由于 Na^+ 通道激活开放后就迅速失活，再次开放必须是在膜电位复极到一定程度，使 Na^+ 通道从失活状态恢复到备用状态时才能实现。在绝对不应期内，Na^+ 通道完全失活，使心肌的兴奋性下降到零，因此，对任

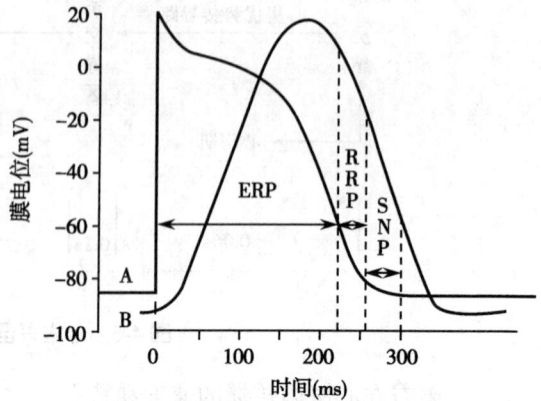

图4-7　心肌兴奋性的周期性变化
A. 动作电位；B. 机械收缩；ERP. 有效不应期；
RRP. 相对不应期；SNP. 超常期

何刺激都不发生反应；在局部反应期内，只有少量的 Na^+ 通道复活，因此，强大的刺激虽能引起局部反应，但不足以达到阈电位，不能引起动作电位。

（2）相对不应期：在复极化−80～−60mV 期间，兴奋性较前有所恢复，但仍低于正常，需用阈上刺激才能引起一个低幅度的动作电位，称为**相对不应期**。此期内，Na^+ 通道虽已逐渐复活，但其开放能力尚未恢复正常。

（3）超常期：在复极化完成之前，膜电位在−90～−80mV 期间，因膜电位接近于阈电位，兴奋性高于正常，给予阈下刺激也可引起动作电位，故称为**超常期**。超常期后，心肌的兴奋性恢复正常。

2. 心肌兴奋性的特点　细胞兴奋后，其兴奋性发生周期性变化，是所有神经细胞和肌细胞共有的特征。但心室肌细胞兴奋性变化的突出特点是有效不应期特别长，相当于整个收缩期和舒张早期。也就是说，心肌从收缩开始到舒张早期之间，不能再次产生兴奋和收缩。只有在收缩完毕、开始舒张以后，兴奋性进入相对不应期或超常期时，才可能再次接受刺激发生兴奋和收缩。因此，心肌不能像骨骼肌那样产生强直性收缩，而始终保持收缩与舒张交替进行，这对保证心脏充盈和射血、提高心脏泵血效率有重要意义。

3. 期前收缩与代偿性间歇　正常情况下，窦房结的每次冲动都是在前次兴奋的不应期之后传到心房和心室，因此，正常心脏是按照窦房结的节律而活动的。但在特殊情况下，如心脏在上次兴奋的有效不应期之后及下次窦性冲动到来之前，受到"异位起搏点"的额外刺激，可使心脏产生一次额外的兴奋和收缩。因其是发生在下次窦房结发出的兴奋到达之前，故称为期前兴奋或**期前收缩**。期前收缩在临床上称为**早搏**。

在期前收缩之后，出现一段较长的心室舒张期，称为**代偿性间歇**（图4-8）。这是因为期前收缩也有自己的有效不应期。若下次窦房结的兴奋正好落在期前收缩的有效不应期内时，就不能引起心室的兴奋和收缩，形成一次"脱失"，必须等到下次窦性冲动到来才能引起心室收缩。因此，在一次期前收缩之后，往往出现代偿性间歇。代偿性间歇可使心脏在期前收缩之后得到充分休息，有利于维持心脏的正常功能。正常人可以因情绪激动、过度疲劳、过量烟酒等原因偶尔出现期前收缩，因持续时间短，对血液循环影响不大。但病理情况下的"频发期前收缩"可造成严重的心律紊乱，甚至危及生命。

4. 影响心肌兴奋性的因素

(1) 静息电位水平：心肌的兴奋性在一定范围内与静息电位呈反变关系。在静息电位增大时，与阈电位的距离加大，引起兴奋所需的阈值也增大，故兴奋性降低；反之，在静息电位减小时，兴奋性升高。但若静息电位过低，Na^+ 通道不能从失活状态恢复到备用状态，其兴奋性反而降低，甚至丧失兴奋性。

(2) 阈电位水平：阈电位上移，与静息电位间的差距增加，兴奋性降低；阈电位下移，与静息电位间的差距减小，则兴奋性增高。一般情况下，阈电位变化较少。

(3) Na^+ 通道的性状：Na^+ 通道有备用、激活、失活三种状态。当膜电位在正常静息水平时，Na^+ 通道处在可被激活的备用状态，此时适宜刺激可激活 Na^+ 通道，引起 Na^+ 内流而发生 0 期去极化；继之，Na^+

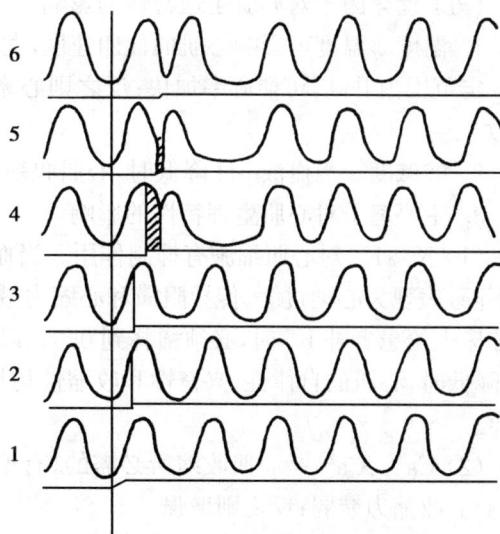

图 4-8 期前收缩与代偿性间歇
每条曲线下的电磁标记号指示给予电刺激的时间；
曲线 1~3：刺激落在有效不应期内，不引起反应；
曲线 4~6：刺激落在相对不应期内，引起期前
收缩和代偿性间歇

通道很快失活关闭，使 Na^+ 内流停止，此时 Na^+ 通道处在不能被立即激活的失活状态，只有当其恢复到备用状态后才能被激活。Na^+ 通道的激活、失活和恢复到备用状态，既受膜电位变化的控制，又有时间依赖性，特别是复活过程需时较长。可见，细胞膜上 Na^+ 通道是否处在备用状态，是决定心肌细胞兴奋性高低的关键。

(四) 收缩性

心肌细胞能在动作电位的触发下产生收缩反应，称为收缩性。心肌细胞的收缩原理与骨骼肌相同，但有自身的特点。

1. 不发生强直收缩　因心肌兴奋后有效不应期长，相当于整个收缩期和舒张早期，所以，心肌只能在收缩结束舒张开始以后才能再次接受刺激而产生新的收缩，故心肌不会发生强直收缩。

2. 同步收缩　由于心传导系统的传导速度极快，加之心肌又具有合胞体的特性，故当心房或心室受到激动时，会引起所有心房肌或心室肌同时收缩，即同步收缩。同步收缩具有"全或无"特性，即在其他条件不变时，心房肌或心室肌要么全部收缩，要么全部舒张。因此，心肌的收缩强度与刺激强度无关。这种协调一致的收缩特性，可提高心脏的射血效率。

3. 对细胞外液 Ca^{2+} 的依赖性大　因心肌细胞肌质网不发达，贮存的 Ca^{2+} 量少，故心肌兴奋-收缩耦联所需要的 Ca^{2+} 有赖于细胞外液中 Ca^{2+} 内流。在一定范围内，血 Ca^{2+} 浓度升高，心肌收缩力量增强；反之，血 Ca^{2+} 浓度下降，心肌收缩力量减弱。去除细胞外 Ca^{2+} 或因缺氧等因素使慢钙通道受抑制，则心脏可产生兴奋（动作电位），但不能发生收缩，停止在舒张状态。动作电位期间的 Ca^{2+} 内流可触发肌质网的 Ca^{2+} 释放，对心肌的收缩起关键作用。心肌收缩结束时，肌质网膜上的钙泵逆浓度差将肌浆中的 Ca^{2+} 泵回肌质网；同时，肌膜通过 Na^+-Ca^{2+} 交换和 Ca^{2+} 泵将 Ca^{2+} 泵出胞外，使肌浆 Ca^{2+} 浓度下降，心肌细胞舒张。

(五) 理化因素对心肌生理特性的影响

1. 温度 温度可影响心肌的代谢速度,尤其对窦房结的自律性影响较为显著。如体温在一定范围内升高,可使心率加快;反之则心率变慢。一般体温每升高 1℃,心率约可增加 10 次/分。

2. 酸碱度 当血液 pH 降低时,心肌收缩力减弱;pH 升高时,心肌收缩力增强。

3. 主要离子对心肌生理特性的影响

(1) K^+:K^+ 对心肌细胞有抑制作用。当血 K^+ 升高时,心肌的自律性、传导性和收缩性均下降,表现为心动过缓、传导阻滞和心缩力减弱;严重时,心肌的活动可停止在舒张状态。故临床上给患者补 K^+ 时,必须稀释到 0.3% 以下,由静脉缓慢滴入,以免引起心脏停搏。血 K^+ 降低时,心肌的自律性、兴奋性和收缩性均增强,但传导性减弱,易发生期前收缩及异位心律。

(2) Ca^{2+}:Ca^{2+} 是心肌收缩所必需的,有增强心肌收缩力的作用。当血 Ca^{2+} 浓度降低时,心肌收缩力减弱;反之则增强。

(3) Na^+:Na^+ 是维持心肌细胞正常兴奋性所必需的离子。当血 Na^+ 浓度降低时,心脏的兴奋性和传导性都减弱;反之,当血 Na^+ 在一定范围内升高时,可提高心肌的兴奋性和传导性,减轻 K^+ 浓度过高所引起的传导阻滞。故当高血 K^+ 引起传导阻滞时,可静脉输入 NaCl 溶液。由于 Na^+ 可竞争性抑制 Ca^{2+} 内流,故高血 Na^+ 时可使心肌收缩力减弱。

从上述可知,K^+、Ca^{2+}、Na^+ 在血液中保持适当的浓度和比例,心脏的活动才能正常进行。

四、心 电 图

利用心电图机在体表一定部位描记的心电变化曲线称为**心电图**(ECG)。它可以反映心脏兴奋的产生、传导和恢复过程中综合生物电的变化,临床上对帮助诊断某些心脏疾病有重要参考价值。

(一) 心电图的导联

在描记心电图时,引导电极安放的位置和连接方式称为心电图的导联。临床常用的有标准导联(I、II、III)、加压单极肢体导联(aVR、aVL、aVF)以及单极胸导联(V_1、V_2、V_3、V_4、V_5、V_6)。标准导联描记的心电图波形反映两电极下的电位差;加压单极肢体导联和单极胸导联直接反映电极下的心电变化。

(二) 正常心电图的波形及意义

正常心电图的基本波形由 P 波、QRS 波群、T 波及各波间线段所组成(图 4-9)。心电图纸上有纵、横线相交划出许多长和宽均为 1mm 的小方格,纵线上的格表示电压,一般情况下,每 1 小格为 0.1mV;横线上的格表示时间,每 1 小格为 0.04 秒。根据这些标志可测出心电图各波段的波幅和时程。

1. P 波 P 波反映两心房的去极化过程。其波形小而钝圆,历时 0.08~0.11 秒,波幅不超过 0.25mV。

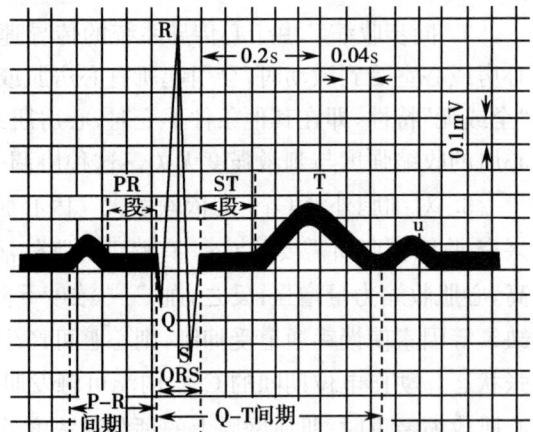

图 4-9 正常人体心电图模式图

2. QRS 波群　QRS 波群反映两心室的去极化过程。由向下的 Q 波、高尖向上的 R 波及向下的 S 波组成。波群历时 0.06~0.10 秒。

3. T 波　T 波反映两心室的复极化过程。其方向与 R 波一致,历时 0.05~0.25 秒,波幅为 0.1~0.8mV。心房的复极化过程产生 Ta 波,因其幅度小,并与 QRS 波重叠,故多不显示。

4. P-R 间期　P-R 间期是指从 P 波起点到 QRS 波群起点之间的时程,历时 0.12~0.2秒。它反映从窦房结产生的兴奋经心传导系统到达心室肌所需要的时间。P-R 间期延长,提示有房-室传导阻滞。

5. Q-T 间期　从 QRS 波群的开始到 T 波结束之间的时程。它反映心室肌去极化开始到复极化结束所需的时间。Q-T 间期的时程与心率呈反变关系,心率越快,Q-T 间期越短。

6. ST 段　是指从 QRS 波群终点到 T 波起点之间与基线平齐的线段,是心室各部分都处于去极化状态的一个时期,心肌细胞之间无电位差存在。ST 段低于正常时,表示有心肌损伤或心肌缺血等。

第二节　血 管 生 理

无论是体循环还是肺循环,从心室射出的血液都必须经动脉、毛细血管和静脉,再返回心脏。所以,血管的功能主要是输送血液、分配血量、实现血液与组织液间的物质交换、参与形成和维持血压等。

一、各类血管的功能特点

各类血管因管壁结构及其所在的部位不同,而有不同的功能特点。

1. 弹性贮器血管　主动脉、肺动脉及其较大的分支称为弹性贮器血管。此类血管管壁厚、富含弹性纤维,有较大的弹性和扩张性,起弹性贮器作用。心室收缩期,血管被动扩张,容量增大,贮存部分血液,并缓冲收缩期血压,使之不致过高;在心室舒张期,被动扩张的血管弹性回缩,将射血期贮存在大动脉的血液继续推向外周,并维持舒张期血压使之不致过低。

2. 分配血管　弹性贮器血管以后到小动脉以前的中动脉称为分配血管。因管壁平滑肌较多,故收缩较强。其功能是将血液输送到各器官组织,起分配血量的作用。

3. 阻力血管　小动脉和微动脉管径小,富含平滑肌,对血流阻力大,故称为阻力血管。其平滑肌的舒缩可改变血管口径和血流阻力,进而改变所在组织、器官的血流量。

4. 交换血管　交换血管是指真毛细血管,其管壁仅由单层内皮细胞和一薄层基膜构成,故通透性大,是血液和组织液进行物质交换的场所。真毛细血管起始部的环状平滑肌称为毛细血管前括约肌,它的收缩和舒张起"闸门"作用,可控制毛细血管的关闭和开放,调节微循环血流量。

5. 容量血管　容量血管是指静脉系统。静脉与相应的动脉相比,数量多,口径粗,管壁薄,易扩张,故其容量较大。安静状态下,循环血量的 60%~70% 容纳在静脉中。因此,静脉起着血液贮存库的作用,故称为容量血管。

二、血流量、血流阻力和血压

血液在心血管中流动的力学问题属于血流动力学的范畴。它所研究的基本问题是血流、血压、血流阻力及其三者之间的关系。

（一）血流量和血流速度

1. 血流量 单位时间内流过血管某一截面的血量称为**血流量**，也称容积速度，通常以 ml/min 或 L/min 来表示。按流体力学的规律，在一段管道中，液体的流量（Q）与该管道两端的压力差（ΔP）呈正比，与液体流动时遇到的阻力 R 呈反比。在体内循环系统中，血流量、血流阻力和血压的关系也是如此，可用下式表示：

$$Q \propto \frac{\Delta P}{R}$$

在整个循环系统中，因动脉、毛细血管和静脉各级血管总的血流量是相等的，即都等于心输出量，所以，公式中的 Q 就是心输出量，而 ΔP 是主动脉压和右心房的压力差。由于右心房压接近于 0，故 ΔP 接近于主动脉压（P_A）。对于一个器官而言，公式中的 Q 代表器官的血流量；ΔP 表示该器官的平均动脉压和静脉压之差；R 为该器官的血流阻力。

2. 血流速度 指血液中的一个质点（如一个红细胞）在血管中的运行速度。在整体循环中，血流速度与血管的横断面积呈反比。因毛细血管总横断面积最大，故血液在毛细血管内的流速最慢，为 0.3～0.7mm/s；主动脉的横截面积最小，故主动脉内的血流速度最快，为 180～220mm/s。

（二）血流阻力

血液在血管内流动时遇到的阻力称为**血流阻力**。血流阻力主要是来自血液与血管壁的摩擦力以及血液内部的摩擦力。根据流体力学原理，血流阻力与血管长度和血液黏滞性呈正比；与血管半径的 4 次方呈反比。由于血管的长度和血液的黏滞性一般变化不大，所以，血管半径是影响血流阻力的最主要因素。在神经和体液因素的控制下，血管口径经常发生变化，机体对器官血流量的调节主要是通过控制各器官阻力血管的口径实现的。小动脉和微动脉是产生血流阻力的主要部位，因其位于循环系统的"外周"，故此处的血流阻力又称为外周阻力。

（三）血压

血压是指血管内流动的血液对单位面积血管壁的侧压力，通常以 mmHg 为测量单位。血压是推动血液循环的直接动力。同时，由于血液在自大动脉向心房流动的过程中，因不断克服阻力而消耗能量，所以，从主动脉到右心房，血压逐渐降低。主动脉血压约为 100mmHg；微动脉血压约为 85mmHg；毛细血管血压约为 30mmHg；静脉起始部的血压约为 10mmHg；右心房压力接近于 0（图 4-10）。通常所说的血压，一般是指动脉血压。

三、动脉血压与动脉脉搏

（一）动脉血压

1. 动脉血压的概念及正常值 动脉血压是血液对动脉管壁的侧压力，一般是指主动脉的血压。由于大动脉中血压降落很小，故通常以测量上臂的肱动脉血压代表主动脉压。在每一心动周期中，动脉血压随心脏的舒缩活动而发生周期性变化。心室收缩期动脉血压升高所达到的最高值称为**收缩压**；心室舒张期动脉血压降低所达到的最低值称为舒张压；收缩压与舒张压之差称为**脉搏压**，简称脉压；在每个心动周期中，各瞬间动脉血压的平均值称为**平均动脉压**。平均动脉压约等于舒张压加 1/3 脉压。通常，动脉血压的记录方法为：收缩压/舒张压 mmHg。

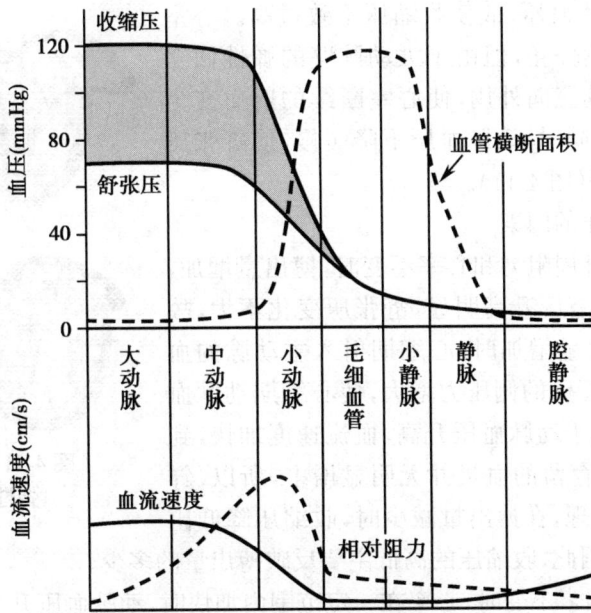

图 4-10 各类血管的血压

我国健康青年人安静状态时,收缩压为 100~120mmHg;舒张压为 60~80mmHg;脉压为 30~40mmHg。安静时,舒张压持续高于 90mmHg 或 40 岁以下的人收缩压持续超过 140mmHg,称为高血压;如收缩压持续低于 90mmHg,舒张压持续低于 50mmHg,则称为低血压。

正常水平的平均动脉压是推动血液循环和保持各器官血液供应的必要条件。血压过低可使各组织器官血液供应不足,特别是脑、心、肾等重要器官可因缺血而造成严重后果。血压过高,心室肌后负荷增加,可导致心室扩大,甚至心力衰竭;同时,过高的血压还可能引起血管壁的损伤,如脑血管破裂造成脑出血。可见,动脉血压的相对稳定,是内环境稳定的重要指标,是保证正常生命活动的必要条件。

中国卫生部 2004 年《高血压防治指南》高血压诊断分级标准

正常血压　　收缩压<120mmHg 和舒张压<80mmHg

正常高值　　收缩压 120~139mmHg 和舒张压 80~89mmHg

高血压　　收缩压≥140mmHg 或舒张压≥90mmHg

1 级高血压(轻度)收缩压 140~159mmHg 或舒张压 90~99mmHg

2 级高血压(中度)收缩压 160~179mmHg 或舒张压 100~109mmHg

3 级高血压(重度)收缩压≥180mmHg 或舒张压≥110mmHg

单纯收缩期高血压　　收缩压≥140mmHg 和舒张压<90mmHg

2. 动脉血压的形成　在封闭的心血管系统中,足够的循环血量是形成动脉血压的前提。心室射血所产生的动力和血液流动所遇到的外周阻力,两者相互作用是形成动脉血压的根本因素。在心室收缩期,心室射出的血液因受外周阻力的作用,大约只有 1/3 流至外周;其余 2/3 暂时贮存在大动脉中,充胀动脉管壁,使血压升高形成收缩压。但由于大动脉壁的弹性扩张可缓冲血压,故使收缩压不致过高。心室舒张期心室射血虽然停止,但由于大动脉壁的弹性回缩推动贮存的血液继续流向外周,使心室断续的射血变为动脉内连续的血流;同时,动脉血压下降缓慢,使舒张压仍能维持在较高水平(图4-11)。

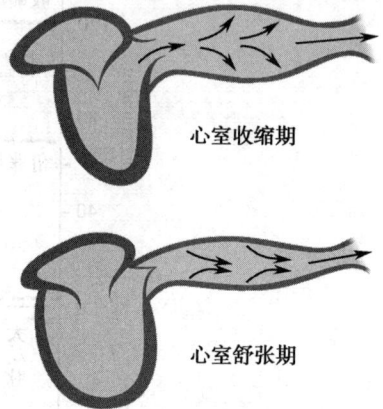

心室收缩期

心室舒张期

图 4-11 主动脉血管的弹性作用示意图

3.影响动脉血压的因素

(1)搏出量:当外周阻力和心率不变时,搏出量增加,动脉血压升高,以收缩压升高明显,舒张压变化不大,故脉压增大。由于搏出量增加时,心缩期射入主动脉的血量增多,血液对动脉管壁的侧压力增大,使心缩期动脉血压升高明显;同时,由于动脉血压升高,血流速度加快,到心舒末期,大动脉内存留的血量并无明显增多,所以,舒张压升高不明显。同理,在搏出量减少时,收缩压降低比较明显,脉压减小。因此,收缩压的高低主要反映搏出量的多少。

(2)心率:其他因素不变时,心率在一定范围内加快时,动脉血压升高,主要表现为舒张压升高,收缩压升高不明显,因而脉压减小。这是因为心率加快时心舒期明显缩短,致使流向外周的血量减少,心舒期末存留于大动脉内的血量增多,故舒张压升高。由于动脉血压升高可使血流速度加快,使收缩期内有较多的血液流向外周,故收缩压升高不明显。相反,心率变慢时,舒张压降低,脉压增大。

(3)外周阻力:其他因素不变、外周阻力增大时,心舒期内血液流至外周的速度减慢,心舒期末血管内存留的血量增多,舒张压明显升高。在心缩期,因动脉血压升高使血流速度加快,有较多的血液流向外周,故收缩压升高不明显,脉压减小。反之,外周阻力减小时,舒张压降低明显,脉压增大。因此,舒张压的高低主要反映外周阻力的大小。

(4)循环血量与血管容积:正常情况下,循环血量与血管容积相适应,使血管保持一定的充盈度、维持一定的血压。循环血量减少或血管容积增加,均可导致血压下降。前者见于大量失血;后者见于过敏性休克或中毒性休克的患者。

(5)大动脉管壁的弹性:大动脉管壁的弹性具有缓冲血压的作用,使收缩压不致过高,舒张压不致过低,保持一定的脉压。在大动脉管壁弹性减弱时,缓冲能力下降,使收缩压升高,舒张压降低,脉压增大。老年人因大动脉硬化,弹性减弱,导致收缩压升高而舒张压降低,脉压显著增大。

(二) 动脉脉搏

在每个心动周期中,动脉内压力的周期性变化所引起的动脉管壁的节律性搏动称为**动脉脉搏**,简称**脉搏**。在一些浅表动脉部位(如桡动脉)可摸到脉搏。脉搏的频率和节律能反映心率和心律;脉搏强弱、波幅大小、紧张度高低与心肌收缩力、动脉血压及管壁弹性有密切关系。因此,脉搏在一定程度上可反映心血管的功能状态。

四、静脉血压与血流

(一) 静脉血压

当体循环血液流经动脉和毛细血管到达小静脉时,血压降至 $15\sim20mmHg$;到达右心房时,压力接近于零。通常,将各器官或肢体的静脉血压称为**外周静脉压**;把胸腔内的大静脉和右心房内的血压称为**中心静脉压**(CVP)。中心静脉压的正常值为 $4\sim12cmH_2O$。中心静脉压的高低取决于心脏射血功能和静脉回心血量。如果心脏射血能力强,能及时将回心的血液射入动脉,则中心静脉压就较低;反之,如果心脏射血能力较弱,则中心静脉压就较高。另一方面,在心脏射血功能不变时,中心静脉压受静脉回心血量的影响。故中心静脉压的测定有助于患者心功能的判断,并可作为临床控制补液量和补液速度的指标。

(二) 影响静脉血流的因素

外周静脉压与中心静脉压之差是推动静脉血流的动力,凡能改变两者间压力差的因素均可影响静脉血流。

1. **心肌收缩力** 心肌收缩力增强时,搏出量增多,心舒期室内压下降,中心静脉压降低,可促进静脉回流,使静脉回心血量增多;相反,心肌收缩力减弱时,搏出量减少,心室射血后剩余血量增多,室内压升高,心房和大静脉内的血量增多,使中心静脉压升高,静脉回心血量减少。如右心衰竭患者可出现颈静脉怒张、肝淤血肿大、下肢水肿等体征;左心衰竭患者可出现肺淤血和肺水肿等体征。

2. **重力和体位** 由于静脉管壁较薄、易扩张,管腔内压力低,故静脉血压和静脉血流受重力和体位的影响较为明显。平卧位时,全身静脉与心脏基本在同一水平,重力对静脉血压和静脉血流的影响不大。当身体由卧位突然直立时,由于重力的作用,心水平以下的静脉扩张,容量增加,使回心血量暂时减少,导致心输出量减少和血压下降,引起脑、视网膜供血暂时不足,出现头晕、眼前发黑、甚至昏倒等症状,称为体位性低血压,体弱多病或长期卧床者易发生这种现象。

3. **呼吸运动** 吸气时,由于胸内压降低,使胸腔内大静脉和心房扩张,中心静脉压降低,可促进静脉回流;呼气时则相反。

4. **骨骼肌的挤压作用** 骨骼肌收缩时,静脉受到挤压,使静脉压升高,促进静脉血回流;骨骼肌舒张时,静脉压降低,又可使毛细血管和微静脉内的血液流入静脉。

五、微 循 环

(一) 微循环及其组成

微循环是指微动脉与微静脉之间的血液循环。微循环是血液和组织液进行物质交换的场所。典型的微循环由微动脉、后微动脉、毛细血管前括约肌、真毛细血管、通血毛细血管、动-静脉吻合支和微静脉七部分组成(图 4-12)。其中,微动脉、后微动脉、毛细血管前括约肌称为前阻力血管。微动脉口径改变可控制整个微循环单元的血流量,相当于微循环的"总闸门"。后微动脉和毛细血管前括约肌,控制所属毛细血管的血流量,相当于微循环的"分闸门";微静脉又称为后阻力血管,相当于微循环的"后闸门"。

(二) 微循环的血流通路及功能

1. **迂回通路** 血液经微动脉、后微动脉进入真毛细血管网,最后汇入微静脉为迂回通路。此通路迂回曲折,相互交织成网,广泛穿行于各组织细胞之间,加之真毛细血管数量多、管壁薄、通透性大、血流缓慢等因素,使其成为血液和组织液进行物质交换的主要场所,故又称为营养通路,是微循环血流最重要的功能通路。

2. **直捷通路** 血液从微动脉经后微动脉进入通血毛细血管,再进入微静脉,称为直捷通路。该通路在骨骼肌中分布较多,特点是直而短、血流速度快、基本不与组织进行物质交换。主要功能是使部分血液迅速通过微循环回流到心脏,保证循环血量的相对稳定。

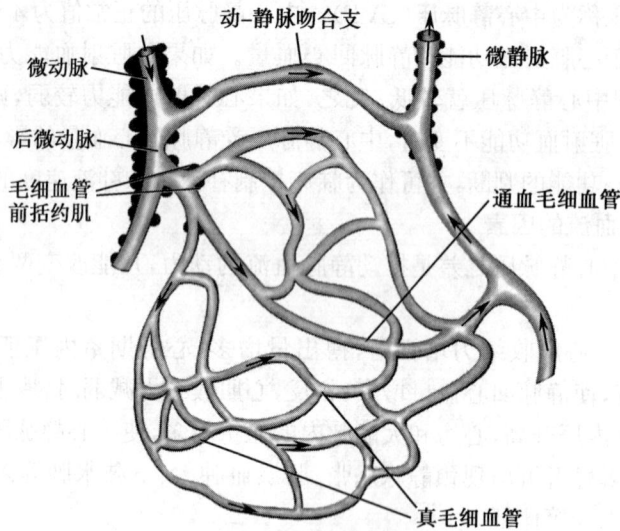

图 4-12　微循环模式示意图
圆黑点表示血管壁上的平滑肌

3. 动-静脉短路　指血液从微动脉经动-静脉吻合支直接进入微静脉。因其途径短、血管壁厚,血流速度更快。该通路多分布于皮肤及皮下组织,通常处于关闭状态,在调节体温方面起重要作用。当机体需要大量散热时,此通路开放,皮肤血流量增多,有助于散热。

(三) 微循环调节

1. 神经、体液因素对微循环血管的作用　微动脉和微静脉均受交感缩血管神经的支配。但微动脉神经分布密度较大,故当交感神经活动时,微动脉收缩比微静脉明显,主要引起前阻力增大,使器官血流量减小。

后微动脉和毛细血管前括约肌无直接神经支配,其舒缩活动主要受体液因素控制。全身性体液物质,如去甲肾上腺素、肾上腺素、血管紧张素等,可使其收缩;局部代谢产物,如乳酸、CO_2、组胺等,可使其舒张。

2. 微循环血流量的调节　正常情况下,微循环血流量主要靠局部代谢产物的调节。如安静时,组织代谢水平低,局部代谢产物积聚少,全身性缩血管物质作用占优势,使大部分毛细血管网处于关闭状态。但这部分毛细血管关闭一段时间后,将因局部代谢产物的积聚而开放。毛细血管网开放一定时间后,随局部代谢产物的清除而转入关闭。如此反复,就造成毛细血管网开放和关闭交替进行。当机体活动增强时,毛细血管网大量开放,以适应组织代谢的需要。总之,微循环受神经、体液双重因素的控制,以局部体液调节为主。

六、组织液生成与淋巴循环

存在于血管以外组织细胞间隙中的体液称为组织液。组织液绝大部分呈胶冻状,不能自由流动,因此,它不会因重力作用而流到身体的下垂部位。将注射针头刺入组织间隙,也不能抽取组织液。组织液是细胞生存的环境,是血液与组织进行物质交换的场所。

(一) 组织液的生成及回流

组织液是血浆成分通过毛细血管壁滤出而形成的。除蛋白质含量较少以外,其他成分均与血浆相似。毛细血管壁的通透性是组织液生成的结构基础;有效滤过压是组织液生成的动力。

1. **毛细血管壁的通透性**　因毛细血管壁由内皮细胞和基膜组成,故对各种物质的通透性大。血浆中,除蛋白质以外,其他成分均能透过毛细血管壁。理化因素如温度升高、缺氧、CO_2增多、组胺、毒素等,可使其通透性增大。

2. **有效滤过压**　**有效滤过压**取决于毛细血管血压(动脉端 30mmHg,静脉端 12mmHg)、组织液胶体渗透压(15mmHg)、血浆胶体渗透压(约 30mmHg)及组织液的静水压(10mmHg)四种力量的对比。其中,前两者促进滤过;后两者促进回流。滤过力量与回流力量的差值称为有效滤过压。表示公式为:

有效滤过压＝(毛细血管血压＋组织液胶体渗透压)－
(血浆胶体渗透压＋组织液静水压)

当滤过力大于回流力,即有效滤过压为正值时,血浆成分从毛细血管滤出生成组织液;相反,当滤过力小于回流力,即有效滤过压为负值时,组织液回流进入毛细血管。据公式推算,在毛细血管动脉端有效滤过压约为 10mmHg,则液体滤出血管生成组织液;在毛细血管静脉端有效滤过压约为－8mmHg,则组织液回流进入毛细血管(图 4-13)。还有一小部分组织液进入毛细淋巴管生成淋巴,经淋巴循环再回流到血液中。

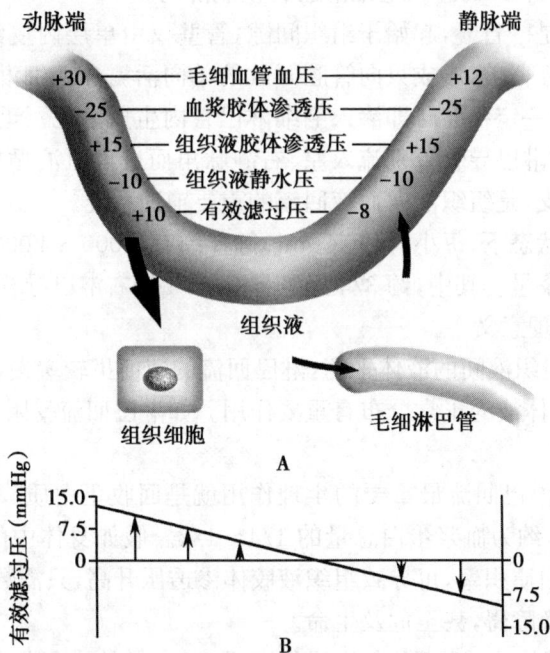

图 4-13　组织液的生成与回流示意图
A. 形成有效滤过压的因素和作用方向;B. 有效滤过压
在毛细血管内的变化;"＋":促进液体滤出毛细
血管的力;"－":阻止液体滤出毛细血管的力
(图中数字的单位为 mmHg)

(二) 影响组织液生成及回流的因素

正常情况下,组织液的生成与回流保持平衡,从而维持体液的正常分布。若某些因素使组织液生成大于回流,则可造成水肿。影响组织液生成及回流的因素有:

1. **毛细血管血压**　凡能使毛细血管血压升高的因素均可促进组织液的生成。微动脉扩张、肌肉运动或炎症部位均可引起毛细血管压升高,使组织液生成增多。右心衰竭时,因静脉回流受阻,使毛细血管血压升高,也会使组织液生成增多,产生水肿。

2. 血浆胶体渗透压　一般情况下,血浆胶体渗透压很少变化。但某些肾脏疾病可使肾小球滤过膜通透性增大,使大量血浆蛋白随尿排出;肝脏疾病时蛋白质合成减少以及营养不良时蛋白质摄入过少等,均可使血浆胶体渗透压下降,导致有效滤过压升高,使组织液生成增多而出现水肿。

3. 毛细血管壁的通透性　在烧伤、过敏性反应等情况下,毛细血管壁的通透性明显增高。部分血浆蛋白进入组织液,使血浆胶体渗透压下降和组织液胶体渗透压升高,引起有效滤过压增高,故组织液生成增多,并可导致水肿。

4. 淋巴回流　因有10%的组织液须经淋巴管回流入血液,所以,当淋巴回流受阻时,受阻部位以前的组织间隙中组织液积聚,可出现严重的水肿。在丝虫病时可见到这种情况。

(三) 淋巴的生成与回流

1. 淋巴的生成与回流　组织液进入淋巴管即成为**淋巴**。因此,来自一种组织的淋巴其成分与该组织的组织液非常相似。从毛细血管动脉端滤出的组织液,约有90%于毛细血管静脉端回流入血液;另外10%进入毛细淋巴管生成淋巴。

毛细淋巴管末端是一盲囊,起始于组织间隙,管壁仅由单层内皮细胞构成,相邻的内皮细胞边缘像瓦片状相互覆盖,形成只向管腔开放的单向活瓣。毛细淋巴管通透性较毛细血管大,当组织液积聚到一定程度时即渗入毛细淋巴管内生成淋巴。毛细淋巴管汇入大淋巴管,最后经胸导管和右淋巴导管分别流入左、右静脉角而进入血液循环。所以,淋巴系统犹如血液循环的一条侧支,是组织液向血液回流的重要辅助系统。

正常成人在安静状态下,每小时约120ml、每日约有2 000～4 000ml淋巴生成和回流,几乎相当于全身的血浆量。其中,约3/4经胸导管、1/4经右淋巴导管进入血液。

2. 淋巴回流的生理意义

(1) 调节血浆与组织液间的液体平衡:淋巴回流的速度虽较缓慢,但对调节血浆与组织液间的体液平衡、维持体液的正常分布有重要作用。如淋巴回流受阻,则导致组织液在组织间隙积聚,并产生水肿。

(2) 回收蛋白质:淋巴回流最重要的生理作用就是回收蛋白质。每日从淋巴管吸收的蛋白质多达75～200g,约为血浆蛋白总量的1/4～1/2。假如身体中的重要淋巴管阻塞,则组织液中必有过多蛋白质积聚,可导致组织液胶体渗透压升高,只需数小时就会出现严重的毛细血管处的液体交换障碍,甚至危及生命。

(3) 运输脂肪及其他营养物质:食物消化以后,经小肠黏膜吸收营养物质,尤其是脂肪80%～90%是由小肠绒毛中的毛细淋巴管吸收的,因此,小肠的淋巴呈乳糜状。

(4) 防御和免疫功能:因出血而进入组织间隙中的红细胞及侵入体内的细菌等可进入毛细淋巴管。淋巴结的淋巴窦内含有许多巨噬细胞,能清除淋巴中的红细胞、细菌及其他异物微粒。此外,淋巴结还产生淋巴细胞和浆细胞,参与免疫反应,起防御和屏障作用。

第三节　心血管活动的调节

心血管系统的功能可随机体活动的情况不同而发生相应的变化,以适应机体代谢的需要。这种适应性变化是通过神经和体液因素的调节而实现的。

一、神经调节

(一)心血管的神经支配

1. 心脏的神经支配 心脏受心交感神经和心迷走神经的双重支配(图 4-14)。

(1)心交感神经及其作用:心交感神经的节前纤维起自脊髓胸段 1~5 节灰质侧角的神经元。其节后纤维组成心脏神经丛,支配窦房结、心房肌、心室肌、房室交界和房室束等。心交感神经的节后纤维为肾上腺素能纤维,末梢释放的递质为去甲肾上腺素(NE)。NE 与心肌细胞膜上的 β_1 受体结合,可使心肌细胞膜对 Ca^{2+} 的通透性增大,促进 Ca^{2+} 内流,使心率加快、房室传导加速、心肌收缩力增强、心输出量增多、血压升高。

(2)心迷走神经及其作用:心迷走神经的节前纤维起自延髓的迷走神经背核和疑核区域,走行于迷走神经干中,在心内神经节换元后发出节后纤维支配窦房结、心房肌、房室交界、房室束,仅有较少的纤维分布到心室肌。右侧迷走神经对窦房结支配占优势,主要影响心率;左侧迷走神经对房室交界的作用较强。

心迷走神经节后纤维为胆碱能纤维,末梢释放的递质为乙酰胆碱(ACh)。迷走神经兴奋时,其末梢释放的 ACh 与心肌细胞膜上的 M 受体结合,提高细胞膜对 K^+ 的通透性,促进 K^+ 外流,并抑制 Ca^{2+} 通道,使 Ca^{2+} 内流减少,从而抑制心肌,使心率变慢、房室传导减速、心肌收缩力减弱、心输出量减少、血压下降。M 受体阻断剂阿托品可对抗迷走神经对心脏的抑制作用。

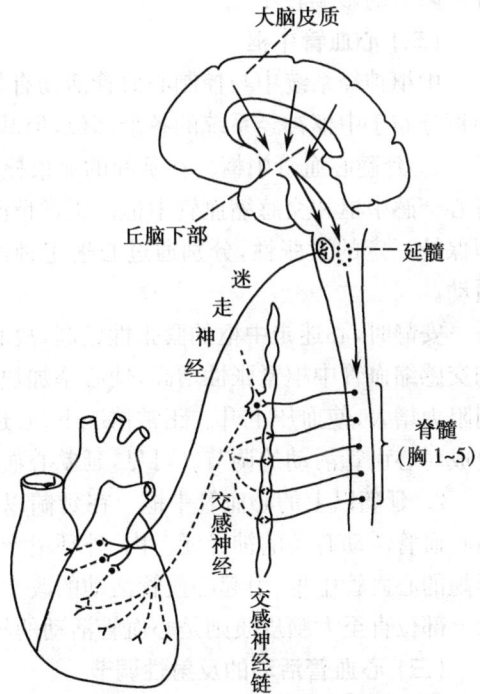

图 4-14 支配心脏及血管的传出神经及其中枢

2. 血管的神经支配

(1)交感缩血管神经及其作用:交感缩血管神经的节前纤维起自脊髓胸腰段($T_1 \sim L_3$)的灰质侧角,节后纤维分布到血管平滑肌,尤其是小动脉和微动脉处分布较多。该神经兴奋时,节后纤维末梢释放去甲肾上腺素,与血管平滑肌上的 α 受体结合,引起血管平滑肌收缩,外周阻力增加,血压升高。在安静状态下,交感缩血管神经经常发放低频(1~3 次/秒)冲动,使血管平滑肌保持一定的收缩状态,称为交感缩血管紧张。当其紧张性增强时,血管平滑肌进一步收缩;当其紧张性减弱时,血管平滑肌收缩减弱,血管舒张。

体内几乎所有的血管都接受交感缩血管神经的支配,但其分布密度不同。皮肤血管中分布最密;骨骼肌和内脏血管次之;冠状血管和脑血管中分布较少。在同一器官,动脉中的分布密度高于静脉。血管愈细密度愈高,但毛细血管前括约肌中几乎没有神经支配。

(2)交感舒血管神经及其作用:在支配骨骼肌血管的交感神经中,还有舒血管神经纤维。兴奋时,末梢释放 ACh,与 M 受体相结合而使骨骼肌血管扩张、血流量增加。这类纤维平时无紧张性活动,只有当情绪激动或剧烈运动时发放冲动,使骨骼肌血管扩张,为肌肉活动提供充足的血流量。

（3）副交感舒血管神经及其作用：这类纤维主要分布在脑、唾液腺、胃肠道腺体、膀胱及外生殖器等少数器官。兴奋时，末梢释放 ACh，与血管平滑肌中的 M 受体结合，使该血管舒张、血流量增加。副交感舒血管神经的活动只局限地调节所支配器官的局部血流，对整体外周阻力的影响较小。

（二）心血管中枢

中枢神经系统中与控制心血管活动有关的神经元集中的部位称为**心血管中枢**。心血管中枢分布于中枢神经系统的各个部位，但基本中枢位于延髓。

1. 延髓心血管中枢　在延髓的孤束核及其附近区域有心迷走中枢；在延髓的腹外侧部有心交感中枢和交感缩血管中枢。正常情况下，延髓心血管中枢经常发放一定的低频冲动即保持一定的紧张性，分别通过心迷走神经、心交感神经和交感缩血管神经调节心血管的活动。

安静时，心迷走中枢的紧张性较高，故心率较慢。剧烈运动或情绪激动时，心交感中枢和交感缩血管中枢紧张性增高，使心率加快，心肌收缩力增强，心输出量增加；血管收缩，外周阻力增大，使血压上升。正常情况下，心迷走中枢与心交感中枢相互制约、对立统一，共同完成对心血管活动的调节。可见，延髓心血管中枢在维持和调节心血管活动中起重要作用。

2. 延髓以上的心血管中枢　在延髓以上的脑干部位以及大脑、小脑、下丘脑等都存在与心血管活动有关的神经元。内、外环境变化的信息在这些部位进行复杂的整合，然后影响延髓的心血管中枢，引起心血管活动的改变。可见，延髓是心血管活动的基本中枢，而延髓以上部位直至大脑皮质则是心血管活动的较高级和高级中枢。

（三）心血管活动的反射性调节

当机体处在不同的生理状态或内、外环境发生变化时，可引起各种心血管反射，使心输出量和各器官的血管舒缩状况发生相应的改变，以维持机体稳态，适应环境条件的变化。

1. 颈动脉窦和主动脉弓的压力感受性反射　动脉血压变化时，通过压力感受器反射活动，使血压维持相对稳定的反射称为压力感受性反射。在颈动脉窦和主动脉弓血管壁的外膜下有丰富的感觉神经末梢，对突发的血压变动非常敏感，称为压力感受器（图 4-15）。

当动脉血压升高时，动脉管壁扩张，感受器因受牵张刺激而产生神经冲动。其传入冲动分别经窦神经（加入舌咽神经）和主动脉神经（加入迷走神经）上传入延髓。经过中枢的整合作用，使心迷走中枢的紧张性增高，心交感中枢和交感缩血管中枢的紧张性降低，通过相应的传出神经调节心血管活动，结果使心率变慢、心肌收缩力减弱、心输出量减少、血管扩张、外周阻力下降，使血压回降到原来水平。由于反射是血压升高引起的，反射结果为

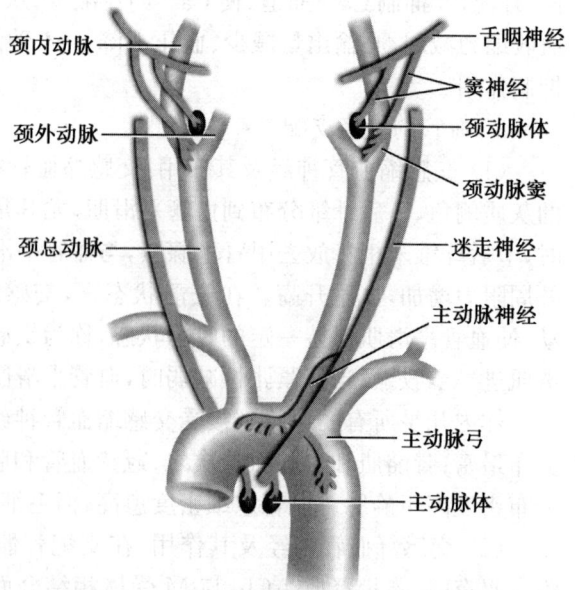

颈内动脉

颈外动脉

颈总动脉

舌咽神经

窦神经

颈动脉体

颈动脉窦

迷走神经

主动脉神经

主动脉弓

主动脉体

图 4-15　颈动脉窦和主动脉弓的压力感受器

血压下降,故又称减压反射。相反,当动脉血压突然降低时,对颈动脉窦和主动脉弓压力感受器的刺激减弱,传入到心血管中枢的冲动减少,引起心迷走中枢紧张性降低,心交感中枢和交感缩血管中枢的紧张性升高,结果使血压回升到正常水平。可见,压力感受性反射是一种典型的负反馈调节机制,对防止动脉血压的大幅度波动、维持动脉血压相对稳定有重要意义。

压力感受器感受血压变化的范围在 $60\sim180mmHg$,对血压在 $100mmHg$ 的变化最敏感。当动脉血压低于 $60mmHg$ 或高于 $180mmHg$ 时,此反射便失去作用。压力感受器对动脉血压的突然变化比较敏感,而对缓慢持续的血压变化不敏感,故高血压患者不能通过该反射使血压降到正常水平。

高尔茨反射

用手指压迫眼球至出现胀感或强烈打击、挤压腹部,可引起心率减慢,血压下降,甚至使心脏停搏,称为高尔茨反射,前者又称眼心反射。这是由于在内脏神经中走行的传入神经纤维受到机械刺激而引起的心脏反射,切断心迷走神经,此反应即行消失。临床上,用压迫眼球的方法来抑制窦性心动过速,有一定疗效。拳击比赛的规则之一是禁止拳击对方腹部,也与该反射有关。

2. 颈动脉体和主动脉体的化学感受性反射 在颈动脉窦和主动脉弓附近,分别有颈动脉体和主动脉体,对血液中 O_2、CO_2 和 H^+ 浓度的改变敏感,称为化学感受器。当缺氧、PCO_2 过高或 H^+ 浓度过高时,可刺激化学感受器,使之产生神经冲动,冲动沿窦神经和主动脉神经传入延髓,主要兴奋延髓的呼吸中枢,使呼吸加深、加快;同时,还直接或间接地影响心血管功能,表现为心率加快、心输出量增加、外周阻力增大、血压升高。日常生活中,对心血管活动的调节,减压反射远比化学感受性反射重要。后者主要对呼吸有经常性调节作用,对维持血中 O_2、CO_2 含量的相对稳定有重要意义;对心血管活动的影响较小,只在低氧、失血、酸中毒和脑血流量不足等异常情况下才有调节作用,主要参与应激状态下循环功能的调节。

二、体 液 调 节

心血管活动的体液调节是指血液和组织液中某些化学物质对心肌和血管平滑肌的调节作用。在参与调节的体液因素中,有些是经血液循环运输广泛地作用于心血管系统;有些则是在组织中形成,主要作用于局部血管,调节局部组织的血流量。

(一) 肾上腺素和去甲肾上腺素

血液中的肾上腺素和去甲肾上腺素主要来自肾上腺髓质,仅有少量的去甲肾上腺素来自交感神经节后肾上腺素能纤维末梢。两者对心血管作用相似,但又各有特点,这与心血管上存在不同的受体及这两种激素与不同受体的结合能力有关。

肾上腺素对心肌作用较强,可使心率加快、心肌收缩力加强、心输出量增多、血压升高。对血管的作用则因作用部位不同而异,作用于皮肤和腹内脏器可使血管收缩;作用于骨骼肌血管和冠状血管则使其舒张。故对总外周阻力影响不大,甚至降低。可见,肾上腺素升高血压的作用是通过增强心脏的活动而实现的,因此,临床上常将它作为强心急救药使用。去甲肾上腺素收缩血管作用较强,可使除冠状血管以外的所有小动脉强烈收缩、总外周阻力增加、血压明显升高,所以临床常作升压药使用,但对心脏的作用不如肾上腺素强。

(二) 肾素-血管紧张素系统

肾素由肾近球细胞所分泌,进入血液后,可使血浆中由肝脏产生的无活性的血管紧张素原转变为血管紧张素 I(10 肽);后者经肺循环时,在血管紧张素转换酶的作用下转变为血管紧张素 II(8 肽);血管紧张素 II 在血浆和组织中的氨基肽酶的作用下转变为血管紧张素 III(7 肽),将这一整个系统称为肾素-血管紧张素系统。其中,血管紧张素 II 活性最高,其主要作用为:使全身小动脉和微动脉平滑肌收缩,增加外周阻力,使血压升高;也可使静脉收缩,增加回心血量,心输出量增加,血压升高;刺激肾上腺皮质球状带,促进醛固酮的分泌,间接促进肾小管对 Na^+ 和水的重吸收,从而使血量增加、血压升高;还可引起或增强渴感,导致动物觅水和饮水;促进交感神经节后纤维末梢释放去甲肾上腺素;作用于中枢神经系统,增强交感缩血管中枢的紧张性,从而升高血压。血管紧张素 II 的缩血管作用是去甲肾上腺素的 40 倍。血管紧张素 III 的缩血管作用较弱,但它刺激肾上腺皮质球状带合成和释放醛固酮的作用较强。

正常情况下,肾素分泌很少,血管紧张素生成不多,而且分解较快,故对正常血压的影响不大。当各种原因使肾血流量不足或血 Na^+ 降低时,可刺激肾近球细胞分泌肾素,从而提升血压或阻止血压过度下降。所以,肾素-血管紧张素系统是人体抵抗血压下降的一种应急措施。由于肾脏疾病引起的肾血流量减少,也可导致肾素分泌增多,这可能是产生肾性高血压的原因之一。

(三) 血管升压素

血管升压素属肽类激素(9 肽),由下丘脑视上核和室旁核神经细胞合成,合成后在神经垂体贮存,平时有少量进入血液循环。其作用是促进肾脏远曲小管和集合管对水的重吸收,使尿量减少,故又称抗利尿激素(ADH)。血管升压素作用于血管平滑肌相应的受体,可引起血管平滑肌收缩。目前,它是已知最强的缩血管物质之一。正常情况下,血液中血管升压素浓度升高时,首先出现抗利尿效应;只有当其浓度明显高于正常时,才能引起血压升高。在禁水、失水、失血等情况下,血管升压素释放增加,不仅可保持体液容量,而且对保持动脉血压也有重要作用。

(四) 心房钠尿肽

心房钠尿肽又称心钠素,是由心房肌细胞合成和释放的一种多肽,有很强的利 Na^+ 和利尿作用,并能使血管平滑肌舒张,以对抗去甲肾上腺素和血管紧张素 II 的作用,其效应是使血压降低。

(五) 其他体液因素

1. 血管内皮活性物质 近年来已证实,血管内皮可以生成并释放多种血管活性物质,引起血管平滑肌的舒张和收缩。

(1) 血管内皮生成的舒血管物质:血管内皮生成和释放的舒血管物质主要有内皮舒张因子(EDRF)。多数人认为,内皮舒张因子就是一氧化氮(NO)。EDRF 能激活血管平滑肌内鸟苷酸环化酶(sGC)、环磷酸鸟苷(cGMP)浓度升高,降低游离的 Ca^{2+} 浓度,使血管舒张。许多因素,如低氧、P 物质、5-羟色胺、ATP、ACh 和去甲肾上腺素、血管升压素、血管紧张素等,均可促进 EDRF 的释放。

前列环素,又称前列腺素 I_2(PGI_2),可在内皮细胞内由前列环素合成酶催化合成。血管内搏动性血流可刺激内皮释放 PGI_2,引起血管舒张。

（2）血管内皮生成的血管收缩物质：血管内皮可产生多种缩血管物质，统称内皮缩血管因子（EDVF）。近年来，研究较深入的是内皮素（ET），包括 ET-1、ET-2、ET-3。内皮素是目前所知的最强烈的缩血管物质。给动物注射内皮素，可引起持续时间较长的升压效应，但升压之前常有一短暂的降压过程，可能与内皮素也能引起 EDRF 释放有关。

2. 激肽　激肽是具有舒血管作用的多肽，常见的有缓激肽、胰激肽。某些腺体（唾液腺、胰腺、汗腺等）活动时，释放激肽原酶，后者作用于血浆中的激肽原（α_2球蛋白）使之变为激肽，引起局部血管扩张，并使毛细血管通透性增高。但激肽形成后很快被血浆中的激肽酶破坏，故只能调节局部血流，不能随血流运到远隔组织发挥作用。病理情况下，如炎症、损伤、过敏等，出现的局部充血、水肿等都与激肽有关。

3. 组胺　在组织损伤、缺氧和某些变态反应时，结缔组织中的肥大细胞可产生和释放组胺。作用是：使小血管（微动脉及毛细血管前括约肌）扩张；并使毛细血管内皮细胞收缩，扩大细胞间隙，使通透性增大，血浆成分从毛细血管滤出，导致局部充血和水肿。冻疮、过敏性皮肤病（如荨麻疹）引起的充血水肿与此有关。

4. 组织代谢产物　组织代谢所产生的中间产物或终末产物，如 CO_2、乳酸、腺苷、H^+、K^+ 等，均能使局部微动脉、毛细血管前括约肌扩张。组织代谢愈旺盛，代谢产物积聚越多，血管扩张越明显。这样就保证了器官局部的血流量与组织的代谢水平相适应，使活动的器官得到较多的血液供应。

5. 前列腺素　前列腺素存在于各种组织中，有舒张血管的作用。当血管在神经体液因素作用下收缩时，血管平滑肌可产生前列腺素，对抗血管收缩，调节局部血流。

三、社会心理因素对心血管活动的影响

人体心血管活动，除受自然因素影响外，还受社会、心理因素的影响。因为人不仅是生物的人，同时也是社会的人。在社会生活中，社会环境、生活方式、人际关系等社会因素无不作用于人的中枢神经系统，引起心理活动变化，进而影响人的生理功能，尤其是对心血管系统的活动产生较大影响。生物、心理、社会因素可互为中介、相互作用，形成影响心血管活动的多维网络结构。研究认为，能对心血管活动产生影响的社会心理因素主要有以下几个方面：

1. 人格特征　不同行为类型者对应激事件的反应不同，对心血管活动的影响亦不相同。如 A 型行为类型者，当遇到应激事件时，易产生紧张、激动、愤怒等情绪反应，心血管活动表现为心跳加快、收缩加强、心输出量增加、血压升高等。

2. 生活事件与心理应激　一些生活事件（如立功受奖、升职提薪、意外获利、事业受挫、工作压力、离婚丧偶等）引起的喜、怒、惊、恐、忧等应激性心理和情绪反应，均伴有心血管活动的变化，引起心跳频率、节律及血管舒缩状态的改变以及引起血压波动等。该状况如长期得不到解除，可影响心血管的功能，导致心血管的疾病。

3. 不良生活方式　吸烟、过量饮酒、吸毒、运动不足等均可对心血管功能产生不良影响，使冠心病、高血压等心血管疾病的发病率明显升高。

4. 社会环境　稳定和谐的社会环境、和睦友善的人际关系可使人精神轻松、心情愉快，心血管活动协调有序；相反，社会动荡、不良竞争、自然灾害等不良社会环境及失和、紧张的人际关系，可使人烦躁、焦虑，进而引起心血管功能紊乱。

第四节 器 官 循 环

机体各器官因结构和功能不同,故血液供应的特点亦不相同。本节仅讨论心、肺、脑三个重要器官血液循环的特点。

一、冠 脉 循 环

(一) 冠脉血流的特点

心肌的血液由左、右冠状动脉供应。每条冠状动脉通过毛细血管汇入心肌静脉,最后汇入右心房。冠脉血流的主要特点有:

1. **血压高、血流量大** 冠状动脉起始于主动脉根部,最后汇入右心房。因其循环途径短,故血压高,血流量大。安静时,中等体重的人冠脉血流量约为 225ml/min,占心输出量的 4%～5%;每 100g 心肌的血液供应达 60～80ml/min。当剧烈运动时,心肌活动加强,冠脉血流量可增加 4～5 倍,以适应心脏工作量大、耗氧多的需要。

2. **耗氧量高、动静脉氧差大** 心肌富含肌红蛋白,具有较强的摄氧能力。动脉血流经心脏后,其中 65%～70%(约 12ml)的 O_2 被心肌摄取,比骨骼肌摄氧率(5～6ml)大 1 倍多,以满足心肌对 O_2 的需求。因此,安静时,冠脉循环动静脉氧差大。这种现象提示,当机体进行剧烈运动使心肌耗氧量增加时,心肌依靠从单位血液摄取 O_2 的潜力较小,此时心肌主要依靠扩张冠脉血管来增加血液供应。

3. **冠脉血流受心室舒缩的影响较大** 由于冠脉分支大部分深埋在心肌中,故心肌节律性舒、缩对冠脉血流的影响较大。心室收缩时,心肌压迫冠状小血管,血流阻力增加,使冠脉血流量减少;心室舒张时,心肌对小血管的压迫解除,血流阻力下降,冠脉血流量增加。就左心室而言,通常收缩期的冠脉血流量仅为舒张期的 20%～30%,因此,心脏的血液供应主要在心舒期。可见,冠脉血流量的多少主要取决于舒张压的高低和心舒期的长短。如心动过速时,因心舒期缩短可导致冠脉血流量减少。

冠状动脉硬化时,血流阻力加大,使冠脉血流量下降。心肌对缺血、缺氧十分敏感,一旦供血不足,可发生心绞痛。

(二) 冠脉血流的调节

1. **心肌代谢水平的影响** 实验证明,冠脉血流量与心肌的代谢水平呈正比。当心肌代谢增强或心肌组织中 PO_2 降低,都可引起冠脉血管舒张,增加心肌血流量。目前认为,心肌代谢增强引起冠脉扩张的原因并非低氧本身,而是某些代谢产物的增加。在各种代谢产物中,腺苷的作用最为重要。当心肌代谢增强而使局部组织中 PO_2 降低时,心肌细胞中的 ATP 分解为 ADP 和 AMP。在冠脉血管周围的间质细胞中有 5-核苷酸酶,后者可使 AMP 分解产生腺苷。腺苷具有强烈的舒张小动脉的作用。腺苷生成后,在几秒钟内即被破坏,因此,不会引起其他器官的血管舒张。心肌的其他代谢产物如 H^+、CO_2、乳酸等,虽也能使冠脉舒张,但作用较弱。此外,缓激肽和前列腺素 E 等体液因素也能使冠脉血管舒张。

2. **神经调节** 冠状动脉平滑肌上有 α 和 β 肾上腺素能受体,以 α 受体占优势。α 受体被激活时,引起冠状动脉收缩;β 受体被激活,可使冠状动脉舒张。交感神经对冠状动脉的直接作用是:通过激活 α 受体使其收缩,但交感神经活动增强;通过激活 β 受体使心率加快、收缩加强、耗氧量增加、代谢产物增多,可继发性引起冠脉血管扩张,从而使交感神经直接的缩血管作用被掩盖,表现为先收缩后舒张。迷走神经在冠状动脉的分布很少,对冠状动脉的直接作用是引起舒张。但迷走神经又使心率变慢,心肌代谢率降低,这些因素可抵消迷走神经对冠状动脉的直接舒张作用,故迷走神经对冠状动脉的作用是先舒张后收缩。

3. 激素的调节 肾上腺素和去甲肾上腺素可直接作用于冠状动脉的 α 或 β 受体,引起血管收缩或舒张;也可通过提高心肌的代谢水平和耗氧量使冠状动脉舒张。甲状腺激素可通过提高心肌的代谢水平和耗氧量使冠状动脉舒张、血流量增加。大剂量的血管紧张素 Ⅱ 和血管升压素可使冠状动脉收缩,冠脉血流减少。

二、肺 循 环

(一) 肺循环的特点

肺有两套血管,一是肺循环血管,实现肺泡与血液间的气体交换;二是体循环血管,主要满足呼吸性小支气管代谢所需要的血液供应。两套血管末梢相互吻合。其特点有:

1. 肺循环低压、低阻、无组织液生成 因肺动脉血管短、管壁薄、易扩张,故其阻力小、血压低。安静时,肺动脉的收缩压约为 22mmHg;舒张压约为 8mmHg;平均肺动脉压为 13mmHg;肺毛细血管压约为 7mmHg。因肺毛细血管压低于组织液生成的有效滤过压,故无组织液生成。这一特点有利于肺泡内液体的吸收,不易形成肺水肿。左心衰竭时,肺静脉压升高,肺毛细血管压随之升高,液体滤出到组织间隙形成肺水肿。

2. 血容量变化大 安静时,肺的血容量约为 450ml,占全身血量的 9%。由于肺组织和肺血管的可扩张性,故肺血容量可随呼吸周期而发生较大的变动。如用力呼气末,肺血容量可减少至 200ml;而深吸气时,可增加到 1 000ml 左右;人体卧位时,肺血容量比立位或坐位时约多 400ml。由于肺血容量大,而且变动范围大,故肺血管可起到贮血库的作用。

(二) 肺循环血流量的调节

1. 局部化学因素的影响 肺循环血管平滑肌可对局部环境中某些化学因素的变化发生反应。当肺泡 PO_2 降低时,肺泡周围的微动脉收缩,局部血流阻力增大,血流量减少,这有利于较多的血液流经通气良好的肺泡,提高换气效率。在肺泡气的 CO_2 升高时,低氧引起的肺部微动脉收缩更加显著。

2. 神经调节 肺血管受交感神经和迷走神经支配。刺激交感神经,可引起肺血管收缩,血流阻力增大;刺激迷走神经,可使肺血管轻度舒张,肺血流阻力稍有降低。

3. 血管活性物质的调节 肾上腺素、去甲肾上腺素、血管紧张素 Ⅱ、5-羟色胺等可引起肺血管收缩;而前列腺素、ACh 等则使肺血管舒张。

三、脑 循 环

(一) 脑循环的特点

脑的血液供应来自颈内动脉和椎动脉。脑循环的特点为:

1. 血流量大、耗氧量多 安静时,每 100g 脑组织血流量达 50～60ml/min;全脑血流量可达 750ml/min。脑的质量只占体重的 2%,但脑的血流量却占心输出量的 15%。安静状态下,每 100g 脑组织耗氧量为 3.0～3.5ml/min,整个脑的耗氧量约占全身耗氧量的 20%。

脑组织对缺血、缺氧非常敏感。缺血几秒钟即可引起意识丧失;缺血几分钟,脑细胞将发生不可逆的损伤。

2. 血流量变动范围小 因颅腔容积固定,为脑组织、脑血管和脑脊液所充满,由于脑组织不可压缩,故脑血管舒张程度受到一定限制,血流量变动范围较其他器官小。脑血流量的多少,取决于动脉血压和脑循环的血流阻力。因正常情况下动脉血压变化不大,故脑血流量比较稳定。如平均动脉压超过 140mmHg,则脑血流量过多,可造成脑水肿;当平均动脉压低于 60mmHg 时,可使脑血流量过少而引起脑的功能障碍。

3. 脑血管的吻合支少 一旦阻塞,不易建立侧支循环,易造成脑损害。

(二) 脑血流量的调节

1. 自身调节 正常情况下,脑循环的灌流压为 80～100mmHg。当平均动脉血压在 60～140mmHg 范围内变动时,脑血管可通过自身调节机制保持脑血流相对稳定。当平均动脉血压低于 60mmHg 时,脑血流明显减少,可引起脑功能障碍;当平均动脉血压高于 140mmHg 时,脑血流明显增多,严重时可因脑毛细血管血压过高而引起脑水肿。

2. 体液调节 血液 PCO_2 及 H^+ 浓度升高、PO_2 降低均可使脑血管舒张。当血液 PCO_2 升高时,CO_2 进入脑组织,与水分子结合生成 H_2CO_3,再解离出 H^+,从而引起脑血管舒张、脑血流增多,以清除过多的 CO_2 和 H^+,维持脑组织酸碱度的相对稳定。

3. 神经调节 一般认为,神经因素对脑血管活动的调节作用很小。

血-脑脊液屏障

19 世纪,细菌学家 Paul Ehrich(1885)发现,给动物注射苯胺染料时,一般的器官都强烈地被染色,而只有脑不被染色,其后使用其他各种物质也发现了同样现象,于是认为,血与脑之间存在特殊的功能性屏障,将此称为血-脑脊液屏障。现已认识到,血-脑脊液屏障是血液与脑组织之间的物质通透屏障。这个屏障的组织结构是由毛细血管内皮细胞、基膜和星状胶质细胞的足突构成。它对物质具有选择性通透作用,葡萄糖、酒精、O_2 容易通过血-脑脊液屏障;脂溶性和小分子物质较非脂溶性和大分子容易通过血-脑脊液屏障。其功能是:保持脑组织周围的内环境稳定,以维持神经元的正常功能;防止血液中的有害物质侵入,保护脑组织。

思 考 题

1. 在一个心动周期中,心脏是怎样完成射血过程的?
2. 什么是每搏输出量、每分输出量?影响心输出量的因素有哪些?
3. 心脏正常兴奋的传导顺序如何?有何特点和意义?
4. 简述心肌兴奋性的周期性变化。
5. 期前收缩和代偿性间歇是怎样产生的?
6. 动脉血压是如何形成的?影响动脉血压的因素有哪些?
7. 叙述减压反射的具体过程和意义。
8. 微循环有哪几条通路?各有何主要作用?
9. 应用组织液循环的原理分析水肿产生的因素有哪些?
10. 肾上腺素和去甲肾上腺素对心血管的作用有何异同?

(高明灿)

第 五 章

呼 吸

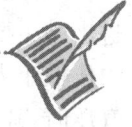

我们每个人从呱呱坠地那一刻开始，就进入了呼吸的旅程，生命不息，呼吸不止。**呼吸**是指机体与外界环境之间的气体交换过程。机体在新陈代谢过程中，要不断地消耗氧，产生CO_2，而O_2的获取与CO_2的排出必须通过呼吸来完成。

在人和高等动物，呼吸的全过程由三个相互衔接的环节组成（图5-1）：①外呼吸，即肺毛细血管与外界环境之间的气体交换过程。外呼吸又包括肺通气和肺换气两个过程。肺通气是指肺与外界环境之间的气体交换过程；肺换气是指肺泡与肺毛细血管血液之间的气体交换过程。②气体在血液中的运输，包括O_2从肺部到组织和CO_2从组织到肺部的运输过程。③内呼吸或组织换气，即组织细胞与血液之间的气体交换过程。

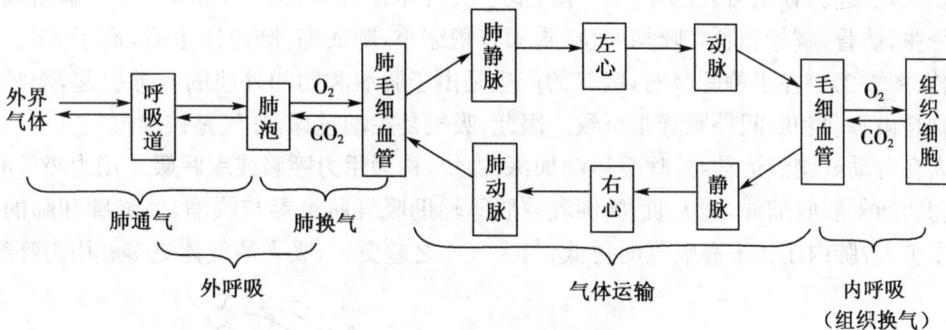

图 5-1 呼吸全过程示意图

呼吸是维持生命最基本的生理活动之一。其生理意义在于：维持机体内环境中O_2和CO_2的相对稳定，以保证生命活动的正常进行。呼吸过程不仅靠呼吸系统来完成，还需要循环系统的配合，其中任何一个环节发生障碍，均可导致组织细胞缺氧和CO_2蓄积以及内环境的紊乱。呼吸一旦停止，生命便将终止。

第一节 肺 通 气

肺通气是指肺与外界环境之间的气体交换过程。实现肺通气的基本结构包括呼吸道、肺、胸廓、呼吸肌和胸膜腔等。气体能否进出肺，取决于两种力的相互作用，即推动气体流动的动力必须克服阻止气体流动的阻力，才能实现肺通气。

73

一、肺通气的动力

气体进出肺取决于肺泡气与大气之间的压力差。通常情况下，大气压相对恒定，故气体进出肺主要取决于肺内压的变化。**肺内压**是指肺泡内的压力。肺扩张时，肺内压下降，当肺内压低于大气压时，气体顺着压力差经呼吸道入肺；肺回缩时，肺内压升高，当肺内压高于大气压时，肺内气体经呼吸道出肺。但肺本身没有主动扩张和回缩的能力，它的扩张和回缩是由胸廓的扩大和缩小引起的，而胸廓的扩大和缩小是通过呼吸运动实现的。可见，肺内压与大气压之差是实现肺通气的直接动力；呼吸运动是实现肺通气的原动力。

（一）呼吸运动

由呼吸肌收缩和舒张引起的胸廓节律性扩大和缩小称为**呼吸运动**，包括吸气运动和呼气运动。参与呼吸运动的肌肉统称为呼吸肌，分为吸气肌和呼气肌。吸气肌主要有膈肌和肋间外肌，此外还有胸大肌、胸锁乳突肌、斜角肌等辅助吸气肌；呼气肌有肋间内肌和腹肌。呼吸运动根据其深度和所参与的呼吸肌不同，呈现不同的形式。

1. 平静呼吸和用力呼吸　人在安静状态下平稳而均匀的呼吸运动称为**平静呼吸**，成年人呼吸频率为 12～18 次/分。平静吸气时，主要由膈肌和肋间外肌收缩来完成。膈肌收缩，膈穹隆下降，使胸廓上、下径增大；肋间外肌收缩，胸骨和肋骨上提，并使肋弓向外旋转，胸廓的前后径、左右径均增大。由于胸廓呈圆锥形，其下部容积比上部容积大得多，因此，膈肌稍下降，就可使胸廓容积明显增大。所以，在吸气过程中，膈肌的作用大于肋间外肌。胸廓容积的扩大，引起肺容积增大，肺内压下降，低于大气压，气体入肺。平静呼气时，膈肌和肋间外肌舒张，肋骨、胸骨和膈穹隆均回位，胸廓容积缩小，肺回缩，肺内压上升，高于大气压，气体出肺（图 5-2）。在平静呼吸时，吸气的产生是由于膈肌和肋间外肌的收缩引起，而呼气的产生则是由膈肌和肋间外肌舒张所致。因此，吸气是主动过程，呼气是被动过程。

人在劳动或剧烈运动时，呼吸运动加深、加快，称为**用力呼吸**或**深呼吸**。用力吸气时，除膈肌和肋间外肌收缩外，胸大肌、胸锁乳突肌等辅助吸气肌也参与收缩，使胸廓和肺的容积进一步扩大，肺内压比平静吸气时更低，与大气压之差更大，吸入的气体更多。用力呼气时，

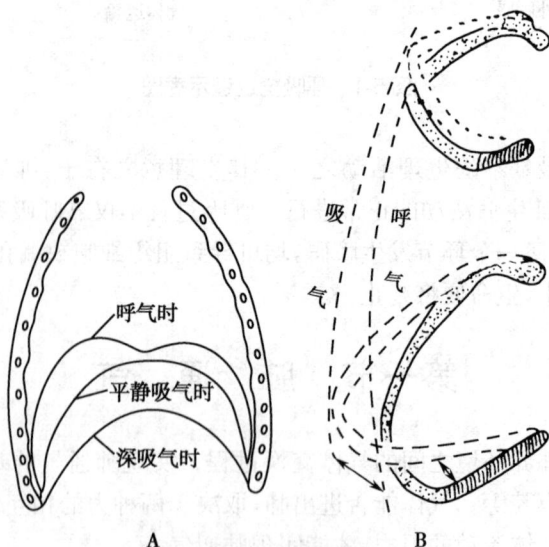

图 5-2　呼吸肌活动时引起胸廓容积变化示意图

除了吸气肌舒张外,肋间内肌和腹肌等呼气肌也收缩,使胸廓和肺的容积进一步缩小,肺内压比平静呼气时更高,呼吸运动增强,呼出的气体更多。由此可见,用力呼吸时,除了吸气肌加强收缩、增大做功外,呼气肌和许多呼吸辅助肌都参与收缩,所以,吸气和呼气都是主动过程,消耗的能量也更多。在某些病理情况下,即使用力呼吸仍不能满足人体的需要,患者出现呼吸费力、鼻翼扇动等现象,临床上称为呼吸困难。

呼 吸 困 难

呼吸困难是呼吸功能不全的一个主要症状。患者主观感觉空气不足,呼吸费力,以鼻翼扇动、张口耸肩为主要表现,同时伴有呼吸频率、深度和节律的改变,甚至出现发绀。引起呼吸困难的原因主要是呼吸系统和心血管系统疾病,如支气管哮喘、慢性阻塞性肺部疾病、肿瘤、肺水肿等;心血管系统疾病有各种原因所致的心力衰竭、心包填塞、肺栓塞等。

2. 胸式呼吸和腹式呼吸　通过肋间外肌收缩和舒张,以胸部起伏为主要表现的呼吸运动称为**胸式呼吸**。通过膈肌收缩和舒张,以腹部起伏为主要表现的呼吸运动称为**腹式呼吸**。正常成人一般情况下,呈混合式呼吸;只有当患肺炎、重症肺结核、胸膜炎或肋骨骨折等病变时,胸廓活动受限,可使胸式呼吸减弱而腹式呼吸增强;妊娠后期、腹水、腹膜炎时,膈肌活动受限,则腹式呼吸减弱而胸式呼吸增强。

(二) 肺内压

在呼吸过程中,肺内压总是随胸廓容积的变化而发生周期性变化。吸气初,肺容积随胸廓的扩大而相应增大,肺内压降低,低于大气压,气体顺压力差吸入肺泡,随着肺内气体的增多,肺内压逐渐升高,至吸气末,肺内压与大气压相等,吸气停止;呼气初,肺容积随着胸廓的缩小而相应减小,肺内压上升,高于大气压,气体顺压力差向外界呼出,随着肺内气体逐渐减少,肺内压逐渐下降,至呼气末,肺内压又与大气压相等,呼气停止(图 5-3)。若将大气压设为零,则平静吸气时,肺内压可降低至$-2 \sim -1$mmHg($-0.266 \sim -0.133$kPa);而平静呼气时,肺内压可升高至$1 \sim 2$mmHg($0.133 \sim 0.266$kPa)。

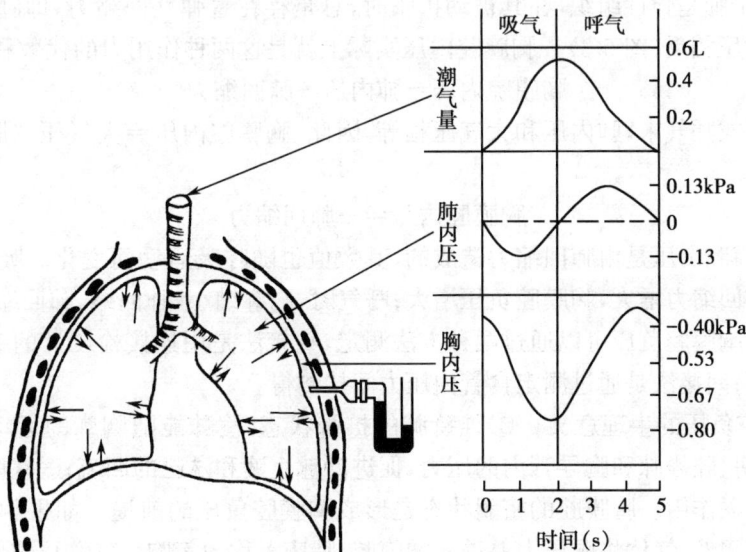

图 5-3　呼吸时肺内压、胸膜腔内压的变化

由此可见,呼吸运动为肺通气提供了原动力,肺内压的周期性变化是肺通气的直接动力,推动气体进出肺。根据这一原理,临床上抢救呼吸暂停的患者,可采用多种方法改变肺内压,使肺内压与大气压之间形成压力差,以维持肺通气过程,即人工呼吸。

人 工 呼 吸

用人为的方法改变肺内压,使胸廓被动地节律性扩大和缩小,维持肺通气,称为人工呼吸。常见有两种方法,一种是负压法,使胸廓扩大与缩小,导致肺扩张与回缩,实现肺通气,如举臂压背、挤压胸廓等;另一种是正压法,利用高压向肺内输入气体,使肺内压增高、肺扩张,如使用人工呼吸机、简便易行的口对口人工呼吸等。在施行人工呼吸时,首先要清除呼吸道的异物和痰液,以保证患者的呼吸道通畅,必要时行气管切开术,同时使用呼吸兴奋剂。

(三) 胸膜腔内压

在正常呼吸运动过程中,肺能随胸廓的运动而扩张和回缩,除因肺本身具有弹性外,还与胸膜腔的特征和胸膜腔内压有关。

1. 胸膜腔 胸膜腔是由壁胸膜和脏胸膜所围成密闭的潜在性腔隙。正常胸膜腔内没有气体,仅有少量浆液。浆液有两方面的作用,一是在两层胸膜之间起润滑作用,以减轻呼吸运动时的摩擦;二是浆液分子的内聚力使两层胸膜紧密相贴,不易分开,从而保证肺能随胸廓的运动而扩张和回缩。

2. 胸膜腔内压 胸膜腔内的压力称为**胸膜腔内压**。平静呼吸时,胸膜腔内压始终低于大气压,通常把低于大气压的压力称为负压,故胸膜腔内压又称为胸膜腔负压。测量结果表明,正常成人在平静呼气末为$-5 \sim -3$mmHg;平静吸气末为$-10 \sim -5$mmHg。

3. 胸膜腔负压的形成 胸膜腔负压的形成与肺和胸廓的自然容积不同有关。人在生长发育过程中,由于胸廓的生长速度比肺快,胸廓的自然容积大于肺的自然容积。从胎儿出生后的第一次呼吸开始,肺始终受到胸廓的被动牵拉而处于一定程度的扩张状态。因此,胸膜腔受到两种作用力,一种力是使肺泡扩张的肺内压,通过脏胸膜作用于胸膜腔;另一种是肺回缩力,由于肺是弹性组织,在其被动扩张时,总是存在着弹性回缩力,即肺回缩力,其作用方向与肺内压相反(图 5-3)。胸膜腔内压实际上就是这两种作用力的代数和,

即 $$胸膜腔内压 = 肺内压 - 肺回缩力$$

在吸气末或呼气末,肺内压和大气压相等,因此,胸膜腔内压＝大气压－肺回缩力。若视大气压为 0,

则 $$胸膜腔内压 = -肺回缩力$$

可见,胸膜腔负压是由肺回缩力造成的,其数值也随呼吸运动而变化。吸气时,胸廓扩大,肺扩张,肺回缩力增大,胸膜腔负压增大;呼气时,胸廓缩小,肺回缩,肺回缩力减小,胸膜腔负压减小。胸膜腔负压可以通过两种方法测定,直接法是用连接检压计的针头直接刺入胸膜腔内检测;间接法是通过测定食管内压力间接测得。

4. 胸膜腔负压的生理意义 ①维持肺的扩张状态,使肺能随胸廓的运动而扩张和回缩;②降低心房、腔静脉和胸导管内的压力,促进静脉血液和淋巴的回流;③在呼吸运动与肺通气之间起耦联作用。胸膜腔的密闭状态是形成胸膜腔负压的前提。如果胸膜损伤,破坏了胸膜腔的密闭性,气体将顺压力差进入胸膜腔,临床上称为**气胸**。气胸可使胸膜腔负压减小或消失,患侧肺叶因自身的弹性回缩力而塌陷,造成肺不张;严重时,不仅影响肺通气功

能,还影响静脉血液和淋巴的回流,导致呼吸和循环功能障碍,甚至危及生命。

二、肺通气的阻力

肺通气的阻力是指肺在通气过程中所遇到的阻力,包括弹性阻力和非弹性阻力两种。

(一) 弹性阻力

弹性阻力是指弹性物体受到外力作用时所产生的一种对抗变形的力。肺和胸廓都是弹性物体,当呼吸运动改变其容积时,都会产生弹性阻力。弹性阻力是平静呼吸时的主要阻力,约占 70%,包括肺的弹性阻力和胸廓的弹性阻力。

1. **肺的弹性阻力**　肺的弹性阻力来自两方面,一是肺泡表面张力,约占肺弹性阻力的 2/3;二是肺的弹性纤维产生的弹性回缩力,约占肺弹性阻力的 1/3。

(1) 肺泡表面张力:在肺泡的内表面覆盖着薄层液体,它与肺泡内气体形成了液-气界面,此液-气界面上的液体分子间的相互吸引力,能使肺泡趋于缩小,称为肺泡表面张力,是肺泡扩张的阻力,它所形成的回缩力是肺弹性阻力的主要来源。根据 Laplace 定律,肺泡回缩压(P)与肺泡表面张力(T)呈正比,而与肺泡半径(r)呈反比,

即

$$P = \frac{2T}{r}$$

由于肺泡大小不等且彼此相通,如果按 Laplace 定律推导,在肺泡表面张力相等的情况下,小肺泡的回缩压大于大肺泡,小肺泡内气体不断流向大肺泡,造成小肺泡趋于缩小,甚至萎缩;大肺泡趋于膨胀,甚至破裂(图 5-4A、B)。但实际情况并非如此,这是由于肺泡液-气界面上存在着一种能降低肺泡表面张力的物质,即肺表面活性物质。

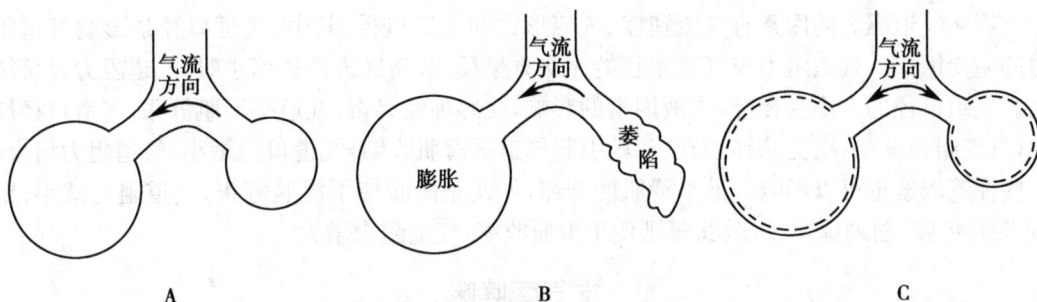

图 5-4　肺表面活性物质稳定肺泡容积示意图
A. 大小肺泡在无表面活性物质时,表面张力相同; B. 为 A 的结果; C. 大肺泡表面活性物质分布密度小,表面张力大;小肺泡表面活性物质分布密度大,表面张力小,大小肺泡容积相对稳定

肺表面活性物质是肺泡Ⅱ型细胞合成、分泌的脂蛋白混合物,主要成分是二棕榈酰卵磷脂,以单分子层的形式分布在肺泡液-气界面,其密度随肺泡的张缩而改变,作用是降低肺泡表面张力,因而具有重要的生理意义:①降低吸气阻力,有利于肺的扩张。②有助于维持肺泡的稳定性。这是因为:大肺泡的肺表面活性物质密度较小,分布稀疏,降低肺泡表面张力的作用较弱,因而可防止肺泡过度膨胀;而小肺泡的肺表面活性物质密度较大,分布密集,降低肺泡表面张力的作用较强,肺泡表面张力减小,因而可防止肺泡萎陷,最终使大、小肺泡容积保持相对稳定(图 5-4C)。③减少肺泡内液体聚集,防止发生肺水肿。成人患肺炎、肺栓塞时,若损伤了肺泡Ⅱ型细胞,使表面活性物质分泌减少,导致吸气阻力增大,产生呼吸困难;某些早产儿,因肺泡Ⅱ型细胞发育尚未成熟,肺组织因缺乏肺表面活性物质,使肺泡表面

张力增大,导致新生儿肺不张、呼吸困难甚至死亡。

(2) 肺的弹性回缩力:肺组织含弹性纤维,肺扩张时弹性纤维产生回缩力。在一定范围内,肺被扩张的越大,弹性回缩力越大,肺的弹性阻力也越大;反之,就越小。

2. 胸廓的弹性阻力 胸廓的弹性阻力来自胸廓的弹性成分,弹性阻力的方向随胸廓的位置而改变。当胸廓处于自然位置(平静吸气末,肺容量占肺总量的 67%)时,胸廓无变形,其弹性阻力为零;当肺容量小于肺总容量的 67%时,胸廓缩小,其弹性回缩力向外;当肺容量大于肺总容量的 67%时,胸廓扩大,其弹性回缩力向内。所以,胸廓的弹性阻力对呼吸运动起动力作用还是阻力作用,要视其位置而定。

由于肺和胸廓的弹性阻力难以测定,故弹性阻力的大小通常用顺应性来表示。**顺应性**是指弹性组织在外力作用下扩张的难易程度。容易扩张的则阻力小,顺应性大;不易扩张的则阻力大,顺应性小。可见,顺应性与弹性阻力呈反变关系,即

$$顺应性 \propto \frac{1}{弹性阻力}$$

在某些病理情况下,如肺充血、肺水肿及肺纤维化时,肺弹性阻力增大,顺应性减小,因而容易发生呼吸困难。

(二) 非弹性阻力

非弹性阻力包括惯性阻力、黏滞阻力和气道阻力。惯性阻力是因气流惯性所产生的阻力,可忽略不计。黏滞阻力是呼吸时胸廓、肺等组织相对位移产生的摩擦力,占 10%～20%。**气道阻力**是指气体流经呼吸道时,气体分子间和气体分子与气道壁之间的摩擦力,是非弹性阻力的主要成分,占非弹性阻力的 80%～90%。非弹性阻力的特点在于:它们只是在呼吸运动过程中才存在,呼吸运动速度越快,非弹性阻力越大。

影响气道阻力的因素有气流速度、气流形式和气道口径,其中,气道口径是影响气道阻力的主要因素。气道阻力与气道半径的 4 次方呈反比,当气道口径缩小时,气道阻力显著增大。气道口径的大小受神经、体液因素的影响,交感神经兴奋,气道平滑肌舒张,气道口径增大,气道阻力减小;副交感神经兴奋,则引起气道平滑肌收缩,气道口径缩小,气道阻力增大。一些体液因素也可以影响气道平滑肌的舒缩,如儿茶酚胺使平滑肌舒张,气道阻力减小;组胺、5-羟色胺、前列腺素、缓激肽等则使平滑肌收缩,气道阻力增大。

支气管哮喘

支气管哮喘是由多种细胞特别是肥大细胞、嗜酸性粒细胞和 T 淋巴细胞参与的慢性气道炎症。当机体受过敏、寒冷及反复的呼吸道感染等因素刺激时,均可引起呼吸道黏膜水肿、分泌物增多、支气管平滑肌痉挛、气道阻力增大等。哮喘患者往往在夜间或凌晨发作,常以打喷嚏、流涕、咳嗽、气短和胸闷等为主要症状,严重时出现呼吸增快、大汗淋漓、发绀,表现为极度呼吸困难并伴有哮鸣音,且呼气比吸气更困难,甚至昏迷。临床上主要采取消除病因、脱离变应原、控制急性发作、应用支气管扩张剂和糖皮质激素等药物治疗。

三、肺容量和肺通气量

肺容量和肺通气量是衡量肺通气功能的指标。在不同的呼吸状态下,肺容量和肺通气量均有所不同。

(一) 肺容量

肺容量是指肺容纳的气体量。在呼吸运动过程中,肺容量随气体的吸入或呼出而发生

周期性变化,可用肺量计测定(图 5-5)。

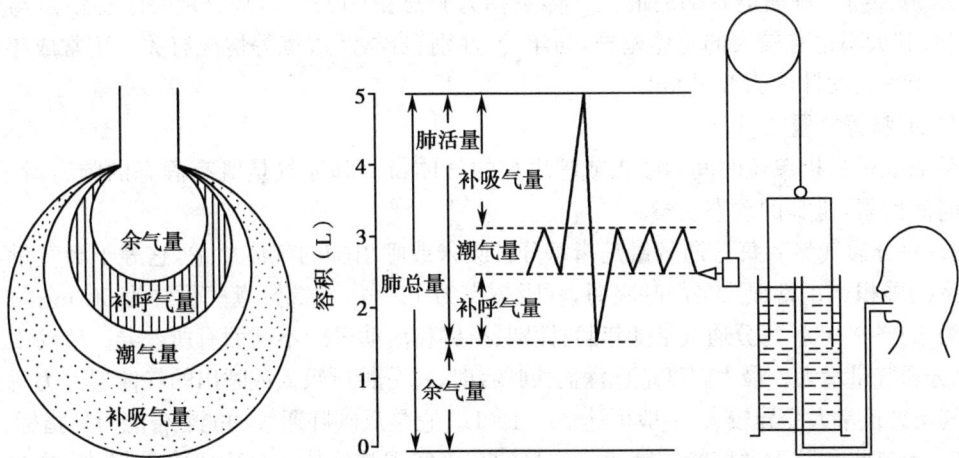

图 5-5 肺容量及其组成

1. 潮气量 平静呼吸时,每次吸入或呼出的气体量称为**潮气量**(TV)。潮气量的多少与年龄、性别、身材、呼吸习惯、运动量及情绪等因素有关。正常成人潮气量为 400～600ml,平均 500ml。

2. 补吸气量 平静吸气末,再尽力吸气所能增加的吸入气量称为**补吸气量**(IRV)。正常成人为 1 500～2 000ml。补吸气量可反映吸气贮备能力。补吸气量与潮气量之和称为**深吸气量**(IC)。

3. 补呼气量 平静呼气末,再尽力呼气所能增加的呼出气量称为**补呼气量**(ERV)。正常成人为 900～1 200ml。其大小可反映呼气贮备能力。

4. 余气量和功能余气量 最大呼气末,残留在肺内不能被呼出的气体量称为**余气量**(RV)。正常成人为 1 000～1 500ml。支气管哮喘和肺气肿的患者,余气量增大。平静呼气末,残留在肺内的气体量称为**功能余气量**(FRC)。它是补呼气量与余气量之和,正常成人约为 2 500ml。功能余气量的意义在于:缓冲呼吸过程中肺泡内 PO_2 和 PCO_2 的变化幅度,使肺泡气和动脉血中的 PO_2 和 PCO_2 不会随呼吸运动而发生大幅度的波动,有利于肺换气的正常进行。肺气肿的患者功能余气量增加;肺实质性病变时,功能余气量减少。

5. 肺活量和用力肺活量 用力吸气后,再尽力呼气所能呼出的最大气体量称为**肺活量**(VC)。它是潮气量、补吸气量和补呼气量之和。正常成年男性约为 3 500ml,女性约为 2 500ml。肺活量有较大的个体差异,与身材、性别、年龄、体位、呼吸肌强弱、肺和胸廓的弹性等因素有关。肺活量反映了一次肺通气的最大能力,是最常用的评价肺通气功能的指标。由于测定肺活量时不限制呼气的时间,在某些肺组织弹性降低或呼吸道狭窄的患者,虽然肺通气功能已经受到损害,但延长呼气时间后,肺活量仍可在正常范围内。因此,肺活量难以充分反映肺组织的弹性状态和气道通畅程度。

用力肺活量(FVC)又称时间肺活量(TVC),是指一次最大吸气后,尽力尽快呼气所能呼出的最大气体量。通常用一定时间内所呼出的气量占肺活量的百分数表示。正常人第 1、2、3 秒末所呼出气量分别占肺活量的 83%、96%、99%。其中,第 1 秒末的用力肺活量意义最大,低于 60% 为不正常。这种测定方法目前在临床上已广泛采用。由于用力肺活量给予了时间上的限制,反映了肺通气的动态指标,因而能更客观地评价肺通气功能。如肺纤维化等限制性肺部疾病和哮喘等阻塞性肺部疾病的患者,用力肺活量明显降低。

6. 肺总量 肺所能容纳的最大气体量称为**肺总量**(TLC)。肺总量等于肺活量与余气量之和,其大小也有较大的个体差异,与年龄、性别、身材及锻炼等情况有关。正常成年男性约为 5 000ml,女性约为 3 500ml。

(二)肺通气量

肺通气量是指单位时间内吸入或呼出肺的气体量。肺通气量既有静态的肺容量因素,又有时间因素,是肺的动态气量。

1. 每分通气量 **每分通气量**是指每分钟吸入或呼出肺的气体总量,它等于潮气量与呼吸频率的乘积。正常成人平静呼吸时,呼吸频率为 12~18 次/分;潮气量约为 500ml;每分通气量为 6.0~9.0L。每分通气量随年龄、性别、身材和活动量的不同而有所差异。劳动或运动时,每分通气量增大。最大限度地作深而快呼吸时,每分钟所吸入或呼出的气体量称为每分最大通气量。正常人变异较大,一般可达 70~120L。它是反映肺通气功能贮备能力的指标。

2. 无效腔和肺泡通气量 肺通气的目的在于实现肺换气。每次吸入的气体,总有一部分不能进行有效的气体交换,从鼻腔到终末细支气管之间的气体通道称为解剖无效腔,一般容积较恒定,约为 150ml。进入肺泡的气体,有时还可因为肺内血流分布不均匀而不能充分与血液进行气体交换,将这部分不能进行气体交换的肺泡容积称为肺泡无效腔。解剖无效腔与肺泡无效腔合称为生理无效腔。由于正常人肺泡无效腔接近于零,因此,生理无效腔等于或接近于解剖无效腔。由于无效腔的存在,每次吸入的新鲜空气不能全部到达肺泡内进行气体交换,为了计算出真正有效的气体交换量,应以肺泡通气量为准。

肺泡通气量是指每分钟吸入肺泡的新鲜气体量,它等于潮气量与无效腔气量之差乘以呼吸频率。其计算公式为:

$$肺泡通气量＝(潮气量－无效腔气量)×呼吸频率$$

平静呼吸时,潮气量为 500ml,无效腔气量为 150ml,则每次吸入肺泡的新鲜气体为 350ml。由于解剖无效腔的容积是个常数,潮气量和呼吸频率的变化,对每分通气量与肺泡通气量的影响是不同的。如潮气量减半而呼吸频率加倍或潮气量加倍而呼吸频率减半时,每分通气量保持不变,而肺泡通气量却发生明显变化。从表 5-1 看出,不同呼吸形式的气体交换效率不同,浅快呼吸可降低肺泡通气量,对人体不利;深慢呼吸比浅快呼吸的气体交换效率高。在某些病理情况下,如支气管扩张的患者解剖无效腔增大,肺动脉部分梗死的患者肺泡无效腔增大,均可降低肺换气效率。

表 5-1 不同呼吸形式时的每分通气量和肺泡通气量

呼吸形式	呼吸频率(次/分钟)	潮气量(ml)	每分通气量(ml/min)	肺泡通气量(ml/min)
平静呼吸	12	500	500×12=6 000	(500－150)×12=4 200
浅快呼吸	24	250	250×24=6 000	(250－150)×24=2 400
深慢呼吸	6	1 000	1 000×6=6 000	(1 000－150)×6=5 100

第二节 气体的交换

连续进行的肺通气使肺内气体成分在相对稳定的基础上不断更新,从而保持了肺泡内 PO_2、PCO_2 的相对稳定,为气体交换奠定了基础。气体的交换包括肺换气和组织换气,虽然两种气体交换的部位不同,但其交换气体的原理基本相同。

一、气体交换的原理

(一) 气体的扩散

根据物理学原理,各种气体无论是气体状态,还是溶解状态,气体分子总是不停地进行无定向运动,其运动结果总是从压力高处向压力低处移动,直至两处压力相等为止,这一过程称为扩散。

(二) 气体的分压差

气体扩散的动力来自气体分压差。在混合气体中,每一种气体所占有的压力称为该气体的分压。某种气体的分压等于混合气体的总压力乘以该气体所占有的容积百分比。在温度恒定的条件下,某种气体的分压可按下列公式计算:

$$气体分压＝总压力×该气体的容积百分比$$

如空气的总压力为 760mmHg(101.3kPa), O_2 的容积百分比为 20.9%,则 O_2 分压(PO_2)为 159mmHg(21.2kPa); CO_2 的容积百分比 0.04%,则 CO_2 分压(PCO_2)为 0.3mmHg(0.04kPa)。分压差越大,气体扩散速度越快;分压差越小,则扩散速度越慢。安静状态下,肺泡、血液和组织各处的 O_2 和 CO_2 的分压各不相同,见表 5-2。

表 5-2　安静时肺泡、血液和组织处 O_2 和 CO_2 的分压〔mmHg(kPa)〕

	肺泡气	动脉血	静脉血	组织
PO_2	104(13.9)	100(13.3)	40(5.3)	30(4.0)
PCO_2	40(5.3)	40(5.3)	46(6.1)	50(6.7)

二、气体交换的过程

(一) 肺换气

肺换气是指肺泡与肺毛细血管血液之间的气体交换。当静脉血流经肺毛细血管时,由于静脉血 PO_2 为 40mmHg(5.3kPa),肺泡气 PO_2 为 104mmHg(13.9kPa),在气体分压差的推动下, O_2 由肺泡向血液扩散;静脉血中的 PCO_2 为 46mmHg(6.1kPa),肺泡气的 PCO_2 为 40mmHg(5.3kPa), CO_2 则由血液扩散入肺泡,从而完成肺换气过程。 O_2 和 CO_2 均为脂溶性物质,在肺泡处气体的扩散极为迅速。通常,在一个心动周期中,血液流经肺毛细血管的时间约为 0.7 秒,而气体交换仅需用 0.3 秒即可完成。可见,当静脉血流经肺毛细血管时,有足够的时间进行气体交换,经肺换气后,静脉血变成动脉血。

(二) 组织换气

组织换气是指组织细胞与血液之间的气体交换。组织细胞在新陈代谢时不断消耗氧并产生 CO_2 ,细胞内部及其周围组织液中的 PCO_2 为 50mmHg(6.7kPa),总是高于动脉血 PCO_2 40mmHg(5.3kPa);而 PO_2 30mmHg(4.0kPa)总是低于动脉血 PO_2 100mmHg(13.3kPa)。所以,动脉血中的 O_2 就不断向组织液和细胞中扩散,供组织细胞利用,组织中的 CO_2 不断向血液中扩散,从而完成组织换气过程,经组织换气后,动脉血又变成了静脉血(图 5-6)。

(三) 影响肺换气的因素

在呼吸过程中,除了气体本身的分压差、溶解度、分子量、扩散面积和温度等有关因素影响气体扩散速度之外,还与下列因素有关。

1. 呼吸膜的厚度　肺泡与肺毛细血管之间进行气体交换时所经过的结构称为呼吸膜。正常呼吸膜由六层结构组成(图 5-7)：含肺表面活性物质的液体层、肺泡上皮层、上皮基膜层、间质层、毛细血管的基膜层和毛细血管内皮细胞层。虽然呼吸膜有六层结构，但却很薄，总厚度不到 $1\mu m$，对 O_2 和 CO_2 的通透性很大，有利于气体的扩散。气体扩散量与呼吸膜的厚度呈反比，当肺纤维化、肺水肿时，呼吸膜厚度增加，扩散量减少。

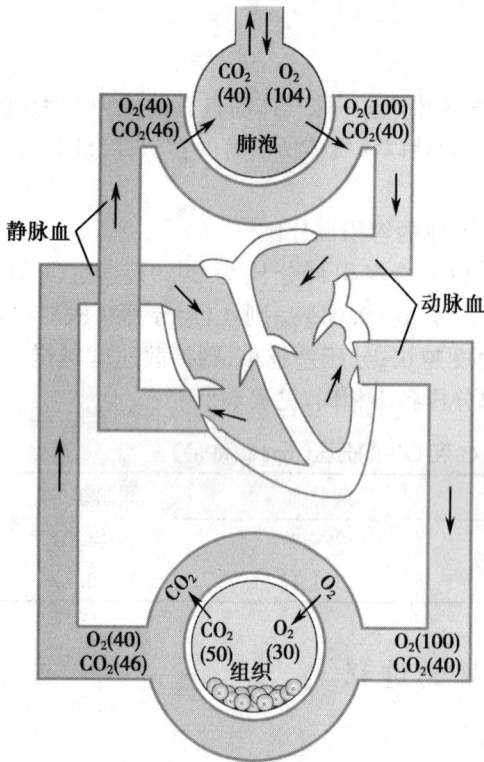

图 5-6　气体交换示意图
(数字代表气体分压，单位为 mmHg)

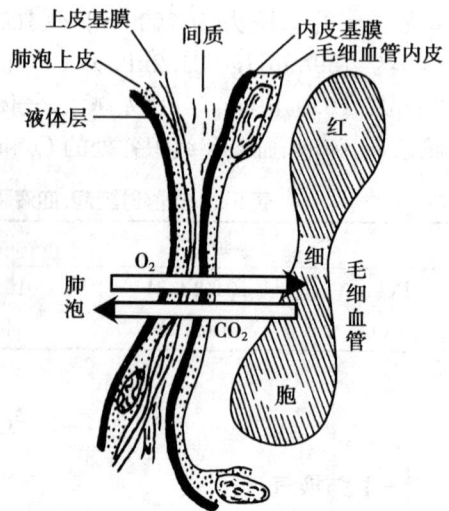

图 5-7　呼吸膜结构示意图

2. 呼吸膜的面积　正常成人约有 3 亿多个肺泡，总面积约 $70m^2$，安静时，用于气体扩散的面积约有 $40m^2$，因此，呼吸膜有相当大的贮备面积。劳动或运动时，肺毛细血管开放的数量、程度增加，有效扩散面积明显增加，气体扩散量与呼吸膜的面积呈正比。肺不张、肺实变、肺气肿等均可使呼吸膜的有效扩散面积减少，气体扩散量减少。

3. 通气/血流比值　**通气/血流比值**是指肺泡通气量(V)与每分钟肺血流量(Q)的比值(V/Q)。正常成人安静时，肺泡通气量约为 $4.2L/min$，每分钟肺血流量与心输出量相当，约为 $5L/min$，故通气/血流比值约为 0.84，此时两者匹配最适宜，肺换气效率最高。如果 V/Q 增大，意味着通气过剩或血流不足，如肺动脉栓塞，部分肺泡气未能与血液实现换气，致使肺泡无效腔增大；反之，如果 V/Q 比值减小，则意味着通气不足或血流过剩，如支气管痉挛，静脉血中的气体未得到充分更新，未能转变为动脉血就返回了心脏，形成了功能性动-静脉短路(图 5-8)。由此可见，V/Q 比值无论增大或减小，都妨碍了有效的气体交换，导致机体缺氧或 CO_2 潴留。

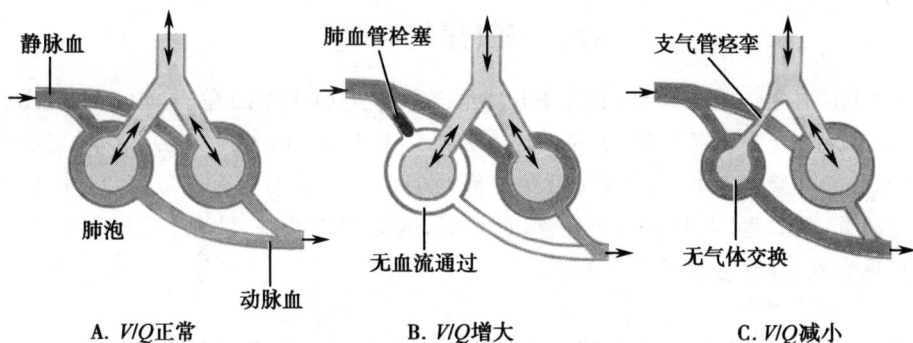

图 5-8　通气/血流比值变化示意图

A. V/Q正常　　　　　B. V/Q增大　　　　　C. V/Q减小

第三节　气体在血液中的运输

在呼吸过程中,血液将 O_2 从肺运输到全身组织,又把组织代谢产生的 CO_2 运输到肺。气体在血液中的运输是实现肺换气和组织换气的重要环节。O_2 和 CO_2 在血液中的运输形式有两种,即物理溶解和化学结合,其中化学结合为主要运输形式。虽然物理溶解的量较少,但很重要,是化学结合和释放的必要环节。进入血液的气体必须先溶解于血浆中,然后才能进行化学结合;同样,气体释放时也必须从化学结合状态解离成溶解状态,然后逸出血液。体内物理溶解与化学结合的气体总是处于动态平衡之中。

一、O_2 的 运 输

O_2 在血液中溶解的量很少,每 100ml 血液中溶解 0.3ml,仅占血液总 O_2 含量的 1.5%。扩散入血液的 O_2,绝大部分(约 98.5%)进入红细胞与血红蛋白(Hb)结合而运输,故 Hb 是有效的运 O_2 工具。

(一) O_2 与 Hb 的结合

进入红细胞内的 O_2 能与 Hb 结合,形成氧合血红蛋白(HbO_2),这是 O_2 在血液中运输的主要形式。当血液流经 PO_2 高的肺部时,O_2 与 Hb 结合,形成 HbO_2 ;当血液流经 PO_2 低的组织时,HbO_2 迅速解离,释放出 O_2,形成去氧血红蛋白(Hb)。其过程可表示为:

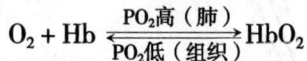

$$O_2 + Hb \xrightleftharpoons[PO_2低（组织）]{PO_2高（肺）} HbO_2$$

O_2 与 Hb 结合的特点是:反应迅速、可逆、不需要酶参与。是结合还是解离,取决于血中 PO_2 的高低;因 Hb 中的 Fe^{2+} 与 O_2 结合后仍是低价 Fe^{2+},故该反应是氧合反应而不是氧化反应;一分子 Hb 可结合四分子 O_2,说明 Hb 与 O_2 的结合能力很强。HbO_2 呈鲜红色,去氧 Hb 呈紫蓝色。当血液中去氧 Hb 含量达到 50g/L 以上时,皮肤、黏膜呈现暗紫色,这种现象称为**发绀**。临床上,发绀通常是人体缺氧的标志。但某些情况例外,如严重贫血的患者,虽然存在缺氧,但由于 Hb 总量太少,以至于毛细血管血液中去氧 Hb 的含量达不到 50g/L,故不出现发绀;相反,患高原性红细胞增多症的患者,由于红细胞总数较多,以至于毛细血管血液中去氧 Hb 的含量超过 50g/L,出现发绀,但不缺氧。此外,CO 中毒时,CO 与 Hb 结合后,生成樱桃红色的一氧化碳血红蛋白(HbCO),患者虽有严重缺氧,但皮肤、黏膜可不出现发绀,而是呈特有的樱桃红色。

CO 中毒(煤气中毒)

CO 与 Hb 有很大的亲和力,它与 Hb 的结合能力是 O_2 的 210 倍。当 CO 与 Hb 结合形成 HbCO 时,Hb 就失去了运输 O_2 的能力。如果一个人在 CO 浓度为 0.05% 的房间内停留几个小时,就可导致 CO 中毒;如果 CO 浓度为 0.1% 时,就会有生命危险。CO 中毒时,患者虽有严重缺氧,但口唇、黏膜呈樱桃红色,无发绀,同时伴有头痛、头晕、四肢无力等症状,严重者可出现昏厥、昏迷甚至死亡。

在足够的 PO_2 条件下,1g Hb 能结合 1.34ml 的 O_2。正常成年人,如果 Hb 质量浓度为 150g/L,则每升血液中 Hb 能结合的最大 O_2 量称为 **Hb 氧容量**,约 201ml/L。但实际上,血液的含 O_2 量并非都能达到最大值,每升血液中 Hb 实际结合的 O_2 量称为 **Hb 氧含量**。Hb 氧含量占 Hb 氧容量的百分比称为 **Hb 氧饱和度**。正常情况下,动脉血 PO_2 较高,Hb 氧含量约为 194ml/L,Hb 氧饱和度约为 98%;静脉血 PO_2 较低,Hb 氧含量约为 144ml/L,Hb 氧饱和度约为 75%。通常情况下,血液中溶解的 O_2 量很少,可忽略不计。因此,常将 Hb 氧容量、Hb 氧含量和 Hb 氧饱和度视为血氧容量、血氧含量和血氧饱和度。

(二) 氧解离曲线及其影响因素

1. 氧解离曲线　**氧解离曲线**是表示血液 PO_2 与 Hb 氧饱和度关系的曲线(图 5-9),即表示在不同的 PO_2 下,Hb 与 O_2 的结合或解离情况。在一定范围内,Hb 氧饱和度与 PO_2 呈正相关,但并非完全的线性关系,而是呈近似"S"形的曲线,可分上、中、下三段,其分布形态有着重要的生理意义。

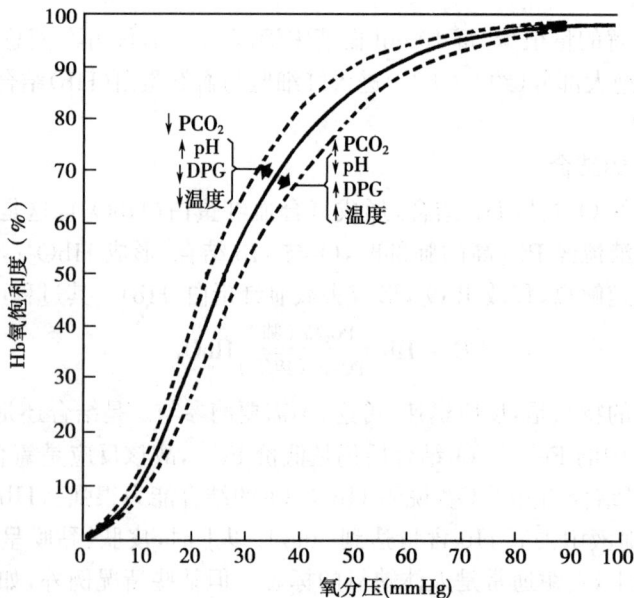

图 5-9　氧解离曲线及主要影响因素

(1) 上段:相当于 PO_2 在 60~100mmHg(8~13.3kPa)之间变化的曲线,曲线平坦,是 Hb 与 O_2 结合的部分,表明 PO_2 的变化对 Hb 氧饱和度影响不大。如 PO_2 在 100mmHg (13.3kPa)时,Hb 氧饱和度约为 98%;当 PO_2 降至 80mmHg(10.7kPa)时,Hb 氧饱和度下

降很少,约为96%;当 PO_2 降至60mmHg(8kPa)时,Hb 氧饱和度仍可保持在90%左右的水平。氧解离曲线的这一特性,使生活在高原地区的人或某些呼吸系统疾病造成 V/Q 比值减小时,只要 PO_2 不低于60mmHg(8kPa),Hb 氧饱和度就可维持在90%以上,保证血液仍可携带足够量的 O_2,不至于发生明显的低氧血症。

(2) 中段:相当于 PO_2 在40~60mmHg(5.3~8kPa)之间变化的曲线,该段曲线较陡,是 HbO_2 释放 O_2 的阶段。这段曲线说明,在这个范围内,PO_2 轻度下降,Hb 氧饱和度就会出现较明显的降低,释放出较多的 O_2。例如,PO_2 为40mmHg(5.3kPa)时相当于混合静脉血的 PO_2,此时,Hb 氧饱和度为75%。

(3) 下段:相当于 PO_2 在15~40mmHg(2.0~5.3kPa)之间变化的曲线,该段曲线是氧解离曲线中最陡的一段,也是 HbO_2 与 O_2 解离的部分。表明 PO_2 稍有下降,Hb 氧饱和度就明显降低,有较多的 O_2 从 HbO_2 中解离出来。当剧烈运动时,组织耗氧量增加,PO_2 可降至15mmHg(2.0kPa),Hb 氧饱和度降至22%左右,Hb 氧含量只有44ml/L,这样每升血液可为组织释放150ml 的 O_2,为安静时的3倍,保证了组织活动加强时仍有足够的 O_2 利用。可见,该段曲线代表了 O_2 的贮备。氧解离曲线的这一特性还提示,当动脉血 PO_2 较低时,只要吸入少量 O_2,就可以明显提高血氧饱和度。这就为慢性阻塞性呼吸系统疾病所致的低氧血症,进行低流量持续吸 O_2 治疗提供了理论基础。

2. 影响氧解离曲线的因素 在影响氧解离曲线的诸多因素中,主要影响因素是血中 PCO_2、pH 值、温度和2,3-二磷酸甘油酸(2,3-DPG)。当血中 PCO_2 升高、pH 值降低、温度升高和2,3-DPG 增多时,均可使氧解离曲线右移,Hb 与 O_2 的亲和力降低,Hb 氧饱和度下降,有利于 O_2 的释放;相反,当血中 PCO_2 降低、pH 值升高、温度降低和2,3-DPG 减少时,可使氧解离曲线左移,Hb 与 O_2 的亲和力增加,Hb 氧饱和度升高,HbO_2 的生成增多,O_2 的释放量减少。

二、CO_2 的运输

CO_2 在血液中的运输形式也是物理溶解和化学结合两种形式,其中,物理溶解的 CO_2 仅占血液中 CO_2 总运输量的5%;化学结合占95%。化学结合的形式主要是碳酸氢盐和氨基甲酸血红蛋白,其中,碳酸氢盐形式占 CO_2 总运输的88%;氨基甲酸血红蛋白的形式占7%。

(一) 碳酸氢盐形式

组织细胞代谢产生的 CO_2 扩散入血后,很快进入红细胞内,在红细胞内碳酸酐酶(CA)催化下,与 H_2O 结合生成 H_2CO_3,H_2CO_3 又迅速解离成 HCO_3^- 和 H^+。反应过程如下:

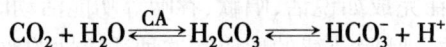

$$CO_2 + H_2O \xrightleftharpoons{CA} H_2CO_3 \xrightleftharpoons{} HCO_3^- + H^+$$

红细胞膜对负离子通透性极高。随着红细胞内 HCO_3^- 浓度不断升高,HCO_3^- 除了小部分与红细胞内 K^+ 结合形成 $KHCO_3$ 外,大部分顺浓度差通过红细胞膜扩散入血浆,与血浆中 Na^+ 结合生成 $NaHCO_3$ 而被运输(图5-10)。$NaHCO_3$ 是体内 CO_2 运输的主要形式,也是血液中重要的碱贮备形式,可对酸碱平衡起重要调节作用。由于红细胞膜对正离子的通透性很小,H^+ 不能随 HCO_3^- 一起透出,便与红细胞内 Hb 结合而被缓冲。在 HCO_3^- 向红细胞外扩散的同时,细胞外的 Cl^- 向细胞内扩散,这一现象称为氯转移,以维持红细胞膜内外的电位平衡。血液中 HCO_3^- 的形成和解离是可逆的,反应方向取决于 PCO_2 的高低。当静脉血流至肺泡时,肺泡内 PCO_2 较低,反应向相反方向进行,使血浆中 HCO_3^- 进入红细胞,在碳酸酐酶的作用下形成 H_2CO_3,H_2CO_3 迅速解离出 CO_2 扩散入血浆,再扩散入肺泡而排出体外。

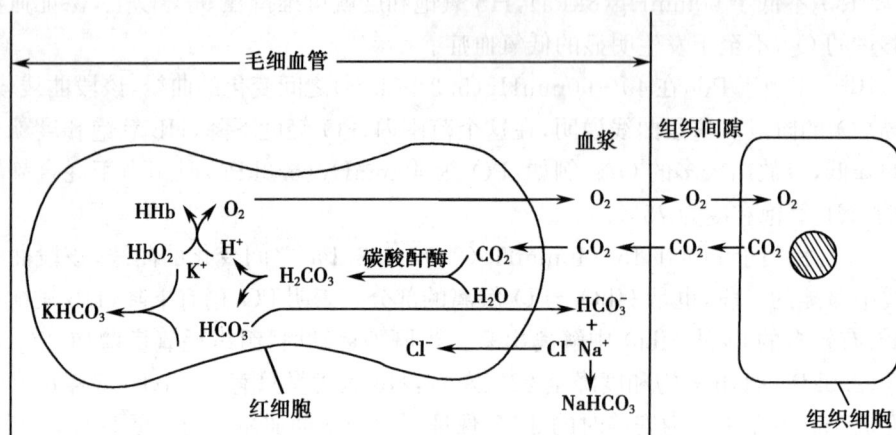

图 5-10 CO_2 运输示意图

(二) 氨基甲酸血红蛋白形式

进入红细胞内的 CO_2,除了大部分形成 HCO_3^- 外,还有一部分 CO_2 与 Hb 上的自由氨基结合,形成氨基甲酸血红蛋白(HbNHCOOH)。反应过程表示如下:

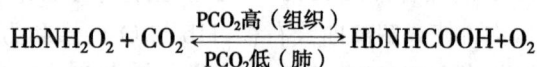

$$HbNH_2O_2 + CO_2 \underset{\text{PCO}_2\text{低(肺)}}{\overset{\text{PCO}_2\text{高(组织)}}{\rightleftharpoons}} HbNHCOOH + O_2$$

这一反应迅速、可逆、不需酶参与,主要受氧合作用的影响。HbO_2 与 CO_2 结合形成 HbNHCOOH 的能力比去氧 Hb 小。在组织处,HbO_2 解离释放 O_2,可促进 Hb 与 CO_2 的结合,形成大量的 HbNHCOOH;在肺部,HbO_2 生成增多,促使 HbNHCOOH 解离,释放 CO_2。氧合作用的调节具有重要意义,虽然以 HbNHCOOH 形式运输的 CO_2 量只占运输总量的 7%,但在肺部排出的 CO_2 总量中,约有 18% 是由 HbNHCOOH 所释放的。

第四节 呼吸运动的调节

呼吸运动是一种节律性活动,其深度和频率可随机体内、外环境的变化而改变。如劳动或运动时,代谢增强,呼吸加深加快,肺通气量增大,摄取更多的 O_2,排出更多的 CO_2,以适应代谢的需求。此外,机体在完成如说话、唱歌、吞咽等功能活动时,大脑皮质在一定程度上可随意控制或调整呼吸运动。呼吸节律的形成和这种适应性的改变都是通过神经系统活动来实现的。

一、呼吸中枢与呼吸节律的形成

(一) 呼吸中枢

呼吸中枢是指中枢神经系统内产生和调节呼吸运动的神经细胞群。呼吸中枢广泛分布在大脑皮质、间脑、脑桥、延髓和脊髓等部位。虽然它们各自的作用和地位有所不同,但各级中枢能密切联系、相互协调,共同完成对节律性呼吸运动的形成和调控。正常呼吸运动是在各级呼吸中枢的相互配合、相互制约下共同完成的。

1. **脊髓** 动物实验证明,在脊髓和延髓之间横切动物的脑干(图 5-11,A 平面),只保留脊髓时,呼吸运动立即停止,并不再恢复,说明产生节律性呼吸运动的中枢不在脊髓。脊髓只是联系脑和呼吸肌之间的中继站和整合某些呼吸反射的初级中枢。脊髓内有支配呼吸肌的运动神经元,它们发出膈神经和肋间神经,分别支配膈肌和肋间肌的活动。

2. **延髓** 当破坏动物延髓后,呼吸运动立即停止。若在延髓和脑桥之间横切动物的脑干(图 5-11,B 平面),保留延髓和脊髓,动物可存在节律性的呼吸运动,但呼吸节律不规则,呈喘息样呼吸,说明延髓是产生节律性呼吸的基本中枢。实验资料表明,在延髓的网状结构中有支配呼吸运动的两类神经元,分别是吸气神经元和呼气神经元,两者界限不明显,互相有重叠,在功能上相互拮抗。它们主要集中在背侧和腹侧两组神经核团内,分别称为背侧呼吸组(DRG)和腹侧呼吸组(VRG),其轴突纤维下行支配脊髓前角的呼吸肌运动神经元。

3. **脑桥** 在动物的脑桥和中脑之间横切脑干(图 5-11,D 平面),仅保留延髓、脑桥与脊髓联系,动物呼吸节律无明显变化。如果在脑桥上、中部之间横切脑干(图 5-11,C 平面),动物的呼吸将变深、变慢;若再切断双侧迷走神经,吸气便更加延长。这一结果说明,脑桥存在着抑制吸气的中枢结构,调整呼吸的频率和深度,称为**呼吸调整中枢**。呼吸调整中枢能控制延髓吸气中枢的兴奋性,抑制吸气中枢的活动,防止吸气过深、过长,促使吸气向呼气转化。因此,正常呼吸节律的维持有赖于延髓和脑桥的共同完成。

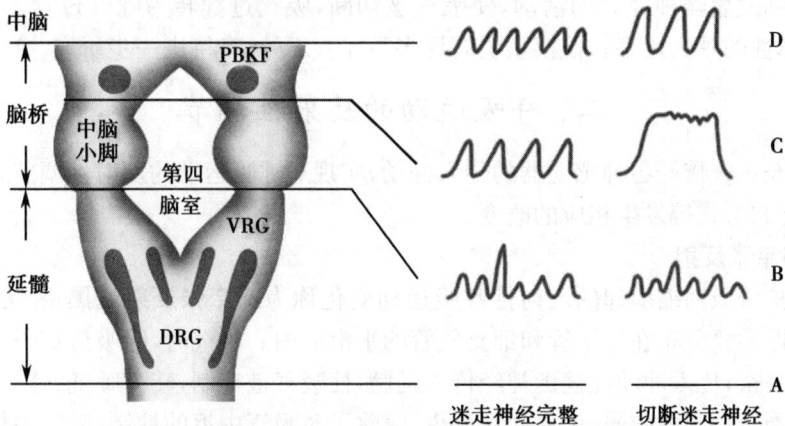

图 5-11 脑干内呼吸核团和在不同平面横切后呼吸的变化
DRG:背侧呼吸组;VRG:腹侧呼吸组;PBKF:臂旁内侧核;
A、B、C、D 表示不同平面横切后呼吸的变化

4. **大脑皮质** 呼吸运动还受高位脑中枢的影响,特别是大脑皮质对呼吸运动的控制作用比较显著。人在清醒时能随意改变呼吸频率及深度,如说话、唱歌、潜水、咳嗽、吞咽、排便等动作都需要呼吸运动的配合。此外,呼吸运动条件反射的建立,如运动员进入比赛场所时呼吸的增强,都说明大脑皮质参与呼吸运动的调节。大脑皮质对呼吸运动的调节属于随意的呼吸调节系统,而低位脑干的呼吸运动调节则属于不随意的节律性呼吸调节系统,两个系统的下行通路是分开的。

三级呼吸中枢理论

20 世纪 20～50 年代,英国生理学家 Lumsden 用横切脑干的方法,对猫进行实验研究时观察到,在不同平面上横切脑干,可使呼吸运动发生不同的变化。如在中脑与脑桥之间横断脑干,动物的呼吸运动没有明显变化;在脑桥上、中部之间切断脑干,动物出现长吸式呼吸;在脑桥与延髓之间横切脑干,可出现喘息式呼吸;在延髓与脊髓之间横切脑干后,则呼吸运动停止。据此,Lumsden 提出了所谓的三级呼吸中枢理论,即在延髓内,有喘息中枢,是产生呼吸节律的基本中枢;在脑桥下部,有长吸中枢,对吸气活动的产生有易化作用;在脑桥上部,有呼吸调整中枢,对长吸中枢产生周期性抑制作用,三级中枢的共同作用,形成了正常的呼吸节律。这一学说对后来的研究工作影响很深,有关脑干呼吸中枢的研究大多在此基础上得到进一步的补充或纠正。

(二) 呼吸节律的形成

基本呼吸节律起源于延髓,但其产生的确切部位、机制尚未完全清楚,目前比较公认的是起步细胞学说和神经元网络学说。起步细胞学说认为,节律性呼吸是由延髓内具有起步样活动的神经元兴奋产生的,就像窦房结兴奋引起整个心脏产生节律性收缩一样。神经元网络学说认为,呼吸节律的产生依赖于延髓内呼吸神经元之间的相互联系和相互作用。在大量实验研究的基础上,提出中枢吸气活动发生器和吸气切断机制模型,该模型认为,在延髓内存在一些起中枢吸气活动发生器和吸气切断机制作用的神经元,中枢吸气活动发生器神经元的活动,引起吸气神经元呈渐增性放电,产生吸气过程;吸气切断机制神经元能抑制中枢吸气活动发生器神经元的活动,使吸气被切断,吸气过程转为呼气过程。如此周而复始,形成节律性的呼吸运动。该模型仍有许多不完善之处,有待进一步研究。

二、呼吸运动的反射性调节

中枢神经系统接受各种感受器的传入冲动,实现对呼吸运动的反射性调节,使呼吸运动的频率、深度和形式等发生相应的改变。

(一) 肺牵张反射

由肺的扩张或回缩引起的反射性呼吸运动变化称为**肺牵张反射**或黑-伯反射。肺牵张反射的感受器主要分布在支气管和细支气管的平滑肌内。吸气时,呼吸道扩张,感受器受到牵拉刺激而兴奋,传入冲动经迷走神经传入延髓,使吸气被抑制,转为呼气;呼气时,肺缩小,对肺牵张感受器的刺激减弱,传入冲动减少,解除了对吸气中枢的抑制,吸气中枢再次兴奋。肺牵张反射是一种负反馈调节,其生理意义是:使吸气不致过深、过长,促进吸气转为呼气。它与脑桥的呼吸调整中枢共同调节呼吸的频率和深度。在动物实验中,若切断动物两侧迷走神经时,吸气过程延长,呼吸变深、变慢。肺牵张反射有着明显的种属差异,动物(尤其是兔)的这一反射较敏感;人的敏感性最低。肺牵张反射在平静呼吸时一般不参与呼吸运动调节,只有在深吸气或某些病理情况下,如肺炎、肺不张、肺水肿时,肺的顺应性降低,肺扩张时对肺的牵张刺激较强,引起该反射,使呼吸运动变浅、变快。

(二) 化学感受性呼吸反射

当动脉血或脑脊液中 PO_2、PCO_2 及 H^+ 浓度发生变化时,通过刺激相应部位的化学感受器,反射性地调节呼吸运动变化的过程,称为化学感受性反射。化学感受性反射是一种经常发挥调节作用的反射,机体通过呼吸运动调节血中 O_2、CO_2 和 H^+ 浓度;反过来,血液中 O_2、CO_2 和 H^+ 浓度的变化,又可通过化学感受器反射性调节呼吸运动。两者相互影响,从而维持内环境中 PO_2、PCO_2 和 pH 值的相对稳定。

1. 化学感受器 参与呼吸运动调节的化学感受器,根据所在部位的不同,分为外周化学感受器和中枢化学感受器两种。外周化学感受器位于颈动脉体和主动脉体,可感受动脉血 PO_2、PCO_2 及 H^+ 浓度的变化。当动脉血 PO_2 降低、PCO_2 升高或 H^+ 浓度升高时,外周化学感受器受到刺激而兴奋,冲动分别沿窦神经和主动脉神经传入延髓,兴奋延髓呼吸中枢,反射性引起呼吸加深、加快。其中,颈动脉体对呼吸中枢的影响较大,而主动脉体在循环系统的调节方面较为重要。中枢化学感受器位于延髓腹外侧部的浅表部位,其生理刺激是脑脊液和局部细胞外液中的 H^+。当脑脊液和局部细胞外液中 H^+ 浓度升高时,可刺激中枢化学感受器,反射性地引起呼吸加强。血液中的 H^+ 不易通过血-脑脊液屏障,故血液中 H^+ 浓度的变化对中枢化学感受器的直接作用较小。但血液中的 CO_2 能迅速透过血-脑脊液屏障进入脑脊液,CO_2 能与脑脊液和局部细胞外液中的 H_2O 结合,在碳酸酐酶的作用下形成 H_2CO_3,H_2CO_3 进一步解离出 H^+,H^+ 刺激中枢化学感受器,兴奋延髓呼吸中枢,反射性地引起呼吸加强。

2. CO_2 对呼吸运动的调节 CO_2 是呼吸的生理性刺激物,是调节呼吸运动最重要的体液因素。在麻醉动物或人,当动脉血液中 PCO_2 明显降低时,可出现呼吸暂停的现象。人若过度通气,CO_2 排出过多,肺泡气 PCO_2 下降,动脉血中 PCO_2 也下降,使呼吸中枢兴奋性降低。动脉血中的 PCO_2 受吸入气中 CO_2 浓度的影响。空气中 CO_2 的正常浓度约为 0.04%,当吸入气中 CO_2 浓度升高到 2%~4% 时,血中 PCO_2 也相应升高,可兴奋呼吸中枢,使呼吸运动加深、加快,肺通气量增加;然而,当吸入气中 CO_2 浓度超过 7% 时,肺通气量的增大已不足以将 CO_2 完全清除,血中 PCO_2 明显升高,则出现呼吸困难、头痛、头昏等症状;若 CO_2 浓度超过 15%~20% 时,中枢神经系统(包括呼吸中枢)的活动受到抑制,引起惊厥、昏迷,出现 CO_2 麻醉。可见,一定浓度的 CO_2 对维持呼吸中枢的兴奋性是必需的。

CO_2 对呼吸运动的兴奋作用是通过两条途径实现的,一是刺激中枢化学感受器;二是刺激外周化学感受器,反射性地使呼吸加深、加快。但以刺激中枢化学感受器为主,约占总效应的 80%。

3. 低氧对呼吸运动的调节 当吸入气中 PO_2 降低时,动脉血 PO_2 也随之降低,使呼吸运动加深、加快,肺通气量增加。实验表明,低氧对呼吸运动的兴奋作用是通过刺激外周化学感受器来实现的。而低氧对呼吸中枢的直接作用是抑制,这种抑制效应随低氧程度的加深而逐渐加强。轻度低氧时,刺激外周化学感受器而兴奋呼吸中枢的作用占优势,表现为呼吸运动加深、加快,吸入更多的 O_2 来纠正机体缺氧;重度低氧时,外周化学感受器的兴奋效应不足以抵消低氧对中枢的直接抑制作用,将出现呼吸抑制,甚至呼吸停止。

低氧对呼吸的影响在临床实践中的应用

临床上对慢性肺功能障碍的患者(如严重肺气肿、肺心病),常常给予吸 O_2 治疗,通过吸 O_2 提高 Hb 氧饱和度,改善组织低氧状况。由于患者长期呼吸功能障碍,既有低氧,又有 CO_2 潴留。长期的 CO_2 潴留,使中枢化学感受器对 CO_2 刺激的敏感性已降低,而外周化学感受器对低氧刺激的适应则很慢。在这种情况下,低氧就成了驱动呼吸运动的主要刺激因素。所以,对这种患者不宜快速给 O_2,应注意控制吸 O_2 流量,采取低流量、低浓度持续给 O_2,以免突然解除低氧的刺激作用,导致呼吸抑制。

4. H^+ 对呼吸运动的调节 当动脉血中 H^+ 浓度升高时,可使呼吸运动加深、加快,肺通气量增加;反之,当动脉血中 H^+ 浓度降低时,使呼吸运动减慢、减弱,肺通气量减少。如代谢性酸中毒患者,呼吸运动加强;代谢性碱中毒患者,呼吸运动减弱。H^+对呼吸运动的调节作用主要是通过刺激外周化学感受器实现的,因为血液中H^+不易通过血-脑脊液屏障,故对中枢化学感受器的刺激作用很弱。

(三)防御性呼吸反射

防御性呼吸反射是呼吸道黏膜受到机械或化学刺激时,引起一些有保护性作用的反射性呼吸运动变化。

1. 咳嗽反射　咳嗽反射是重要的防御性反射,其感受器位于喉、气管或支气管黏膜内,传入冲动经迷走神经传入延髓。当喉、气管或支气管黏膜受到机械或化学性刺激时,首先表现短促的或较深的吸气,然后声门紧闭,呼气肌强烈收缩,肺内压和腹腔内压急剧上升,声门突然打开,由于气压差极大,气流以极高的速度从肺内冲出,将呼吸道内异物或分泌物排出。

咳嗽反射的生理意义是:清除呼吸道内的分泌物,保护和维持呼吸道的通畅。若频繁或剧烈咳嗽,会导致肺内压长期升高,形成肺气肿;又因胸膜腔内压显著升高,阻碍静脉血回流,使静脉压和脑脊液压上升。

2. 喷嚏反射　喷嚏反射是因鼻黏膜受刺激引起的反射活动。鼻黏膜是感受器;传入神经是三叉神经;反射效应是腭垂下降,舌压向软腭,呼出气流主要从鼻腔猛烈喷出。其生理意义是清除鼻腔中的刺激物。

思 考 题

1. 何谓呼吸运动?分为几种类型?
2. 胸膜腔负压有何生理意义?
3. 为什么深慢呼吸比浅快呼吸的气体交换效率高?
4. 试分析影响肺换气的因素。
5. 试述血中CO_2、H^+浓度升高及低氧对呼吸运动有何影响?为什么?

（王　静）

第六章

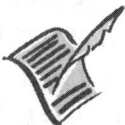

消化和吸收

　　食物是生命的能源。人体在生命活动过程中,不仅需要通过呼吸从外界获得足够的 O_2 ,还需要对食物进行消化和吸收,不断地补充营养物质和能量。**消化**是指食物在消化道内被加工、分解的过程。**吸收**是指食物经过消化后形成的小分子物质以及维生素、无机盐和水透过消化道黏膜进入血液或淋巴的过程。

　　食物的消化方式有两种:机械性消化和化学性消化。**机械性消化**是指通过消化道的运动,将食物研磨,与消化液混合、搅拌,并向消化道远端推送的过程;**化学性消化**是指通过消化液中消化酶的作用,将食物中大分子物质分解为可吸收的小分子物质的过程。通常,这两种消化方式同时进行、互相配合,共同协调地完成对食物的消化作用。

　　消化系统的基本功能是消化从外界摄取的食物和吸收营养物质,它为机体的新陈代谢提供所必需的物质和能量,并将未被消化和吸收的食物残渣,经肛门排出体外,以保证生命活动的正常进行。

第一节　消化道各段的消化功能

一、口腔内消化

　　食物的消化从口腔开始。在口腔内,食物被咀嚼、磨碎,并经过舌的搅拌,使食物与唾液充分混合,形成食团,通过吞咽经食管进入胃。虽然食物在口腔内停留时间很短(15～20秒),只有少量淀粉在口腔内被唾液淀粉酶分解为麦芽糖,但通过食物对口腔的刺激可反射性引起胃肠活动增强和消化液分泌增加。

(一)唾液

　　食物在口腔内的化学性消化是通过唾液的作用实现的。唾液是口腔内腮腺、颌下腺、舌下腺三对大唾液腺和口腔黏膜的小唾液腺分泌的混合液。正常成人每天分泌量为1～1.5L。

　　1.唾液的成分及其作用　　唾液是无色、无味、近于中性(pH6.6～7.1)的低渗液体,其中,水分约占99%;有机物主要为黏蛋白、唾液淀粉酶和溶菌酶等;无机物有 Na^+ 、K^+ 、Ca^{2+} 、Cl^- 、HCO_3^- 等。

　　唾液的主要作用有:①湿润口腔,溶解食物,使食物易于吞咽并引起味觉;②消化作用,唾液淀粉酶可使食物中的部分淀粉分解为麦芽糖;③清洁和保护口腔,冲洗和清除食物残渣,减少细菌繁殖,溶菌酶具有杀菌和抑菌作用。因此,对唾液分泌过少的患者,应当注意口腔护理。

2. 唾液分泌的调节   进食时,唾液的分泌完全是神经反射性调节,包括非条件反射和条件反射。食物的形状、颜色、气味、进食环境及有关语言等刺激所引起的唾液分泌称为条件反射,如望梅止渴和谈论美味食品时引起唾液分泌就是典型的例子。而进食过程中食物对口腔产生的机械、化学和温度等刺激所引起的唾液分泌称为非条件反射。唾液分泌的基本中枢在延髓,高级中枢分布于下丘脑和大脑皮质等处。在非进食时,也有少量唾液分泌,以清洁和湿润口腔。

(二)咀嚼与吞咽

1. 咀嚼   咀嚼是指由咀嚼肌群协调而有顺序地收缩所完成的复杂的反射动作。其作用主要是:配合牙齿将大块的食物切割、磨碎;通过舌的搅拌使食物与唾液充分混合,形成食团,易于吞咽;咀嚼还能加强食物对口腔内各种感受器的刺激,如刺激味觉,反射性地引起胃液、胰液、胆汁的分泌和消化道的运动,为食物的进一步消化做好准备,因此,"细嚼慢咽"有利于消化。

2. 吞咽   吞咽是指把口腔内的食团经咽和食管送到胃的过程。吞咽可随意发生,但整个过程是一个复杂的高度协调的反射活动。吞咽可分为以下 3 期:①口腔期:指食团从口腔进入咽。主要通过舌的运动,把食团向上、向后移动,由舌背推向软腭至咽部,这是大脑皮质控制下的随意动作。②咽期:指食团从咽进入食管上端。此时,软腭上举、咽后壁向前突出,封闭鼻后孔;喉头上移紧贴会厌,盖住喉口以免食物进入气管,呼吸暂停;食管上口张开,食团通过咽部进入食管。这一过程是软腭受到刺激而引起的急速而不随意的反射动作。③食管期:食团进入食管后,食管随即产生由上而下的蠕动,将食团推送入胃。**蠕动**是消化道平滑肌共有的一种运动形式,即消化道平滑肌的顺序性收缩,表现为食团上端的环行肌收缩,形成收缩波;食团下端的纵行肌舒张,形成舒张波,并且收缩波与舒张波顺序地向前推进,结果使食团被推送前进(图 6-1)。

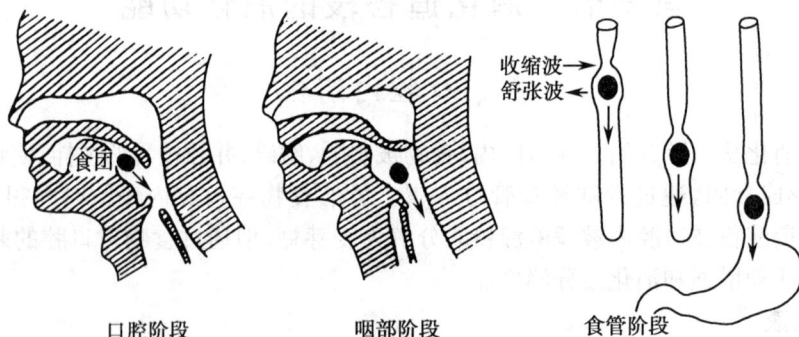

口腔阶段   咽部阶段   食管阶段

图 6-1　吞咽的过程

食管和胃之间在解剖上并不存在括约肌,但在食管下端与胃连接处有一宽 1~3cm 的高压区,其内压比胃内压高 5~10mmHg,可阻止胃内容物逆流入食管,起到生理性括约肌的作用,通常将这一段食管称为食管下括约肌。食管下括约肌受神经和体液因素的调节。当食管壁感受器受到食团刺激时,反射性地引起食管下括约肌舒张,食物便进入胃内;随后,又反射性引起食管下括约肌收缩,防止胃内容物的逆流。如果食管下括约肌不能松弛,可导致吞咽困难;如果食管下括约肌张力减弱,可造成酸性胃液逆流入食管,损伤食管黏膜。

吞咽反射的基本中枢位于延髓。昏迷、深度麻醉及脑神经功能障碍(如偏瘫)的患者,由于吞咽反射障碍,容易造成食管或口腔、上呼吸道分泌物误入气管,产生窒息,因而必须加强对上述患者的护理工作。

二、胃 内 消 化

胃是消化道中最膨大的部分,成人胃的容积为 1～2L,具有暂时贮存食物和初步消化食物的功能。食物在胃内经过机械性消化,把食团变成食糜并将部分蛋白质初步分解,然后逐渐排入十二指肠。

(一) 胃液的分泌

食物在胃内的化学性消化是通过胃液作用实现的。胃液由胃腺(主细胞、壁细胞和黏液颈细胞)和胃黏膜上皮细胞分泌。正常成人每日分泌量为 1.5～2.5L。

1. 胃液的成分及其作用　纯净的胃液是无色、透明的酸性液体,pH 为 0.9～1.5。胃液的成分,除含大量水外,主要有盐酸、胃蛋白酶原、黏液和内因子等。

(1) 盐酸:胃液中的盐酸又称胃酸,由胃腺壁细胞分泌。胃酸的主要作用有:①激活无活性的胃蛋白酶原,使之转变成有活性的胃蛋白酶,并为胃蛋白酶提供适宜的酸性环境;②使食物中的蛋白质变性,易于消化;③可杀死随食物进入胃内的细菌;④胃酸进入小肠内与 Ca^{2+} 和 Fe^{2+} 结合,促进其吸收;⑤胃酸进入小肠内,可促进胰液、胆汁和小肠液的分泌。因此,盐酸分泌不足或缺乏,会影响消化、杀菌,可引起腹胀、腹泻等消化不良症状;如果分泌过多,则对胃和十二指肠有侵蚀作用,可能诱发溃疡病。

盐酸在胃液中有两种形式,一种呈游离状态,称为游离酸;另一种与蛋白质结合成盐酸蛋白盐,称为结合酸。两者在胃液中酸度的总和称为胃液的总酸度。在纯净胃液中,绝大部分为游离酸。正常人空腹时,盐酸排出量(基础酸排出量)为 0～5mmol/h。在食物和某些药物(如促胃液素或组胺)刺激下,盐酸排出量可高达 20～25mmol/h。一般认为,盐酸的最大排出量主要取决于壁细胞的数量及其功能状态。

据测定,胃液中 H^+ 的最高浓度可达 150mmol/L,比血浆中的 H^+ 浓度高约 300 万倍。由此可知,壁细胞分泌 H^+ 是逆着巨大浓度差进行的主动过程,需要消耗能量。现已证明,H^+ 的分泌是靠细胞顶膜的质子泵即 H^+,K^+-ATP 酶实现的。质子泵是一种镶嵌于膜内的转运蛋白,具有转运 H^+、K^+ 和水解 ATP 的功能。质子泵每水解一分子 ATP 可驱使一个 H^+ 分泌到胃腔内,同时从胃腔内换回一个 K^+。已经证实,质子泵是各种因素引起胃酸分泌的最后通路,抑制质子泵的药物(如奥美拉唑)临床上已广泛用于抑制胃酸分泌而治疗消化性溃疡。

(2) 胃蛋白酶原:胃蛋白酶原由胃腺主细胞和黏液颈细胞分泌,不具有活性。进入胃腔后,在盐酸和已被激活的胃蛋白酶的作用下,转变为有活性的胃蛋白酶。在酸性环境下,胃蛋白酶能使食物中的蛋白质水解,生成䏶和胨及少量多肽和氨基酸。胃蛋白酶的最适 pH 为 2.0～3.5,当 pH＞5 时,胃蛋白酶活性消失。因此,由于胃酸分泌不足而导致消化不良时,可服用胃蛋白酶和稀盐酸。

(3) 黏液:胃的黏液是由胃黏膜表面上皮细胞、黏液颈细胞、贲门腺和幽门腺共同分泌的,主要成分为糖蛋白。黏液分泌后覆盖在胃黏膜表面,形成一凝胶状的保护层,具有润滑作用,可减少粗糙食物对胃黏膜的机械性损伤。此外,还参与形成黏液-碳酸氢盐屏障。

(4) 内因子:内因子为胃腺壁细胞分泌的一种糖蛋白。它有两个活性部位,一个部位与进入胃内的维生素 B_{12} 结合成复合物,保护维生素 B_{12} 免遭小肠内水解酶的破坏;另一部位与回肠黏膜上皮细胞的受体结合,促进维生素 B_{12} 的吸收。当内因子缺乏时(如胃大部切除的患者),维生素 B_{12} 吸收障碍,影响红细胞生成,引起巨幼红细胞性贫血。

2. 胃液分泌的调节　人在空腹时胃液分泌很少,称为基础胃液分泌或消化间期胃液分泌。进食时或进食后,在神经和体液因素的调节下,胃液大量分泌,称为消化期胃液分泌。消化期胃液分泌,根据感受食物刺激的部位不同,人为地分为头期、胃期和肠期(图 6-2)。实际上,这三个时期几乎是同时开始、互相重叠的。

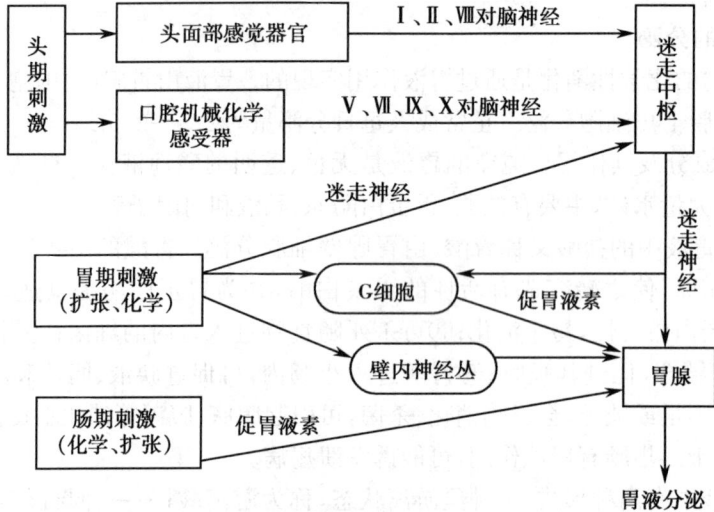

图 6-2　胃液分泌的调节示意图

(1) 头期胃液分泌:头期胃液分泌是指食物刺激头面部感受器(如眼、鼻、耳、口腔、咽和食管等)所引起的胃液分泌。其分泌机制包括条件反射和非条件反射。当咀嚼和吞咽时,食物直接刺激了口腔、咽部的化学和机械感受器,引起胃液分泌,称为非条件反射;食物的形、色、味、声等刺激了眼、鼻、耳等感觉器官,引起胃液分泌,称为条件反射。这些反射的传入神经与引起唾液分泌的神经相同,反射中枢位于延髓、下丘脑、边缘叶和大脑皮质等,迷走神经是这些反射共同的传出神经。迷走神经兴奋时,一方面通过其末梢释放 ACh 直接作用于壁细胞引起分泌;另一方面还可作用于胃窦部的 G 细胞引起促胃液素分泌,从而间接促进胃液分泌。头期胃液分泌的特点是:分泌量多,占消化期胃液分泌量的 30%;酸度高;胃蛋白酶原含量高,因而消化力强。此外,分泌量的多少与食欲也有很大关系。

(2) 胃期胃液分泌:胃期胃液分泌是指食物进入胃后,通过对胃的机械性和化学性刺激,继续引起的胃液分泌。其主要途径如下:①食物对胃底和胃体的扩张刺激,通过迷走-迷走神经的长反射和壁内神经丛的短反射,直接或间接通过促胃液素引起胃腺分泌;②胃窦部受到扩张刺激,通过壁内神经丛作用于 G 细胞促进促胃液素释放,进而引起胃液分泌;③食糜中的蛋白质分解产物可直接作用于 G 细胞促进促胃液素释放,引起胃液分泌。胃期胃液分泌的特点:分泌量最多,占消化期胃液分泌的 60%;酸度高;但胃蛋白酶原含量较头期少,故消化力比头期弱。

(3) 肠期胃液分泌:肠期胃液分泌是指食糜进入小肠上段(主要是十二指肠和空肠上部)后,对肠壁的扩张和对肠黏膜的化学刺激,使十二指肠黏膜的 G 细胞释放促胃液素,继续引起胃液分泌。肠期胃液分泌的特点是:分泌量较少,占消化期胃液分泌量的 10%;酸度低;胃蛋白酶原含量也较少。

进食过程中,胃液分泌除受上述兴奋性因素调节外,还受到各种抑制性因素的调节,可防止胃酸过度分泌,保护胃黏膜。抑制胃液分泌的因素主要有:①盐酸:当胃内 pH 降至 1.2~1.5 或十二指肠处于酸化状态(pH<2.5)时,可抑制促胃液素的释放,使胃液分泌减少;②脂肪:进入小肠的脂肪可刺激一种被称为肠抑胃素的物质释放,可抑制胃液分泌;③高渗溶液:高渗的食糜进入小肠后,可刺激小肠内的渗透压感受器,通过肠-胃反射,抑制胃液分泌。

3. 胃黏膜的自身防御机制　胃液中的盐酸、胃蛋白酶可分解食物中的蛋白质,同时也可侵蚀由蛋白质、脂类等有机物构成的胃黏膜。此外,坚硬粗糙的食物及随食物进入胃内的伤害性物质(如酒精)和某些药物(如阿司匹林)等,也会经常损害胃黏膜。但在正常情况下,胃黏膜很少发生损伤,这主要是由于胃黏膜有一套比较完善的自身防御机制。

(1) 黏液-碳酸氢盐屏障:近年来的研究证明,覆盖于胃黏膜表面的黏液层,还能与胃内的 HCO_3^- 一起共同形成**黏液-碳酸氢盐屏障**(图 6-3),可有效地阻挡 H^+ 向胃黏膜扩散,保护胃黏膜免受强酸的侵蚀。这是因为胃腔内的 H^+ 向胃壁扩散时,由于 H^+ 要通过高黏稠度的黏液层,其移动速度大大减慢,同时 H^+ 在移动过程中还将与黏膜上皮细胞分泌的 HCO_3^- 相遇,两种离子在黏液层内的表面发生中和作用,形成一个跨黏膜层的 pH 梯度,即近胃腔侧的 pH 较低,一般为 2.0 左右;而近胃黏膜上皮细胞侧的 pH 较高,一般为 7.0 左右。胃黏膜表面的黏液处于中性或偏碱状态,还能使胃黏膜表面的胃蛋白酶丧失活性,从而有效地保护胃黏膜免受胃腔内胃蛋白酶的损伤。

(2) 胃黏膜屏障:胃黏膜上皮细胞的顶端膜与相邻细胞之间存在的紧密连接,具有防止胃腔内 H^+ 向黏膜内扩散的作用,称为**胃黏膜屏障**。许多因素,如酗酒、胆盐、阿司匹林类药物及幽门螺杆菌感染等,均可损伤胃黏膜屏障,H^+ 则侵入胃黏膜,引起胃炎或胃溃疡。

(3) 胃黏膜血流丰富:胃黏膜血流十分丰富,既可为胃黏膜提供丰富的代谢原料,还可及时带走反渗入胃黏膜的 H^+ 和有害物质。

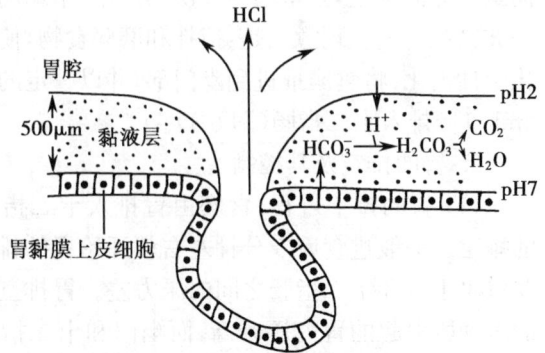

图 6-3　黏液-碳酸氢盐屏障模式图

(4) 胃黏膜的细胞保护作用:胃黏膜内局部存在自身保护性物质如前列腺素类物质,对胃黏膜上皮细胞具有强烈的细胞保护作用。

消化性溃疡

消化性溃疡包括胃溃疡和十二指肠溃疡,是一种常见病和多发病。过去认为,溃疡病的发生与胃酸分泌过多而引起胃黏膜自行消化和胃黏膜屏障被破坏有关。1983 年,澳大利亚珀斯皇家医院医生 Marshall 和病理学家 Warren 首次报道了导致胃炎和胃溃疡的细菌——幽门螺杆菌(Hp),在全世界掀起了研究幽门螺杆菌的热潮。研究证实,90% 以上的十二指肠溃疡和 80% 以上的胃溃疡都是由幽门螺杆菌的感染引起的。胃内的幽门螺杆菌可产生毒素和有毒性作用的酶,损害胃黏膜,破坏胃黏膜屏障,使局部产生炎症和免疫反应,增加促胃液素的分泌,最终导致胃部疾病的发生。

在对使用抗生素根除幽门螺杆菌的感染而治愈溃疡的患者,作长期随访观察发现,其复发率在 10% 以下,而仅用抑酸剂虽可愈合溃疡,但一年内的复发率高达 60%～90%。因而有人提出了"没有幽门螺杆菌,就没有溃疡"的新说法。幽门螺杆菌的发现对胃部疾病的诊断和治疗是一场革命,它从根本上改变了对胃病的认识,使其治疗更为简单而有效。

(二) 胃的运动

食物在胃内的机械性消化是通过胃的运动实现的。

1. 胃的运动形式

(1) 容受性舒张:当咀嚼和吞咽时,食物刺激了口腔、咽和食管等处的感受器,反射性地引起胃壁平滑肌舒张,称为**容受性舒张**。正常成人空腹时,胃腔容积约为 0.05L;进食后,由于胃的容受性舒张,胃腔容积增大到 1～2L。其生理意义是:使胃能够容纳大量食物,同时保持胃内压相对稳定,从而防止食糜过早排入小肠,有利于食物在胃内充分消化。

(2) 紧张性收缩:胃壁平滑肌经常处于一定程度的持续收缩状态,称为**紧张性收缩**。其生理意义在于维持胃的正常位置和形态。进食后,胃的紧张性收缩逐渐加强,使胃内压升高,有利于胃液渗入食物,促进化学性消化,并能协助推动食糜移向十二指肠。紧张性收缩是消化道平滑肌共有的运动形式,也是胃各种运动形式的基础。如临床上出现的胃下垂或胃扩张,都与胃的紧张性收缩降低有关。

(3) 蠕动:食物入胃后 5 分钟左右,胃蠕动开始。蠕动波起始于胃的中部,并有节律地向幽门方向推进,频率约为 3 次/分。一个蠕动波需 1 分钟左右到达幽门,通常是一波未平,一波又起。其生理意义是:搅拌和磨碎食物,使其与胃液充分混合形成糊状的食糜,有利于化学性消化;将食糜推进到幽门部,并以一定的速度排入十二指肠,一个蠕动波通常可将1～2ml 食糜排入十二指肠(图 6-4)。

2. 胃的排空及其控制

(1) 胃的排空过程:食糜由胃排入十二指肠的过程称为**胃的排空**。一般进食后 5 分钟左右就开始胃的排空。胃的排空主要取决于胃和十二指肠之间的压力差。胃排空的动力来源于胃的运动所引起的胃内压升高,而幽门和十二指肠的收缩则是胃排空的阻力。胃排空的速度与食物的总量、理化性质和胃的运动情况有关。一般来说,流质或小块食物排空较快;黏稠或大块食物排空较慢。在三种主要营养物质中,糖类排空最快;蛋白质次之;脂肪最慢。混合性食物由胃完全排空通常需要 4～6 小时。

(2) 胃排空的控制:胃排空是间断进行的,受胃和十二指肠两方面因素的影响。①胃内食物促进胃排空:由于食糜对胃壁的机械和化学刺激,通过神经反射和体液因素的作用,使胃运动加强,胃内压升高,超过十二指肠内压,幽门括约肌舒张,使胃内食糜顺压力差排入十二指肠;②十二指肠内食物抑制胃排空:进入小肠的酸、脂肪、高渗溶液及食糜本身的体积等,均可刺激十二指肠壁上的相应感受器,反射性地抑制胃的运动,使胃的排空减慢,这种反射称为肠-胃反射。肠-胃反射对盐酸的刺激特别敏

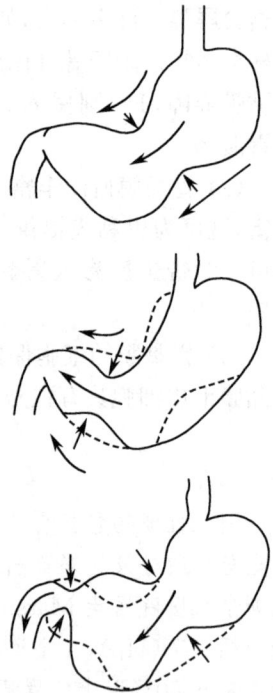

图 6-4　胃的蠕动示意图

感,当 pH 降至 3.5~4.0 时,此时反射即可发生,阻止酸性食糜进入十二指肠,使胃排空暂停。随着酸性食糜被中和,抑制作用解除,胃的运动又加强,胃排空又开始。此外,进入十二指肠中的盐酸和脂肪可以引起小肠黏膜释放肠抑胃素,抑制胃运动,延缓胃排空。因此,十二指肠内的反馈机制包括神经反射和体液因素两种反馈,对胃的排空起着重要的控制作用。

(3) 呕吐:呕吐是将胃及小肠上段内容物经口腔驱出体外的一种过程。引起呕吐的原因很多,机械性或化学性刺激作用于舌根、咽部、胃、大小肠、胆总管、腹膜、泌尿生殖器官等部位的感受器,均可引起呕吐;视觉或内耳前庭器官受到刺激,也可引起呕吐;颅内压增高时,可直接刺激呕吐中枢,引起喷射性呕吐。呕吐是一种反射活动。呕吐中枢位于延髓,与呼吸中枢、心血管中枢有着密切的联系,故呕吐前除有消化道症状(如恶心)外,还常出现呼吸急促和心跳加快等症状。呕吐是一种具有保护性意义的防御反射,通过呕吐可把胃内有害物质在未被吸收前排出体外。因此,临床上对食物中毒的患者,可借助催吐的方法将胃内的毒物排出。但剧烈频繁的呕吐,将会影响进食和正常的消化活动,甚至会丢失大量的消化液,严重时可造成体内水、电解质和酸碱平衡的紊乱。

三、小肠内消化

小肠内的消化是整个消化过程中最为重要的阶段。小肠运动对食物进行机械性消化;胰液、胆汁和小肠液对食物进行化学性消化。同时,许多营养物质也都在小肠被吸收。食物通过小肠后,消化和吸收过程基本完成。在小肠内未被消化的食物残渣则进入结肠。混合性食物在小肠内停留的时间一般为 3~8 小时。

(一) 胰液的分泌

胰腺是食物消化过程中最重要的器官之一,兼有内分泌和外分泌两重功能。内分泌部即胰岛,分泌胰岛素和胰高血糖素等(详见第十一章);外分泌部由胰腺细胞和导管组成,分泌胰液,胰液具有很强的消化作用。正常成人每日胰液的分泌量为 1~2L。

1. 胰液的成分和作用　胰液是无色、无味的碱性液体,pH7.8~8.4。胰液中主要含有胰淀粉酶、胰脂肪酶、胰蛋白酶和糜蛋白酶等多种消化酶以及水和 HCO_3^- 等成分。HCO_3^- 由胰腺的小导管上皮细胞分泌;各种胰酶则是由胰腺腺泡细胞分泌的。胰液具有很强的消化脂肪、蛋白质、糖类等营养物质的作用,对食物的消化最全面,是所有消化液中最重要的一种。若胰液分泌减少,将出现消化不良,食物中的脂肪和蛋白质不能被完全消化和吸收。

(1) 碳酸氢盐:其主要作用是中和进入十二指肠的胃酸,保护肠黏膜免受强酸的侵蚀,同时为小肠内多种消化酶发挥作用提供最适宜的碱性环境。

(2) 胰淀粉酶:胰淀粉酶不需激活就具有活性,可将淀粉水解为麦芽糖。胰淀粉酶水解淀粉的效率很高,与淀粉接触 10 分钟即可将淀粉完全水解。

(3) 胰脂肪酶:胰脂肪酶可将脂肪分解为甘油、甘油一酯和脂肪酸。目前认为,胰脂肪酶只有在胰腺分泌的一种酶(辅脂酶)存在的条件下才能发挥作用,后者可使胰脂肪酶牢固地附着于脂肪颗粒表面,发挥其分解脂肪的作用。

(4) 蛋白水解酶:胰液中的蛋白水解酶主要有胰蛋白酶和糜蛋白酶,这两种酶刚分泌出来时为无活性的酶原。在肠腔中,胰蛋白酶原被肠激酶激活为胰蛋白酶,而胰蛋白酶本身又可正反馈地自我激活胰蛋白酶原;胰蛋白酶还可迅速使糜蛋白酶原被激活成糜蛋白酶。胰蛋白酶和糜蛋白酶均能将蛋白质分别分解成为胨和胨。两种酶协同作用时,可将蛋白质分解为小分子的多肽和氨基酸。

胰液中还有少量的胰蛋白酶抑制物,可与胰蛋白酶结合使之失活,从而防止胰腺自身被消化。但病理情况下,如急性胰腺炎时,大量胰蛋白酶原被激活,少量的胰蛋白酶抑制物很难抑制胰蛋白酶的活性,可导致胰腺发生自身消化。

2. **胰液分泌的调节**　空腹时,胰液几乎不分泌;进食后,可引起胰液大量分泌,这种分泌受神经和体液因素双重调节,尤其是体液调节更为重要。

(1) 神经调节:食物的形状、颜色、气味以及食物对口腔、食管、胃和小肠的刺激,都可通过条件反射和非条件反射引起胰液分泌。反射的传出神经主要是迷走神经。迷走神经可通过其末梢释放 ACh 直接作用于胰腺,也可通过引起促胃液素的释放,间接引起胰腺的腺泡细胞分泌,但对导管细胞的作用较弱。因此,迷走神经兴奋引起胰液分泌的特点是:水和 HCO_3^- 含量很少,而酶的含量很丰富,所以具有很强的消化力。

(2) 体液调节:食糜进入十二指肠后,其中的盐酸、蛋白质和脂肪的消化产物等可刺激小肠黏膜分泌促胰液素和缩胆囊素,这两种激素是食物进入小肠后调节胃肠分泌的主要胃肠激素。①促胰液素:可促进胰腺的小导管细胞分泌大量的水和 HCO_3^-,使胰液量大增,但胰酶增加却很少;②缩胆囊素:可刺激胰腺的腺泡细胞分泌各种胰酶,对胰液中的水和 HCO_3^- 分泌作用较弱,故又称促胰酶素。

急性胰腺炎

急性胰腺炎是消化系统的常见疾病。常见病因为胆道疾患、酗酒和暴饮暴食等。引起急性胰腺炎的病因虽有不同,但却具有相同的发病过程,即胰腺各种消化酶被激活所致的胰腺自身消化。正常胰腺能分泌多种酶,这些酶通常以无活性的酶原形式存在。当胰腺导管痉挛或饮食不当引起胰液分泌急剧增加时,可因胰管内压力升高导致胰小管和胰腺腺泡破裂,胰蛋白酶原渗入胰腺间质而被组织液激活,出现胰腺组织的自身消化,从而发生急性胰腺炎。临床通过抑制或减少胰液分泌的方法进行治疗。

(二) 胆汁及其作用

胆汁由肝细胞分泌,是一个连续不断的分泌过程。在非消化期,胆汁生成后主要经肝管、胆囊管流入胆囊贮存。在消化期,胆囊收缩,胆汁排入十二指肠;同时,肝细胞分泌的胆汁也可经肝管、胆总管直接排入十二指肠,参与小肠内消化。因此,胆囊摘除后,对小肠的消化和吸收并无明显影响。正常成人每日胆汁分泌量为 0.8~1.0L。

1. **胆汁的成分和作用**　胆汁是浓稠、有苦味的液体,颜色取决于所含胆色素(血红蛋白的分解产物)的种类和浓度。由肝细胞直接分泌的胆汁称为肝胆汁,为金黄色,呈弱碱性,pH 约 7.4。在胆囊中贮存的胆汁称为胆囊胆汁,胆囊胆汁因水和 HCO_3^- 被胆囊吸收而被浓缩,其颜色变深为深绿色,呈弱酸性,pH 约为 6.8。胆汁的成分,除水和无机盐外,主要有胆盐、胆色素、胆固醇和磷脂酰胆碱等,胆汁中不含消化酶。

胆汁中虽然不含消化酶,但对脂肪的消化和吸收具有重要意义,这主要依赖于胆盐的作用。胆盐是胆汁酸与甘氨酸或牛磺酸结合形成的钠盐或钾盐。胆汁的主要作用为:①乳化脂肪,促进脂肪消化分解。胆汁中的胆盐、胆固醇和磷脂酰胆碱可作为乳化剂,降低脂肪的表面张力,使脂肪乳化成极小的微粒,分散在肠腔内,从而增加脂肪与胰脂肪酶的接触面积,有利于脂肪的消化。②促进脂肪的吸收。一定浓度的胆盐可聚合形成微胶粒,使脂肪分解产物渗入其中,形成水溶性复合物(混合微胶粒)。因此,胆盐便成为将不溶于水的脂肪分解产物运送到小肠黏膜表面的运载工具,从而促进脂肪消化产物的吸收。③促进脂溶性维生素的吸收。由于胆汁能促进脂肪的消化吸收,所以对脂溶性维生素 A、D、E、K 的吸收也有促进作用。此外,胆汁进入小肠后可中和一部分胃酸;胆盐在小肠内吸收后还可促进胆汁的分泌。

2. 胆汁分泌和排放的调节　胆汁分泌和排放受神经和体液因素双重调节,但以体液调节为主。空腹时,肝胆汁大部分流入胆囊内贮存并浓缩(可浓缩至原来的 1/10~1/4,以增加贮存效能)。进食后,胆汁可直接由肝及胆囊大量排至十二指肠。高蛋白食物引起胆汁排放量最多;其次是高脂肪或混合食物;糖类食物作用最小。可见,食物是引起胆汁分泌和排放的自然刺激物。

进食动作、食物对胃和小肠的刺激可引起迷走神经兴奋,促进缩胆囊素、促胰液素及促胃液素的释放。其中,迷走神经兴奋,引起胆汁分泌少量增加,胆囊收缩也轻度增强。缩胆囊素在引起胆囊强烈收缩的同时,可使肝胰壶腹括约肌舒张,促进大量胆囊胆汁排入十二指肠。此外,也能刺激胆管上皮细胞,使水和 HCO_3^- 分泌轻度增加。促胰液素及促胃液素均可刺激肝细胞分泌胆汁。

此外,随胆汁进入小肠的胆盐,约 95% 在回肠末端被吸收入血,通过肝门静脉重新回到肝脏,既刺激肝细胞分泌胆汁,又再次参与组成胆汁排放到小肠内,此过程称为**胆盐的肠-肝循环**。胆盐的肠-肝循环可对肝胆汁的分泌具有很强的促进作用,因而具有利胆作用。胆盐是临床上常用的利胆剂之一。

胆道阻塞的患者,可引起胆汁排放困难,影响脂肪的消化吸收及脂溶性维生素的吸收;同时,由于胆管内压力升高,导致一部分胆汁进入血液而出现黄疸。

(三) 小肠液的分泌

小肠液是十二指肠腺和小肠腺两种腺体分泌的混合液。十二指肠腺分布在十二指肠的黏膜下层。小肠腺分布于全部小肠黏膜层内。小肠液分泌量很大,每日可分泌 1~3L,呈弱碱性,pH 约为 7.6。

1. 小肠液的成分和作用　小肠液除水和无机盐外,还有肠激酶和黏蛋白等。其主要作用有:①稀释作用:大量的小肠液可稀释消化产物,使其渗透压降低,有利于水和营养物质的吸收;②保护作用:小肠液中的黏蛋白具有润滑作用,同时能中和由胃进入十二指肠内的盐酸,保护十二指肠黏膜免受盐酸的侵蚀;③消化作用:小肠液中的肠激酶可激活胰液中的胰蛋白酶原,从而促进蛋白质的消化。此外,在小肠上皮细胞内还含有多种消化酶,如肽酶、脂肪酶和多种分解双糖的酶,当营养物质被吸收入小肠上皮细胞后,它们才对一些消化不完全的产物再继续进行消化。如多肽被肽酶分解为氨基酸;麦芽糖、蔗糖和乳糖被相应的酶水解为单糖。

2. 小肠液分泌的调节　小肠液的分泌受神经和体液因素的调节,最重要的因素是各种局部神经反射。食糜对肠黏膜的局部机械和化学刺激,均可通过肠壁内神经丛的局部反射而引起小肠液分泌,其中对局部扩张刺激最敏感。小肠内食糜量越大,小肠液的分泌就越多。此外,一些能促进其他消化液分泌的激素,如促胃液素、促胰液素和缩胆囊素等,都能刺激小肠的分泌。

(四) 小肠的运动

小肠的运动是靠肠壁内、外两层平滑肌的舒缩活动完成的,外层是纵行肌,内层是肠壁的平滑肌。两者具有较复杂的收缩关系,其生理意义是:进一步研磨、搅拌和混合食糜,增强食糜与小肠黏膜的接触,推送食糜向大肠方向移动,促进食糜的消化和吸收。

1. 小肠运动的形式

(1) 紧张性收缩:小肠平滑肌的紧张性收缩是小肠进行其他各种运动的基础,空腹时即存在,进食后显著增强。紧张性收缩使小肠平滑肌保持一定的紧张度,其意义在于:保持肠道一定的形状和位置,并维持肠腔内一定的压力,有助于肠内容物的混合与推进。

(2) 分节运动:分节运动是一种以肠壁环行肌收缩和舒张为主的节律性运动。食糜所在的一段肠管,一定间隔的环行肌同时收缩,将食糜分割成许多节段;随后,原收缩处舒张,舒张处收缩,使原来的节段分为两半,相邻两半合拢形成一个新的节段,如此反复交替进行(图6-5)。分节运动在空腹时几乎不存在,进食后逐渐加强。分节运动的推进作用很小,主要作用是:①使食糜与消化液充分混合,有利于化学性消化;②增强食糜与肠黏膜紧密接触,有助于吸收;③挤压肠壁促进血液和淋巴回流,有利于吸收。

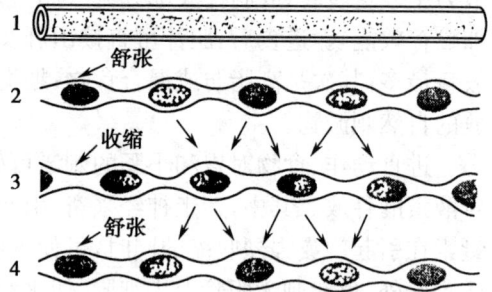

图6-5   小肠分节运动模式图
1. 肠管表面观;2、3、4. 肠管纵切面表示不同阶段的食糜节段分割与合拢的情况

(3) 蠕动:蠕动可起始于小肠的任何部位,将食糜向大肠方向推进,推进速度为 $0.5 \sim 2.0 \text{cm/s}$。每个蠕动波只能将食糜推进数厘米后即消失,但可反复发生。其意义在于:使分节运动作用后的食糜向前推进一步,到达一个新肠段,再开始新的分节运动。在小肠常可见到一种进行速度快、传播距离较远的蠕动,称为蠕动冲,它可把食糜从小肠始段一直推送到小肠末段,有时还可推送到大肠。这种蠕动冲可由进食时的吞咽动作、食糜对十二指肠的刺激或泻药的作用而引起。此外,在十二指肠和回肠末段,还可见到一种方向相反的蠕动波,称为逆蠕动,其意义是延缓食糜在小肠内消化和吸收的时间。

肠蠕动时,肠内容物(包括水和气体)被推动而产生的声音称为肠鸣音。肠蠕动增强时,肠鸣音亢进;肠麻痹时,肠鸣音减弱或消失。所以,肠鸣音的强弱可反映肠蠕动的状态,可作为临床腹部手术后肠运动功能恢复的一个客观指标。

2. 小肠运动的调节

(1) 神经调节:①内在神经丛的作用:切断外来神经,小肠蠕动仍可进行,说明内在神经丛对小肠运动的调节起主要作用。食糜对小肠的机械性和化学性刺激,均可通过局部神经丛反射使小肠蠕动加强。②外来神经的调节:一般来说,副交感神经兴奋能加强小肠的运动,而交感神经兴奋则抑制小肠的运动。

(2) 体液调节:促进小肠运动的体液因素有促胃液素、缩胆囊素等。抑制小肠运动的物质有促胰液素、肾上腺素和抑胃肽等。

3. 回盲括约肌的功能   在回肠末端与盲肠交界处的环行肌明显增厚,起着括约肌的作用,称为回盲括约肌,平时保持轻度的收缩状态。食物进入胃后,可通过胃-回肠反射使回肠蠕动加强,当蠕动波到达回肠末端时,回盲括约肌舒张,有 $3 \sim 4 \text{cm}$ 回肠内容物排入结肠。而当进入结肠的内容物刺激盲肠时,可通过内在神经丛的局部反射引起回盲括约肌收缩,限制回肠内容物向盲肠排放。因此,回盲括约肌的主要功能是:防止回肠内容物过快进入结肠,延长食糜在小肠内停留的时间,有利于食物的充分消化和吸收。此外,回盲括约肌还具有活瓣样作用,可阻止大肠内容物反流入回肠。

食物在整个消化管内的化学消化过程,可用表 6-1 简要概括。

表 6-1　口腔、胃、小肠消化的比较

部位	运动形式(机械性消化)	消化液	消化酶的作用和食物的分解(化学性消化)
口腔	咀嚼 吞咽	唾液	部分淀粉 $\xrightarrow{\text{唾液淀粉酶}}$ 麦芽糖
胃	紧张性收缩、容受性 舒张、蠕动	胃液	部分蛋白质 $\xrightarrow{\text{胃蛋白酶}}$ 胨、脒、少量多肽和氨基酸
小肠	紧张性收缩、分节 运动、蠕动	胰液	淀粉 $\xrightarrow{\text{胰淀粉酶}}$ 麦芽糖(二糖) $\xrightarrow{\text{二糖酶}}$ 葡萄糖(单糖)
		胆汁	脂肪 $\xrightarrow{\text{胆盐}}$ 脂肪微滴 $\xrightarrow{\text{胰脂肪酶}}$ 甘油、脂肪酸、甘油一酯
		小肠液	蛋白质 $\xrightarrow[\text{糜蛋白酶}]{\text{胰蛋白酶}}$ 胨、脒、多肽 $\xrightarrow{\text{多肽酶}}$ 氨基酸

四、大肠的功能

食物经过小肠内的消化和吸收后,剩余的食物残渣通过回盲括约肌进入大肠。一般每天进入大肠的内容物为 0.5~1.5L。人类的大肠没有重要的消化活动,其主要功能有:①吸收水分和电解质,参与机体对水、电解质平衡的调节;②吸收由结肠内微生物合成的维生素 B 复合物和维生素 K;③完成对食物残渣的加工,形成并暂时贮存粪便并将其排出体外。

(一)大肠液的分泌

大肠液由大肠黏膜表面的柱状上皮细胞和杯状细胞分泌,主要成分是黏液和 HCO_3^-,pH 为 8.3~8.4。其主要作用是黏液蛋白能保护肠黏膜和润滑粪便。

(二)大肠内细菌的作用

大肠内有许多细菌,主要来自空气和食物。由于大肠内的 pH 和温度等条件对这些细菌的生长极为适宜,所以,细菌在此大量繁殖。据估计,粪便中的细菌约占粪便固体总量的 20%~30%。细菌体内含有能分解食物残渣的酶。细菌对糖和脂肪的分解称为发酵,其产物有乳酸、乙酸、CO_2、甲烷等;细菌对蛋白质的分解称为腐败,其产物有氨、硫化氢、组胺、吲哚等。因此,大肠内食物残渣的分解是由细菌完成的,而不是大肠液的作用。

大肠内的细菌还有一个重要的生理功能,即可利用肠内某些简单物质合成维生素 B 复合物和维生素 K,它们是机体内重要的维生素,经肠壁吸收后被机体所利用。若长期使用肠道抗菌药物,肠道内的细菌被抑制或杀灭,就可引起维生素 B 复合物和维生素 K 缺乏。

(三)大肠的运动和排便

大肠的运动少而缓慢,对刺激的反应较迟钝,这些特点有利于吸收水分和贮存粪便。

1. 大肠的运动形式

(1)袋状往返运动:由环行肌不规则地自发收缩所引起,常见于空腹时。它可使结肠袋中的内容物向前后两个方向做短距离移动,但不向前推进。这种运动有助于水的吸收。

(2)分节推进或多袋推进运动:由一个结肠袋或一段结肠的环行肌有规则地收缩,可使内容物向前推进一段。进食或副交感神经兴奋时,这种运动增强。

(3)蠕动:大肠的蠕动较缓慢,有利于大肠吸收水分和贮存粪便。此外,大肠还有一种进行速度快而传播距离远的蠕动,称为**集团蠕动**。它通常始于横结肠,可将部分大肠内容物快速推送到降结肠或乙状结肠,甚至到达直肠。这种蠕动每日发生 3～4 次,见于餐后和胃内有大量食物充盈时。这种餐后结肠运动的增强称为胃-结肠反射。胃-结肠反射敏感的人常在餐后产生便意,属于生理现象,多见于儿童。

2. 排便   食物残渣在大肠内一般停留 10 小时以上,其中的绝大部分水、无机盐和维生素被大肠黏膜吸收;其余部分经细菌分解后,形成粪便。粪便中除食物残渣外,还包括脱落的肠上皮细胞、大量细菌及由肝排出的胆色素衍生物等。

排便是一种反射动作。平时,正常人的粪便主要贮存于结肠下段,直肠内没有粪便。当结肠蠕动将粪便推入直肠后,直肠内压升高,刺激直肠壁内的感受器,便产生神经冲动。传入冲动沿盆神经和腹下神经传至脊髓腰骶段,兴奋初级排便中枢,并同时经脊髓上传至大脑皮质,引起便意。大脑皮质在一定程度上可控制排便活动。如果条件许可,即可发生排便反射。此时,传出冲动沿盆神经下传,使降结肠、乙状结肠和直肠平滑肌收缩,肛门内括约肌舒张;同时,抑制阴部神经使其传出冲动减少,使肛门外括约肌舒张,将粪便排出体外(图 6-6)。此外,排便时,膈肌和腹肌也发生收缩,腹内压增加,可协助排便。如果条件不允许,大脑皮质便抑制初级排便中枢的活动,使排便受到抑制。

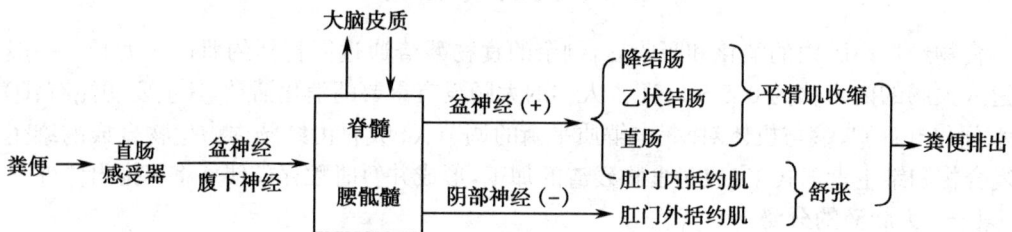

图 6-6   排便反射过程

由此可见,排便反射受大脑皮质的意识控制。如果大脑皮质经常有意识地抑制排便,就会降低直肠对粪便压力刺激的敏感性,从而不易产生便意。粪便在大肠内滞留过久,水分吸收过多而变得干硬,引起排便困难,称为便秘。这也是产生习惯性便秘最常见的原因之一。临床上患痢疾或肠炎时,由于炎症使直肠壁压力感受器的敏感性增高,即使直肠内只有少量粪便或黏液,也可引起便意和排便反射,并在便后有排便未尽的感觉,称为"里急后重"。如果脊髓腰骶段与大脑皮质的神经联系中断,其初级排便中枢失去了大脑皮质的随意控制作用,一旦直肠充盈,可引起大便失禁。如果初级排便中枢受损,则中止排便,可出现大便潴留。

第二节   吸   收

食物经口腔、胃和小肠消化后,不能被吸收的大分子物质变成了可被吸收的小分子物质,并通过消化道黏膜吸收进入血液和淋巴,为机体提供营养。可见,消化是吸收的前提,吸收是消化的目的。

一、吸收的部位

消化道的不同部位对食物的吸收情况不同,这与消化道黏膜的结构特点、食物被消化的程度以及食物在消化道停留的时间密切相关。

　　口腔黏膜仅吸收硝酸甘油等少数药物；食物在食管内基本不被吸收；胃只能吸收酒精和少量水分及某些药物；大肠主要吸收水分和无机盐；而食物中的绝大部分糖类、蛋白质和脂肪的消化产物都是在十二指肠和空肠吸收的；回肠具有主动吸收胆盐和维生素 B_{12} 的功能。所以说，小肠是吸收的主要部位（图6-7）。

　　小肠之所以成为吸收的主要部位，是因为：①小肠的吸收面积大。成人的小肠长 $4\sim5m$，其黏膜有许多环状皱褶伸向肠腔，皱褶上有大量绒毛，绒毛表面是一层柱状上皮细胞，这些细胞的顶端又有许多突起，称为微绒毛。环状皱褶、绒毛和微绒毛的存在使小肠黏膜的吸收面积增加 600 倍，可达 $200\sim250m^2$。②小肠绒毛内有丰富的毛细血管和毛细淋巴管。由于绒毛的伸缩和摆动，可促进血液和淋巴的回流，有利于吸收。③食物在小肠内已被消化为可被吸收的小分子物质。④食物在小肠内停留时间较长，一般为 $3\sim8$ 小时，有充分的吸收时间（图6-8）。

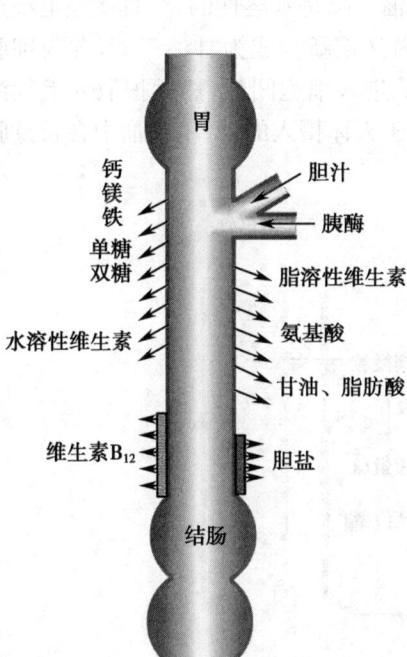

图 6-7　各种营养物质在消化管
中的吸收部位

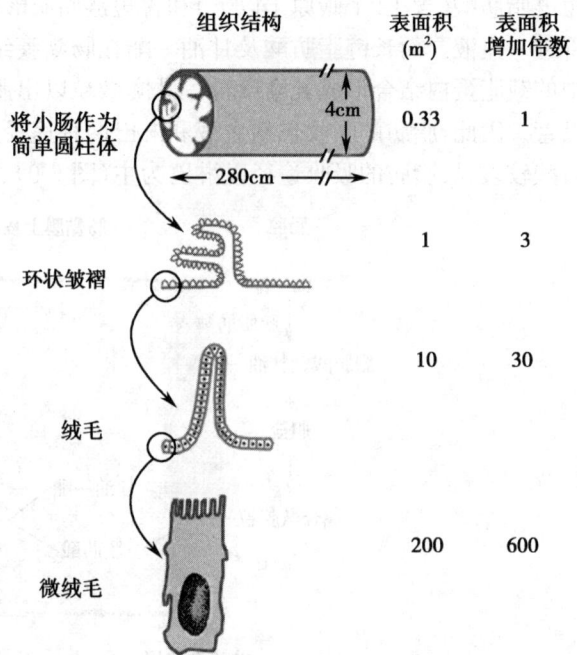

图 6-8　小肠黏膜环状皱褶、绒毛和微绒毛
结构的示意图

　　在小肠内被吸收的物质，除由口腔摄入的物质外，还包括消化液中大量的水和无机盐。例如，人每天分泌的消化液总量可达 $6\sim7L$，如果这些消化液不被小肠重吸收，势必造成水、电解质和酸碱平衡紊乱。因此，临床上治疗急性呕吐、腹泻的患者时，一定要注意液体的补充。

二、主要营养物质的吸收

（一）糖的吸收

　　食物中的糖类，一般需分解为单糖才能被吸收。小肠内的单糖主要是葡萄糖，约占80％；另有少量半乳糖和果糖。葡萄糖的吸收方式属于继发性主动转运，其能量来自 Na^+泵的活动。肠上皮细胞顶端膜上的 Na^+-葡萄糖同向转运体，可将葡萄糖与 Na^+ 同时转运入细胞内；基底侧膜上的 Na^+ 泵可将胞内的 Na^+ 主动转运出细胞，以维持细胞内低 Na^+，从而保证转运体不断转运 Na^+ 入胞，同时也为葡萄糖的转运提供动力，使葡萄糖逆浓度差转入细胞内。进入细胞内的葡萄糖则通过基底侧膜以易化扩散的方式转运到细胞间隙，通过毛细血管进入血液。糖的吸收途径是直接进入血液。

（二）蛋白质的吸收

蛋白质一般需分解为氨基酸后才能被吸收。其机制与单糖吸收相似，也属于继发性主动转运。氨基酸的吸收途径也是直接进入血液。

（三）脂肪的吸收

脂肪（甘油三酯）在小肠内被消化为甘油、脂肪酸和甘油一酯，它们需与胆盐结合形成水溶性混合微胶粒，才能透过肠黏膜上皮进入细胞内。

进入肠黏膜上皮细胞内的脂肪酸和甘油一酯的去路取决于脂肪酸分子的大小。其中的短链脂肪酸（含 12 个碳原子以下）和含短链脂肪酸的甘油一酯是水溶性的，可直接经毛细血管进入血液。而长链脂肪酸及甘油一酯在肠黏膜细胞内又重新合成为甘油三酯，并与细胞中的载脂蛋白结合形成乳糜微粒。乳糜微粒以出胞方式进入细胞间隙，然后扩散入毛细淋巴管。因此，脂肪的吸收包括血液和淋巴两种途径。由于人体摄入的动、植物油中含长链脂肪酸较多，故脂肪的吸收途径以淋巴为主（图 6-9）。

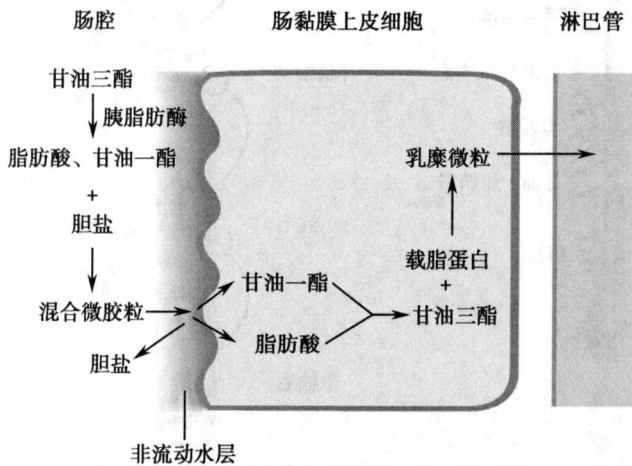

图 6-9　脂肪在小肠内消化和吸收的主要形式

（四）胆固醇的吸收

肠道中的胆固醇主要来自食物和胆汁，其吸收过程和途径与长链脂肪酸相同。胆固醇的吸收受多种因素影响，食物中的脂肪和脂肪酸可促进胆固醇的吸收，而各种植物固醇以及食物中的纤维素、果胶、琼脂等可减少胆固醇的吸收。

（五）水、无机盐和维生素的吸收

一般来说，水、无机盐和维生素不需消化即可被小肠吸收入血。水的吸收主要依靠渗透作用。各种溶质（特别是 Na^+）吸收所产生的渗透梯度是水吸收的主要动力。无机盐只有呈溶解状态才能被吸收，其中多数是主动吸收。

大多数水溶性维生素（如维生素 B_1、B_2、B_6、C、PP）主要是依赖于 Na^+ 的同向转运体而在小肠上段被吸收的。维生素 B_{12} 必须先与内因子结合形成水溶性复合物才能在回肠吸收。脂溶性维生素 A、D、E、K 的吸收机制与脂类消化产物的吸收相似。

第三节　消化器官活动的调节

消化系统的各个部分具有不同的结构和功能特点,它们相互配合、协调一致地进行活动,同时又能与整体活动相适应,以达到消化食物和吸收营养物质的目的。这些都是在神经和体液因素共同调节下实现的。

一、神经调节

神经系统对消化活动的调节是通过外来神经和位于消化道壁内的内在神经两个系统相互协调、统一完成的。外来神经包括交感神经和副交感神经;内在神经是指分布在消化道壁内的神经丛,又称壁内神经丛。

(一) 交感神经和副交感神经

消化器官中,除口腔、咽、食管上段及肛门外括约肌为骨骼肌而受躯体神经支配外,其余大部分消化器官受交感神经和副交感神经双重支配(图 6-10)。

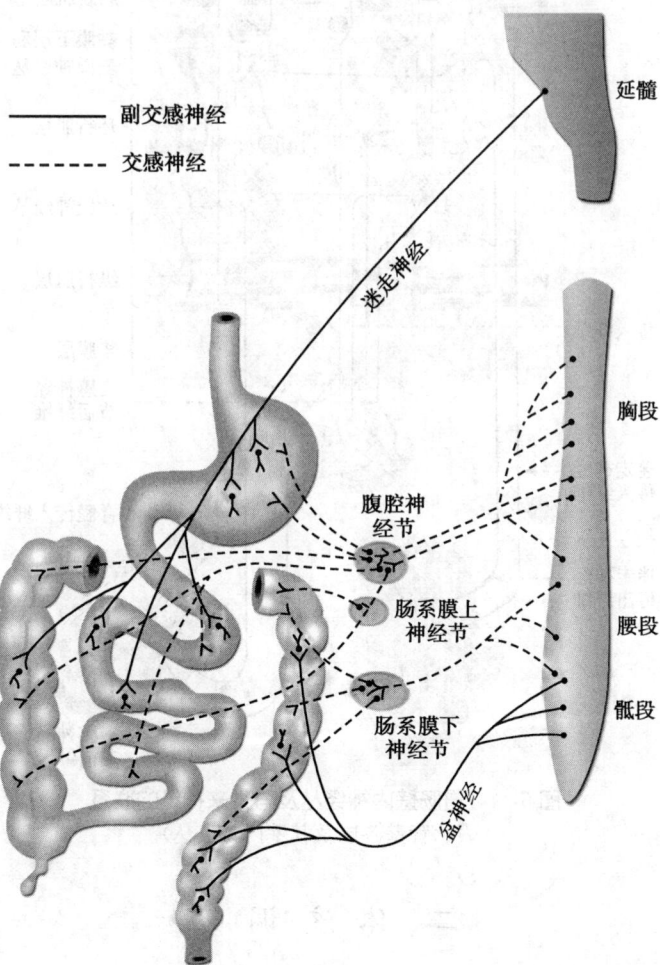

图 6-10　胃肠的神经支配示意图

1. 交感神经　支配消化器官的交感神经节前纤维从脊髓胸腰段的侧角发出,经相应的神经节更换神经元后,其节后纤维随血管分布到唾液腺、胃、小肠、结肠、肝、胆囊和胰腺等。交感神经兴奋时,其节后纤维末梢释放去甲肾上腺素(NE),引起消化道运动减弱,消化腺分泌减少,但可引起消化道括约肌收缩。总之,交感神经兴奋可使消化活动减弱。

2. 副交感神经　支配消化器官的副交感神经主要有迷走神经、盆神经和第Ⅶ、Ⅸ对脑神经的副交感神经纤维,主要是迷走神经。副交感神经兴奋时,其节后纤维末梢释放 ACh,可使消化道运动增强,消化腺分泌增加,但消化道括约肌松弛。总之,副交感神经兴奋可使消化活动加强。

(二) 壁内神经丛

壁内神经丛包括黏膜下神经丛和肌间神经丛两类(图 6-11),是由无数神经元和大量的神经纤维组成的复杂的神经网络,广泛分布于消化道壁内,可独立完成消化腺分泌、消化道运动及血管舒缩等局部反射。但在整体内,壁内神经丛还常受外来神经的调节和控制。

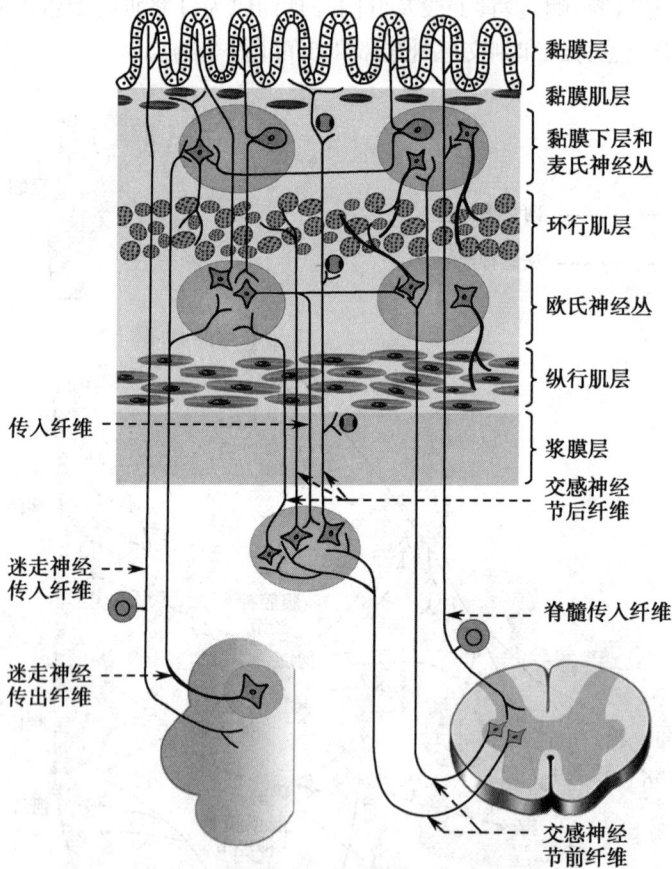

图 6-11　胃肠壁内神经丛及与外来神经的联系
(表示管壁各层及其壁内神经丛)

二、体 液 调 节

在胃肠黏膜内,散在分布着数十种内分泌细胞,且数量很大。由消化道内分泌细胞合成和释放的激素,统称为**胃肠激素**。

胃肠激素的生理作用非常广泛,各种激素的作用也不尽相同。目前确认的对消化器官功能影响较大的胃肠激素主要有:促胃液素、缩胆囊素、促胰液素和抑胃肽等,这四种胃肠激素的主要作用见表6-2。

表6-2　四种胃肠激素的分泌部位和主要作用

激素名称	分泌部位及细胞	主要作用	引起释放的因素
促胃液素(胃泌素)	胃窦、十二指肠黏膜 G 细胞	促进胃液分泌(以 HCl 为主)、胃肠运动、黏膜生长;促进胰液和胆汁分泌	迷走神经、蛋白质消化产物
缩胆囊素(促胰酶素)	十二指肠、空肠黏膜 I 细胞	促进胰酶分泌;促进胆囊收缩和胆汁排放;增强小肠的运动;促进胰腺外分泌组织增长	蛋白质及脂肪消化产物、盐酸
促胰液素(胰泌素)	十二指肠、空肠黏膜 S 细胞	促进胰液中 HCO_3^- 和水的分泌;抑制胃液分泌和胃肠运动	盐酸、蛋白质消化产物
抑胃肽	十二指肠、空肠黏膜 K 细胞	抑制胃液的分泌和胃的运动;促进胰岛素分泌	脂肪、葡萄糖、氨基酸

另外,经研究证明,一些在胃肠道内发现的肽类激素也存在于中枢神经系统中,而原来存在于中枢神经系统的神经肽,也在胃肠道内被发现。这些双重分布的肽类物质统称为脑-肠肽。目前已知的脑-肠肽有促胃液素、缩胆囊素、P 物质、生长抑素等。脑-肠肽的提出揭示了神经系统与消化系统之间存在着紧密的内在联系。

思　考　题

1. 胃液的主要成分有哪些? 各由何种细胞分泌? 其生理作用是什么?
2. 胰液的主要成分有哪些? 各有何生理作用?
3. 为什么小肠是营养物质消化和吸收的主要部位?
4. 阐述糖、蛋白质和脂肪的吸收途径和形式。
5. 胃肠激素有哪些? 各有何生理作用?

（王　勃）

第七章

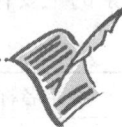

能量代谢与体温

第一节　能量代谢

新陈代谢是生命活动的最基本特征,这就意味着生物体与环境之间持续不断地进行着物质与能量交换。物质代谢包括合成代谢和分解代谢两种形式,其中,合成代谢贮存能量,而分解代谢释放能量。通常,把生物体内物质代谢过程中所伴随的能量的释放、转移、贮存和利用称为**能量代谢**。

一、机体能量的来源和利用

(一) 能量的来源

机体的体温、心跳、呼吸等过程的维持以及其他生命活动所需的能量只能来源于食物中的能量物质,如糖、脂肪和蛋白质,因为机体不能直接利用太阳的光能,也不能直接利用外部供给的能量。这些能源物质分子结构中的碳氢键蕴藏着化学能,在氧化过程中,碳氢键断裂,生成 CO_2 和 H_2O,同时释放蕴藏的能量。

一般情况下,糖为机体主要的能源物质。机体所需能量的 70% 以上是由糖分解代谢提供的。糖的消化产物葡萄糖被吸收入人体后,一部分成为血糖供全身细胞利用;另一部分经合成代谢以肝糖原和肌糖原的形式贮存在肝脏和肌肉内;还有少部分葡萄糖转化为脂肪或蛋白质。葡萄糖转化供能的主要方式是产生三磷酸腺苷(ATP),其转化过程有有氧氧化和无氧酵解两条途径。机体的另一供能物质是脂肪。脂肪是能源物质在体内最主要的贮存形式,其主要功能是贮存和供给能量,人体所需的能量 30%～40% 来自脂肪。一般情况下,机体不靠蛋白质供能。总之,机体能量的供给主要靠三大营养物质。因此,合理的饮食是保证机体能量恒定的重要环节,也是确保机体进行正常功能活动的关键性措施。

(二) 能量的转移、贮存和利用

机体的能量虽然来自食物,但机体的组织细胞并不能直接利用食物中的能量,而需要一个中间环节,这就是 ATP。ATP 广泛存在于所有细胞的胞质和核质中,是一种不稳定的化合物,是体内直接供能物质和重要的贮能物质。

能源物质在体内氧化时所释放的能量,约 50% 直接转变为热能,用于维持体温,并向外界散发;其余约 45% 是可被机体利用的自由能,这部分能量不能被细胞直接利用,必须先以化学能的形式转移并贮存于 ATP 的高能磷酸键内。当能量过剩时,可通过 ATP 将高能磷酸键转移给肌酸,在肌酸激酶催化下合成磷酸肌酸(CP)而贮存起来;当 ATP 分解释放能量时,CP 又将高能磷酸键转移给二磷酸腺苷(ADP)而生成 ATP,以补充组织细胞 ATP 的消

耗,从而满足机体在应急生理活动中对能量的需求。ATP 所释放的能量主要为机体合成代谢以及各种生理活动所需要,如细胞生长过程中各种物质的合成、肌肉收缩、神经传导、细胞膜对各种物质的主动转运(消化道的吸收、肾小管的重吸收和分泌、细胞内外离子浓度差的维持等)、腺体分泌等等。可见,ATP 是能源物质与生理功能之间的能量传递者,而 CP 则是 ATP 的贮存库,在能量的释放和利用之间起着缓冲作用,维持 ATP 浓度的相对稳定(图 7-1)。

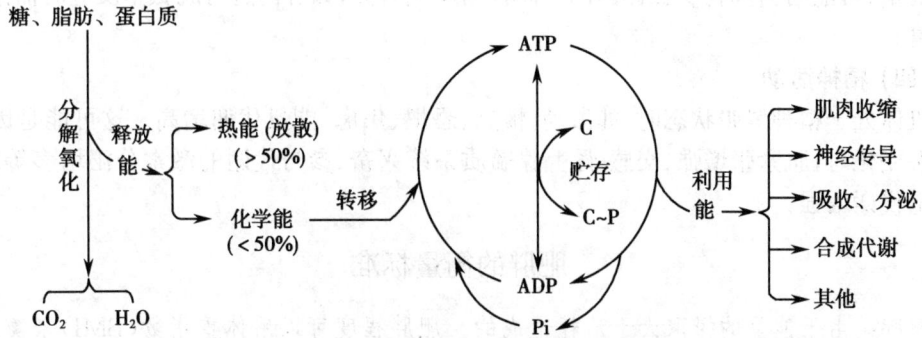

图 7-1　能量的释放、转移、贮存和利用示意图
C:肌酸　Pi:无机磷酸　C～P:磷酸肌酸

(三) 能量代谢的表示方法

根据能量守恒定律,体内食物氧化所释放的能量最终都将转化成热能,并散发体外。因此,测定机体一定时间内所散发的总热量,就可以测出机体在一定时间内所消耗的能量。机体在单位时间内的产热量称为**能量代谢率**。实验结果表明,机体的能量代谢率与体重不呈直线相关,而与体表面积呈正比。不同身高和体重的人,在单位时间内每平方米体表面积的产热量比较接近。因此,能量代谢率通常以单位时间、单位体表面积的产热量来表示,即 $kJ/(m^2 \cdot h)$。

二、影响能量代谢的因素

(一) 肌肉活动

肌肉活动对能量代谢的影响最为显著。机体在劳动或运动时代谢率增加,且增加程度与劳动或运动的强度有关(表 7-1)。

表 7-1　劳动或运动时的能量代谢率($kJ/(m^2 \cdot min)$)

机体的状态	产热量	机体的状态	产热量
静卧	2.73	扫地	11.36
开会	3.40	打排球	17.04
擦窗	8.30	打篮球	24.22
洗衣	9.89	踢足球	24.96

(二) 环境温度

人安静时的能量代谢,在 20～30℃ 的环境温度中最为稳定。当环境温度低于 20℃ 时,能量代谢开始增强;在低温寒冷的环境中,机体会发生肌紧张增强或寒战,体内能量代谢显著提高,以维持正常体温;当环境温度超过 30℃时,机体内的生物化学反应速度加快,呼吸、循环功能加强等使能量代谢增强。

(三) 食物的特殊动力效应

进食后,机体即使处于安静状态,其产热量也比进食前有所增加。这种由于摄入食物引起机体产生"额外"热量的现象称为**食物的特殊动力效应**。进食蛋白质食物可额外增加产热 30%;糖和脂肪可增加 4%～6%;混合性食物可增加 10%。食物特殊动力效应的机制还不十分清楚,可能与营养物质在体内的中间代谢反应有关,如肝内进行脱氨基反应时需额外消耗能量。

(四) 精神活动

机体处于精神紧张状态时,如激动、愤怒、恐惧、焦虑,能量代谢增高。这可能是因为精神状态变化时,肌紧张增强、交感-肾上腺髓质系统兴奋、参与代谢的激素分泌增多等因素,使能量代谢增强。

肥胖的衡量标准

肥胖是由于能量的摄取大于消耗造成的。肥胖程度可以用体重指数(BMI)来衡量,计算的方法是:BMI=体重(kg)/[身高(m)]^2。

世界卫生组织的标准是:BMI 正常范围在 18.5～24.9;大于 25 为超重;大于 30 为肥胖。

我国人体型较小,所以有专家建议,BMI 最佳值应在 20～22;大于 22.6 为超重。另外,我国人肥胖的特点是腹型肥胖比例大,所以,男性腹围大于 101cm、女性大于 89cm,或男性腰围/臀围大于 0.9、女性大于 0.85,即使 BMI 正常,也应视为肥胖。

三、基 础 代 谢

机体在基础状态下的能量代谢称为**基础代谢**。单位时间内的基础代谢称为**基础代谢率**(BMR)。所谓基础状态是指机体处于:①清晨、清醒、静卧(休息 30 分钟左右);②空腹(禁食 12 小时以上);③环境温度在 20～30℃;④精神安宁。这时,机体的耗能只用于维持基本生命活动,能量代谢比较稳定。基础代谢率不是人体最低的能量代谢率,熟睡时的代谢率更低,但做梦时可增高。

基础代谢率在生理情况下,受性别、年龄的影响。当其他情况相同时,男性略高于女性,幼儿略高于成人,年龄越大,基础代谢率越低,见表 7-2。

表 7-2　我国正常人基础代谢率的平均值(kJ/(m²·h))

年龄(岁)	11～15	16～17	18～19	20～30	31～40	41～50	51 以上
男性	195.5	193.4	166.2	157.8	158.7	154.0	149.0
女性	172.5	181.7	154.0	146.5	141.7	142.4	138.6

一般说来,实际测得的 BMR 值与正常平均值比较,相差在±10%～±15%以内均属于正常。如果相差超过±20%时,才有可能是病理情况。在各种疾病中,甲状腺功能改变对 BMR 影响最为显著。当甲状腺功能低下时,BMR 低于正常值 20%～40%;甲状腺功能亢进时,BMR 比正常值高 25%～80%。因此,BMR 测定是临床用来诊断甲状腺疾病的重要辅助方法。此外,发热时,BMR 升高。体温每升高 1℃,BMR 升高 13%左右。糖尿病、肾上腺

皮质功能亢进、白血病等,BMR 也会增高;而艾迪生病、肾病综合征等,会导致 BMR 降低。

第二节 体温及其调节

人和高等动物的体温都是相对恒定的,这是内环境稳态的重要表现,是机体进行新陈代谢和正常生命活动的必要条件。

机体的温度分为体表温度和体核温度。机体的皮肤温度属于体表温度,它散热较多、较快,容易随着环境温度的变化而发生变化,很不稳定。机体的深部温度称体核温度,比体表温度高,而且比较稳定。生理学通常将机体深部的平均温度称为**体温**。由于体内各器官的代谢水平不同,各内脏器官的温度也存在差别,因此,可以用体核血液的温度代表深部温度的平均值。

一、正常体温及生理变动

(一) 人的正常体温

由于机体深部的温度不易测量,所以,临床上通常用直肠、口腔或腋窝等部位的温度来代表体温。直肠温度的正常值为 36.9～37.9℃,接近体核温度;口腔温度的正常值为 36.7～37.7℃,应选择在舌下测量;腋窝温度的正常值为 36.0～37.4℃,测量时应保持腋窝干燥,被测量者上臂紧贴胸廓,测量时间不少于 10 分钟,以使机体深部的热量逐渐传导过来,使腋窝的温度逐渐升高而接近于机体深部的温度水平。

(二) 体温的生理性变动

虽然体温是相对稳定的,但许多因素可以引起体温的生理性变动,主要影响因素有:

1. 昼夜变化 正常人的体温按昼夜变化呈周期性波动,清晨 2～6 时体温最低,午后 1～6 时最高。波动幅度一般不超过 1℃。体温的这种昼夜周期性波动称为**昼夜节律**。这种现象与下丘脑的生物钟功能有关。

2. 性别 成年女性的体温平均比男性高 0.3℃,而且随月经周期发生规律性变化(图 7-2)。月经期到排卵日之前体温较低;排卵日最低;排卵后体温升高 0.3～0.6℃并且维持在较高水平,直到下次月经期前。排卵后的体温升高是由于孕激素的生热作用所致。临床

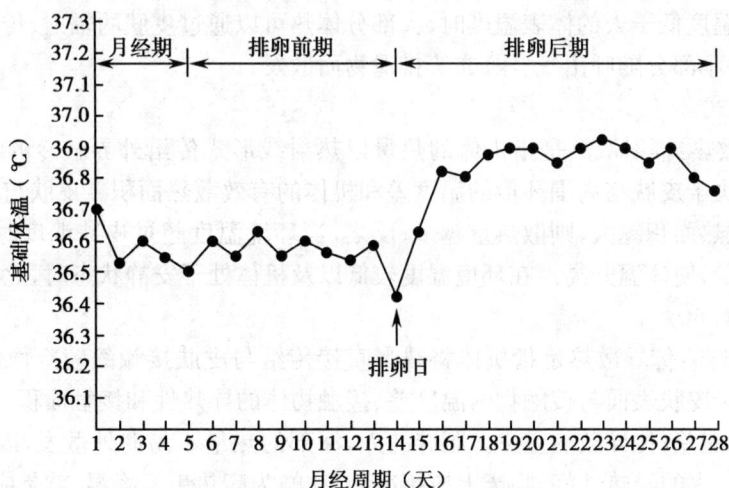

图 7-2 女性基础体温变化曲线

上通过测定女性月经周期中基础体温的变化,有助于了解有无排卵及排卵的日期。

3. 年龄　体温的高低与体内能量代谢有关,不同年龄人的能量代谢不同,体温也不同。儿童、青少年的体温较高,随着年龄增长体温逐渐降低,老年人的体温偏低。新生儿(尤其是早产儿)的体温调节中枢发育不够完善,调节体温的能力差,易受环境温度变化的影响。

4. 情绪与肌肉活动　肌肉活动、情绪激动、精神紧张等情况,都会使产热量增加而体温上升。

二、机体的产热和散热

机体在代谢过程中不断地产生热量,同时又将热量不断地散发到体外。正常体温的维持依赖于这种产热过程与散热过程的动态平衡。

(一) 产热过程

机体的热量来源于各种组织的能量代谢。在安静状态下,主要的产热器官是内脏器官,约占全身产热量的56%。劳动或运动时,骨骼肌是主要的产热器官,其产热量可达到机体产热量的90%。骨骼肌产生热量的潜力很大,剧烈运动时,机体产热量可比安静时提高40多倍。寒冷刺激能使骨骼肌发生寒战,虽然基本不做功,但能最大限度地产生热量。寒战还能促进甲状腺激素分泌增加和交感-肾上腺髓质系统活动增强,分泌大量的髓质激素,增强组织细胞对糖、脂肪的氧化分解,提高组织的基础代谢率,增加机体的产热量(表7-3)。

表7-3　几种组织、器官的产热量比较

器官、组织	占体重百分比(%)	产热量(%)	
		安静状态	劳动或运动
脑	2.5	16	1
内脏	34.0	56	8
骨骼肌	56.0	18	90
其他	7.5	10	1

(二) 散热过程

机体散热的主要途径有:皮肤、呼吸道、消化道、泌尿道等。其中,最主要的散热部位是皮肤。当环境温度低于人的体表温度时,大部分体热可以通过皮肤的辐射、传导和对流方式向外界发散;一小部分随呼出气、尿、粪等排泄物而散发。

1. 散热方式

(1) 辐射散热:辐射散热是指机体的热量以热射线形式传给外界较冷的物体。辐射散热量的多少取决于皮肤与周围环境的温度差和机体的有效散热面积。皮肤与环境之间的温差越大,有效散热面积越大,则散热量越多;反之,当环境温度超过皮肤温度时,皮肤反而会吸收周围的热量,使体温升高。在环境温度较低以及机体处于安静状态时,此方式的散热量约占总散热量的60%。

(2) 传导散热:传导散热是指机体将热量直接传给与皮肤接触的较冷物体。传导散热量的多少取决于皮肤表面与接触物的温度差、接触物体的导热性和接触面积。棉毛织物、木材、脂肪导热性能差,传导散热量少。肥胖的人,深部的热量不易向外散发,因此,炎热天气特别容易出汗。水的导热性好,临床上应用冰袋、冰帽为高热患者降温,就是应用这个原理。

(3) 对流散热:对流散热是指通过气体流动来交换热量的一种散热方式。它是传导散热的一种特殊形式。对流散热量的多少取决于气体的流速,风速越大,散热量越多。皮肤表层覆盖衣物,不易实现对流;棉毛纤维间空气不易流动,有利于保温。

(4)蒸发散热:蒸发散热是指机体通过体表水分的蒸发来散热的一种方式。体表每蒸发 1ml 水,可使机体散发 2.43kJ 的热量。体表水分的蒸发是一种很有效的散热途径,临床上对高热不退的患者使用酒精擦浴降温,就是利用了蒸发散热的原理。蒸发散热分为不感蒸发和发汗两种形式。**不感蒸发**是指机体不论环境温度的高低,体内水分均可直接透过皮肤和黏膜表面蒸发。由于未形成明显水滴,不易被人觉察。人体 24 小时的不感蒸发量约为 1L,其中,皮肤蒸发量为 0.6~0.8L;呼吸道蒸发量为 0.2~0.4L。不感蒸发受体温影响较大,体温上升 1℃时,蒸发量增加约 15%。**发汗**也称可感蒸发,是指通过汗腺活动向体表分泌汗液的过程。汗液蒸发时可带走大量的体热。

人在安静状态下,当环境温度升至 30℃左右时,人体汗腺便开始分泌汗液。发汗速度受环境温度和空气湿度的影响,环境温度越高,发汗速度越快。如果空气湿度大,气温达 25℃便可引起发汗。人在活动时,气温即使低于 20℃,亦可出现发汗。

正常情况下,汗液中水分占 99% 以上,溶质成分中大部分是 NaCl 和尿素等。汗液刚从汗腺细胞分泌出来时是等渗的,当它流经汗腺管时,由于 NaCl 被重吸收,最后排出的汗液是低渗的。

中　暑

根据临床表现的轻重,中暑可分为先兆中暑、轻症中暑和重症中暑三种类型。先兆中暑表现为头痛、头晕、口渴、多汗、全身乏力、胸闷、恶心等;轻症中暑除有以上症状外,还有体温上升、皮肤灼热、面色潮红、大量出汗等;重症中暑会出现高热、晕厥、手足痉挛、皮肤干燥无汗或大汗淋漓,如不及时抢救,会有生命危险。中暑常发生在高温和湿度较大的环境中,汗水附着在表皮上难以被蒸发,体热在体内累积。达到一定程度,便会使下丘脑体温调节中枢发生功能障碍,导致水、电解质代谢紊乱及神经系统功能损害等。预防中暑,夏季要调整劳作时间,烈日下避免太阳直晒头部;每天饮水 1.5~2L;出汗较多时,可适当补充一些盐水;夏天的时令蔬菜、新鲜水果都可以用来补充水分。

2.**散热的调控**　机体主要通过皮肤血流量的调节和发汗来调控散热。

当皮肤温度高于环境温度时,主要通过辐射、传导和对流方式散热,散热量大小主要取决于皮肤与外界环境之间的温度差。在寒冷环境中,交感神经活动增强,皮肤小动脉收缩,血流量减少,皮肤与环境之间的温差减小,散热量下降。而在炎热环境下,交感神经活动减弱,皮肤小动脉舒张,动-静脉吻合支大量开放,血流量增加,皮肤温度升高,散热量增多。当环境温度等于或高于皮肤温度时,辐射、传导和对流方式散热效果甚微,主要依靠蒸发散热来调节体温。在一定范围内,发汗量随着气温的升高而增多。

三、体温调节

维持机体体温的相对稳定,有赖于自主性体温调节和行为性体温调节的共同参与,使机体的产热和散热过程处于动态平衡之中。**自主性体温调节**是在下丘脑体温调节中枢的控制下,通过增减皮肤血流量、发汗、寒战等生理反应,调节机体的产热和散热活动,使体温保持相对稳定的调节方式,这是体温调节的基础。**行为性体温调节**是人体有意识地改变自身的姿势和行为来调节产热和散热活动的方式。如人可增减衣物、蜷缩身体保暖、踏步跺脚御寒等，是自主性体温调节的补充。下面主要讨论自主性体温调节。

（一）温度感受器

温度感受器是感受机体各处温度变化的特殊结构，可分为外周温度感受器和中枢温度感受器两大类。

1. 外周温度感受器　是指位于中枢神经系统以外的温度感受器，广泛分布于皮肤、黏膜、内脏和肌肉等部位，分为冷感受器和热感受器。它们都是对温度变化敏感的游离神经末梢，分别感受相应部位的冷热变化，并将信息传入体温调节中枢，产生温度感觉，并能引起体温调节反应。

2. 中枢温度感受器　指中枢神经系统内对温度敏感的神经元。这些温度敏感神经元分布于下丘脑、脑干网状结构和脊髓等部位，分为热敏神经元和冷敏神经元两种。其中，热敏神经元在局部组织温度升高时发放冲动频率增加；而冷敏神经元在局部组织温度降低时发放冲动频率增加。在视前区-下丘脑前部（PO/AH）中，热敏神经元较多；在脑干网状结构和下丘脑弓状核中，冷敏神经元较多。它们能够感受机体深部的温度变化，从而参与体温调节。

（二）体温调节中枢

调节体温的中枢结构存在于从脊髓到大脑皮质的整个中枢神经系统中，但是体温调节的基本中枢位于下丘脑。实验表明，PO/AH是体温调节中枢整合的关键部位。

由PO/AH发出的指令性信号可通过不同途径调节效应器活动，以维持体温的稳定。主要包括下述途径：①通过交感神经系统来调节皮肤血管舒缩反应和汗腺分泌活动，改变机体的散热量；②由躯体神经调节骨骼肌活动，如寒战增强或减弱，调节机体的产热量；③通过改变激素的分泌，如甲状腺激素、肾上腺髓质激素等，调节机体的代谢率，最终调节产热和散热过程。

（三）调定点学说

体温调定点学说认为，体温的调节类似于恒温器的调节。PO/AH中的温度敏感神经元在体温调节中起调定点作用。**调定点**是指PO/AH的温度敏感神经元对体温的感受有一定的阈值，正常人一般为37℃，这个温度就是体温稳定的调定点。当体温处于这个温度值时，热敏神经元和冷敏神经元的活动处于平衡状态，产热和散热过程处于平衡状态，因此，体温能维持在调定点设定的温度水平。当体温高于37℃时，热敏神经元活动增强，产热活动减弱，散热活动增强，使体温回降到37℃；当温度低于37℃时，冷敏神经元活动增强，产热活动增强，散热活动减弱，使体温回升到37℃。此学说认为，细菌所致的发热，是致热原导致体温调定点上移，PO/AH的热敏神经元对温度反应的阈值升高，而冷敏神经元的阈值降低，使体内的产热活动加强，散热活动减弱，引起体温升高。

思 考 题

1. 影响能量代谢的主要因素有哪些？
2. 机体的散热方式主要有哪几种？根据散热原理，如何降低高热患者的体温？
3. 视前区-下丘脑前部（PO/AH）在体温调节中起哪些作用？

（刘兴国）

第八章

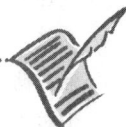

尿的生成与排出

正常成人两肾的重量仅占体重的 0.5%，但每分钟流入两肾的血流量大约有 1 200ml，相当于心输出量的 20%～25%，这说明肾是机体供血量最丰富的器官，有利于其完成泌尿功能。

在新陈代谢的过程中，机体通过呼吸和消化吸收来获取氧气和营养物质。营养物质分解时，可为生命活动提供能量，同时产生各种代谢终产物。机体将代谢终产物、过剩及有害的物质，经血液循环，通过排泄器官排至体外的过程称为**排泄**。人体的排泄器官主要有肾、肺、皮肤和消化器官等。在所有的排泄器官中，肾排出的代谢产物种类最多、数量最大，并可根据机体的状况调整尿液的质和量，所以，肾是人体最重要的排泄器官。肾不仅可以清除代谢终产物等，还能调节体内的水、电解质和酸碱平衡，对维持内环境的稳态起着重要作用。此外，肾还兼有内分泌功能，可分泌促红细胞生成素、肾素、前列腺素等多种激素。

第一节　尿生成的过程

肾通过泌尿实现其排泄功能。尿是在肾单位和集合管中生成的。尿生成的过程包括三个相互联系的环节：①肾小球的滤过；②肾小管和集合管的重吸收；③肾小管和集合管的分泌。

一、肾小球的滤过

肾小球的滤过是指血液流经肾小球毛细血管时，血浆中除大分子血浆蛋白以外的水、无机盐、小分子有机物等，透过滤过膜进入肾小囊形成原尿的过程。肾小球的滤过是尿生成的第一个环节。原尿中，除蛋白质以外，其余成分及浓度与血浆基本相同（表 8-1）。

表 8-1　血浆、原尿和终尿成分比较

成分	血浆（g/L）	原尿（g/L）	终尿（g/L）	重吸收率（%）
Na^+	3.3	3.3	3.5	99
K^+	0.2	0.2	1.5	94
Cl^-	3.7	3.7	6.0	99
磷酸根	0.04	0.04	1.5	67
尿素	0.3	0.3	20.0	45
尿酸	0.02	0.02	0.5	79

续表

成分	血浆(g/L)	原尿(g/L)	终尿(g/L)	重吸收率(%)
肌酐	0.01	0.01	1.5	—
氨	0.001	0.001	0.4	—
葡萄糖	1.0	1.0	极微量	近 100
蛋白质	60～80	0.30	微量	近 100
水	900	980	960	99

（一）滤过的结构基础

1. 滤过膜的结构　滤过膜由三层结构组成,内层是毛细血管内皮细胞层;中间是基膜层;外层是肾小囊脏层上皮细胞层(图 8-1)。三层结构上的孔道构成了滤过膜的机械屏障。除机械屏障之外,在滤过膜的各层结构上,均覆盖有一层带负电荷的蛋白质,起着电学屏障的作用,可阻碍带负电荷的蛋白质通过。两道屏障使滤过膜对血浆成分的滤过有着严格的限制,对原尿的成分起着决定性作用。

2. 滤过膜的通透性　血浆中的物质通过滤过膜的难易主要取决于物质分子的大小。一般来说,以分子量为 70 000 的物质分子作为肾小球滤过的界限。分子量大于等于 70 000 的物质分子完全不能通过滤过膜。此外,血浆中的物质通过滤过膜的难易还与其所带电荷有关。白蛋白是三类血浆蛋白中最小的蛋白质,分子量虽然只有 69 000,但由于其带有负电荷,因此不能通过电学屏障,故原尿中几乎没有蛋白质。

3. 滤过膜的面积　正常成人两肾约有 200 万个肾单位处于活动状态,滤过膜的总面积约为 $1.5m^2$,这样的滤过面积,对于肾小球的滤过十分有利。

（二）滤过的动力

肾小球有效滤过压是肾小球滤过的动力,其组成与组织液生成的有效滤过压相似(图 8-2)。但由于肾小囊内的原尿几乎没有蛋白质,所以,肾小球有效滤过压＝肾小球毛细血管血压－(血浆胶体渗透压＋囊内压)。

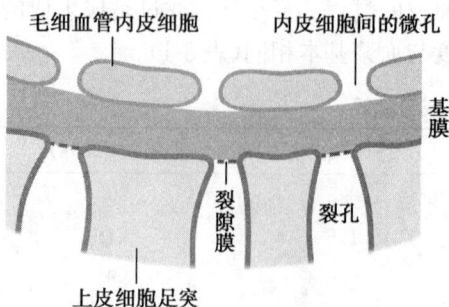

图 8-1　肾小球滤过膜示意图

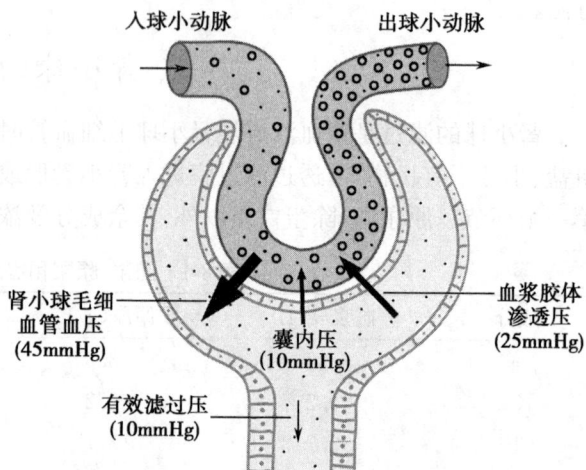

图 8-2　肾小球有效滤过压示意图
· 代表不可过滤的大分子物质
· 代表可过滤的小分子物质

1. **肾小球毛细血管血压**　肾小球毛细血管血压是肾小球有效滤过压中的唯一动力成分。由于肾动脉直接发自腹主动脉,并且入球小动脉较出球小动脉短而粗,故肾小球毛细血管血压较其他组织的毛细血管血压高,约为 45mmHg,且入球小动脉端和出球小动脉端的肾小球毛细血管血压几乎相等。

2. **血浆胶体渗透压**　血浆胶体渗透压是肾小球滤过的阻力,约为 25mmHg。在血液从入球小动脉流向出球小动脉的过程中,随着水和小分子物质的不断滤出,血浆蛋白被浓缩,血浆胶体渗透压逐渐升高。

3. **囊内压**　囊内压是指肾小囊内的原尿对囊壁的压力,一般情况下变化不大,约为 10mmHg。

正常情况下,肾小球毛细血管血压和囊内压都比较稳定。而在血液从入球小动脉流向出球小动脉的过程中,血浆胶体渗透压随着肾小球滤过逐渐升高到 35mmHg,有效滤过压也随之发生变化,即

$$入球小动脉端有效滤过压＝45－(25＋10)＝10(mmHg)$$
$$出球小动脉端有效滤过压＝45－(35＋10)＝0(mmHg)$$

实际上,血液尚未流到出球小动脉之前,血浆胶体渗透压已经升高到 35mmHg,有效滤过压已经为 0。因此,肾小球毛细血管的全长并非都有滤过,滤过作用只发生在有效滤过压为 0 之前的那段毛细血管中。

(三) 肾小球滤过率

肾小球滤过率是指每分钟两肾生成的原尿量,正常成人安静时约为 125ml/min。

二、肾小管和集合管的重吸收

原尿进入肾小管后称为小管液。小管液流经肾小管和集合管时,其中的水和溶质被上皮细胞重新吸收入血的过程称为**肾小管和集合管的重吸收**。以每分钟两肾生成的原尿量 125ml 计算,正常成人每昼夜生成的原尿量约为 180L,而每昼夜排出的终尿量一般为 1.5L 左右。表明原尿中约有 99％的水被重吸收,同时其他物质也被不同程度地重吸收(表 8-1)。

(一) 重吸收的部位

肾小管各段和集合管都有重吸收能力,但以近端小管的重吸收能力最强。正常情况下,小管液中的葡萄糖、氨基酸等营养物质,几乎全部在近端小管重吸收;大部分的水、无机盐、尿素等也在此重吸收;其余的水和无机盐等,分别在肾小管其他各段和集合管重吸收,少量随尿排出。

(二) 重吸收的特点

1. **选择性**　比较原尿和终尿的成分(表 8-1)可以看出,各种物质重吸收的比例是不同的。一般情况下,凡是对机体有用的物质,如葡萄糖、氨基酸、Na^+、HCO_3^- 等,肾小管和集合管上皮细胞能够全部重吸收或大部分重吸收;而有的物质重吸收较少,甚至完全不被重吸收(图 8-3)。说明肾小管和集合管上皮细胞对于物质的重吸收具有一定的选择性。这既可避免营养物质的流失,又能有效地清除代谢终产物、过剩的及有害的物质,从而净化血液。

2. **有限性**　当小管液中某种物质的浓度过高,超过上皮细胞对其重吸收的极限时,则不能被全部重吸收,终尿中将会出现该物质。这是由于肾小管和集合管上皮细胞膜上转运该物质的转运体数量有限的缘故。

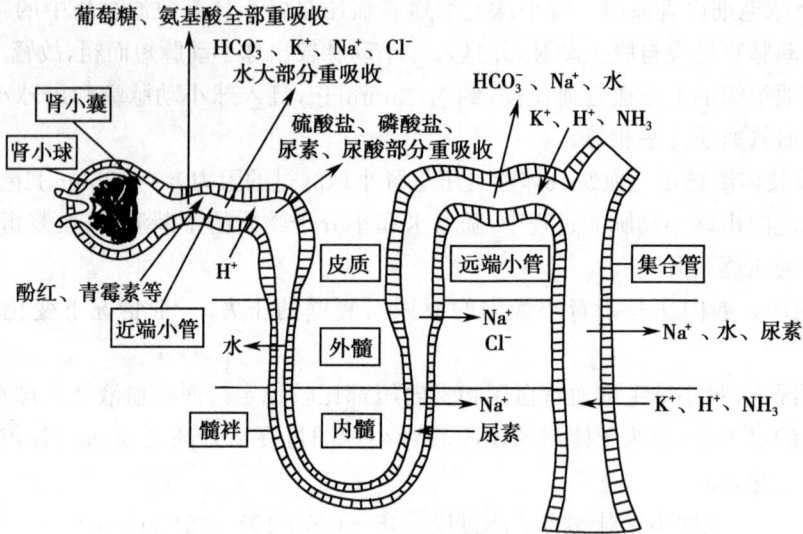

图 8-3 肾小管和集合管的重吸收及分泌示意图

(三) 几种物质的重吸收

1. Na⁺ 和 Cl⁻ 的重吸收 Na⁺ 和 Cl⁻ 重吸收率约为 99％。其中，近端小管的重吸收能力最强，占滤过量的 65％～70％；其余的分别在肾小管其他各段和集合管重吸收（图 8-3）。

在近端小管，Na⁺ 以主动重吸收为主。Na⁺ 主要靠上皮细胞基底侧膜上 Na⁺ 泵的作用，将上皮细胞内的 Na⁺ 泵入组织液，使细胞内 Na⁺ 浓度降低，小管液中的 Na⁺ 便顺电位差和浓度差通过管腔膜进入上皮细胞内。伴随 Na⁺ 的重吸收，细胞内呈正电位，小管腔内呈负电位，加之小管液中 Cl⁻ 浓度比上皮细胞内高，因此，Cl⁻ 顺电位差和浓度差而被动重吸收。Na⁺ 和 Cl⁻ 不断进入管周组织液，使其渗透压升高，促使水不断从小管液进入组织液，然后进入毛细血管而被重吸收。

髓袢各段对 Na⁺ 和 Cl⁻ 的重吸收情况比较复杂。髓袢降支细段对 Na⁺ 和 Cl⁻ 的通透性较低，但对水的通透性高，水在高渗组织液的作用下被重吸收，使小管液中 Na⁺ 和 Cl⁻ 浓度升高。髓袢升支细段对水不通透，但对 Na⁺ 和 Cl⁻ 易通透，小管液中 Na⁺ 和 Cl⁻ 顺浓度差扩

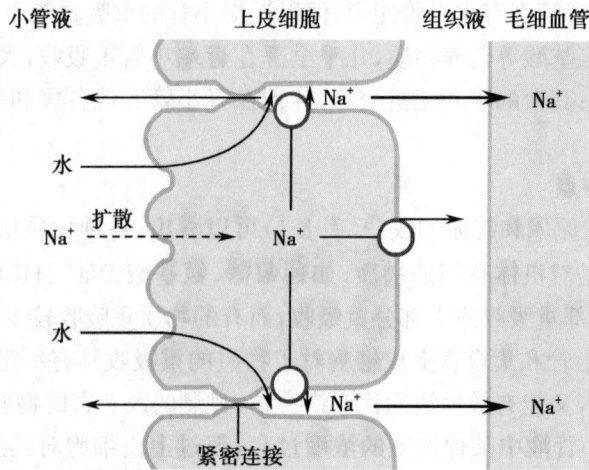

图 8-4 Na⁺ 在近端小管重吸收示意图
空心圆表示 Na⁺ 泵

散至管周组织液,故小管液中 Na^+ 和 Cl^- 的浓度明显降低。髓袢升支粗段对 Na^+ 和 Cl^- 的重吸收,是通过管腔膜上的同向转运体和基底侧膜上的 Na^+ 泵协同作用实现的。该转运体可将小管液中 1 个 Na^+、1 个 K^+ 和 2 个 Cl^- 一起转运到上皮细胞内,进入细胞内的 Na^+ 被泵入组织液;Cl^- 顺浓度差经基底侧膜上的 Cl^- 通道进入组织液;而 K^+ 则顺浓度差经管腔膜返回小管液中,再与同向转运体结合,继续参与 Na^+-K^+-$2Cl^-$ 的同向转运。髓袢升支粗段对水几乎不通透,水不被重吸收而留在小管腔内,因此,造成小管液渗透压降低而管周组织液渗透压升高。髓袢升支粗段对水与 Na^+ 和 Cl^- 重吸收的分离,在尿液的浓缩和稀释中起重要作用。呋喃苯胺酸(呋塞米)可抑制 Na^+-K^+-$2Cl^-$ 的同向转运,所以能抑制 Na^+ 和 Cl^- 的重吸收,导致利尿。

2. HCO_3^- 的重吸收　HCO_3^- 的重吸收量占滤过量的 99% 以上,其中,在近端小管重吸收的量约占 85%;其余的多数在远曲小管和集合管重吸收。HCO_3^- 在血浆中以 $NaHCO_3$ 的形式存在,经肾小球滤过进入肾小囊后,解离成 Na^+ 和 HCO_3^-。小管上皮细胞的管腔膜对 HCO_3^- 无通透性,小管液中的 HCO_3^- 先与肾小管分泌的 H^+(详见 H^+ 的分泌)结合生成 H_2CO_3,在碳酸酐酶的作用下,分解为 CO_2 和水。CO_2 为高脂溶性物质,能迅速通过管腔膜进入上皮细胞内,又在碳酸酐酶的催化下形成 H_2CO_3,H_2CO_3 解离成 H^+ 和 HCO_3^-。H^+ 通过管腔膜上的 Na^+-H^+ 交换分泌到小管液中,HCO_3^- 则与 Na^+ 形成 $NaHCO_3$ 而转运回血。可见,近端小管重吸收 HCO_3^- 是以 CO_2 的形式进行的。由于 CO_2 通过管腔膜的速度明显高于 Cl^- 的速度,故 HCO_3^- 的重吸收优先于 Cl^- 的重吸收。HCO_3^- 是体内主要的碱贮备物质,其优先重吸收在体内的酸碱平衡调节中起重要作用。

3. K^+ 的重吸收　K^+ 重吸收量约占滤过量的 94%,近端小管是 K^+ 重吸收的主要部位。K^+ 的重吸收是逆浓度差和电位差的主动转运过程,其机制尚不清楚。而终尿中的 K^+ 主要是由远曲小管和集合管分泌的,其分泌量的多少取决于体内血 K^+ 浓度,并受醛固酮的调节。

4. 葡萄糖的重吸收　原尿中的葡萄糖与血糖浓度相等,但正常情况下终尿中几乎不含葡萄糖,这表明葡萄糖的重吸收率接近 100%。葡萄糖的重吸收仅限于近端小管(图 8-3),肾小管其他各段对葡萄糖都没有重吸收能力。因此,近端小管如果不能将小管液中的葡萄糖全部重吸收,尿中就会出现葡萄糖。

葡萄糖的重吸收是继发性主动重吸收。小管液中的葡萄糖和 Na^+ 与管腔膜的同向转运体结合后,被转运入上皮细胞内。进入上皮细胞内的 Na^+ 被泵入管周组织液,葡萄糖则经基底侧膜易化扩散至组织液,然后入血。

近端小管对葡萄糖的重吸收具有一定限度。当血糖浓度升高到一定水平时,上皮细胞对葡萄糖的重吸收达到极限;血糖浓度如果再继续升高,葡萄糖不能全部被重吸收而随着尿液排出,导致糖尿。尿中刚开始出现葡萄糖时的血糖浓度称为**肾糖阈**。肾糖阈反映了肾小管上皮细胞对葡萄糖的最大重吸收限度,其正常值为 $8.88\sim9.99mmol/L(1.6\sim1.8g/L)$。

5. 水的重吸收　水的重吸收率为 99%,其中,约 70% 在近端小管重吸收;20%~30% 在远曲小管和集合管重吸收。水的重吸收是被动的,通过渗透方式进行。

在近端小管,随着 Na^+、Cl^-、葡萄糖等各种溶质的重吸收,小管液中的水借助溶质重吸收形成的渗透压差进入上皮细胞。由于此段肾小管对水的重吸收是伴随溶质的吸收而吸收,所以,近端小管水的重吸收量不因机体的水状况而发生改变,属于必需重吸收。正常情况下,对尿量没有明显影响。

远曲小管和集合管对水的重吸收率虽然不及近端小管,但其对水的重吸收量可根据机体对水的需求情况而接受抗利尿激素的调节,属于调节重吸收。由于水的重吸收率约为99%,即终尿量只占原尿量的1%,所以,只要重吸收减少1%(重吸收率降为98%),尿量就会增加1倍。正常情况下,调节重吸收是影响终尿量的关键。

三、肾小管和集合管的分泌

肾小管和集合管的分泌是指肾小管和集合管的上皮细胞将细胞内或血浆中的物质转运至小管液的过程。肾小管和集合管主要分泌 H^+、NH_3 和 K^+ 等。

(一) H^+ 的分泌

近端小管、远曲小管和集合管的上皮细胞都能分泌 H^+,但近端小管分泌 H^+ 的能力最强。

近端小管分泌 H^+ 是通过 Na^+-H^+ 交换实现的。在近端小管,由上皮细胞代谢产生或由小管液进入上皮细胞的 CO_2,在碳酸酐酶的催化下与 H_2O 结合生成 H_2CO_3,进而解离成 H^+ 和 HCO_3^-。细胞内的 H^+ 和小管液中的 Na^+ 共同与管腔膜上的转运体结合,通过反向转运,Na^+ 进入细胞,H^+ 被分泌到小管液中,这一过程称为 **Na^+-H^+ 交换**。与 H^+ 同时在细胞内生成的 HCO_3^-,和进入细胞内的 Na^+ 生成 $NaHCO_3$ 被转运入血。在此过程中,上皮细胞每分泌一个 H^+,就会重吸收一个 Na^+ 和一个 HCO_3^- 而形成 $NaHCO_3$(图 8-5)。因 $NaHCO_3$ 是体内重要的碱贮备,因此,H^+ 的分泌具有排酸保碱、维持体内酸碱平衡的重要作用。

(二) NH_3 的分泌

NH_3 主要由远曲小管和集合管上皮细胞内的谷氨酰胺脱氨基产生。NH_3 是一种脂溶性物质,能通过细胞膜向 pH 值低的方向扩散。而 H^+ 的分泌降低了小管液的 pH 值,促进 NH_3 向小管液中分泌。NH_3 分泌到小管液以后,可与 H^+ 结合生成 NH_4^+,NH_4^+ 进一步与小管液中的 Cl^- 结合,生成 NH_4Cl 随尿排出(图 8-5)。

NH_3 的分泌降低小管液中的 H^+ 浓度,促进了 H^+ 的继续分泌。可见,肾小管和集合管 H^+ 的分泌和 NH_3 的分泌之间可以相互促进。故 NH_3 的分泌有着间接地排酸保碱、维持酸

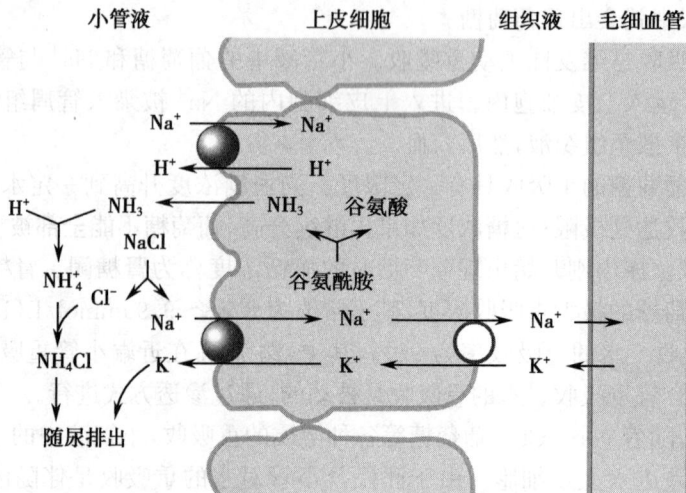

图 8-5　H^+、NH_3、K^+ 分泌关系示意图
实心圆表示转运体,空心圆表示 Na^+ 泵

碱平衡的作用。

(三) K$^+$ 的分泌

尿中的 K$^+$ 主要是由远曲小管和集合管分泌的。K$^+$ 的分泌是一种被动过程,与 Na$^+$ 的主动重吸收密切相关。远曲小管和集合管上皮细胞对 Na$^+$ 的主动重吸收,造成了小管腔内的负电位,K$^+$ 便顺电位差从上皮细胞向小管液扩散。这种 K$^+$ 的分泌与 Na$^+$ 的重吸收相互关联的转运过程称为 **Na$^+$-K$^+$ 交换**(图 8-5)。

由于泌 K$^+$ 和泌 H$^+$ 都是与 Na$^+$ 进行交换,故 Na$^+$-K$^+$ 交换和 Na$^+$-H$^+$ 交换具有竞争抑制作用,即当 Na$^+$-H$^+$ 交换增多时,Na$^+$-K$^+$ 交换减少;而 Na$^+$-K$^+$ 交换增多时,Na$^+$-H$^+$ 交换减少。在酸中毒情况下,Na$^+$-H$^+$ 交换增多,而 Na$^+$-K$^+$ 交换减少,机体排 K$^+$ 减少,导致高血钾;相反,在碱中毒时,Na$^+$-H$^+$ 交换减少,而 Na$^+$-K$^+$ 交换增多,机体排 K$^+$ 增多,导致低血钾。

第二节 影响尿生成的因素

一、影响肾小球滤过的因素

(一) 肾血流量的改变

肾血流量每分钟为 1 000～1 200ml,占心输出量的 20%～25%。肾血流量是肾小球滤过的前提。肾血流量增大时,肾小球滤过率增加;肾血流量减少时,肾小球滤过率减少。肾血流量的变化受神经、体液和自身调节的影响。

肾为什么需要如此大的血流量?

肾的重量仅占体重的 0.5%,但每分钟 1 000～1 200ml 的血流量却占到了心输出量的 20%～25%,因此,肾是机体血液供应最丰富的器官之一。如此大的血流量远远超过肾本身代谢的需要。

按照成年人的血量占体重的 7%～8% 计算,60kg 左右的人,血量为 4 200～4 800ml。肾每分钟 1 000～1 200ml 的血流量,平均每 4 分钟就将全身的血液过滤一次,每天过滤全身血液达 360 次之多。肾通过对血液反复的滤过和选择性重吸收,保留了有用的物质,清除了代谢废物,实现了对血液的净化处理,维持了内环境的相对稳定。

1. 自身调节　实验表明,当动脉血压在 80～180mmHg 范围变动时,肾血流量总能保持相对稳定。这种现象在消除了神经体液的影响之后依然存在,故属于自身调节。肾血流量的自身调节是通过肾血管的舒缩实现的。当动脉血压降低时,肾血管舒张,肾血流阻力减小,肾血流量不随动脉血压降低而减少;反之,动脉血压升高时,肾血管收缩,肾血流阻力增大,肾血流量不随动脉血压升高而增多。肾自身调节的意义主要是保证安静状态下肾泌尿活动的正常进行。

2. 神经和体液调节　肾血流量的神经调节主要表现为交感神经兴奋引起的肾血流量减少。而体液因素中,肾上腺素、去甲肾上腺素、血管升压素、血管紧张素等,均可使肾血管收缩,肾血流量减少。在剧烈运动或劳动等生理情况下,交感神经活动增强,肾血流量明显减少;而当机体处于大失血等病理状态时,神经和体液因素的影响使肾血管强烈收缩,肾血流量急剧减少。肾血流量的神经和体液调节的重要意义,主要在于使血液重新分配,保证重要器官的血液供应。

(二) 有效滤过压的改变

有效滤过压是肾小球滤过的动力。组成有效滤过压的三个因素中,任何一个因素发生改变,都会影响肾小球的滤过。

1. 肾小球毛细血管血压　自身调节使肾血流量保持相对稳定,肾小球毛细血管血压和肾小球有效滤过压也因此变化不大,肾小球滤过率也相对稳定。当动脉血压低于 80mmHg 时,由于肾血管舒张已达极限,故肾血流量将随血压降低而减少,肾小球毛细血管血压和有效滤过压也相应降低,肾小球滤过率减少。当动脉血压低于 40mmHg 时,肾血流量急剧减少,有效滤过压和肾小球滤过率几乎为 0,可导致无尿。

2. 血浆胶体渗透压　血浆胶体渗透压一般情况下较为稳定。静脉注射大量生理盐水、严重的营养不良及肝肾疾患,均可使血浆蛋白浓度下降,血浆胶体渗透压降低,有效滤过压升高,肾小球滤过率增加。

3. 囊内压　正常情况下,囊内压变化不大。如果肾盂或输尿管结石、肿瘤压迫等原因使尿路发生梗阻时,囊内压升高,有效滤过压降低,肾小球滤过率减少。

(三) 滤过膜的改变

1. 滤过膜的面积　某些疾病如急性肾小球肾炎时,由于肾小球毛细血管上皮细胞增生、肿胀,使得毛细血管腔狭窄甚至完全阻塞,活动的肾小球数目减少,有效滤过面积减小,肾小球滤过率减少,导致少尿甚至无尿。

2. 滤过膜的通透性　病理情况下,滤过膜的通透性可因电学屏障或机械屏障作用的削弱而增大,使本来不能通过的蛋白质甚至红细胞滤出,出现蛋白尿或血尿。

二、影响肾小管、集合管重吸收和分泌的因素

(一) 小管液溶质浓度

小管液溶质浓度决定小管液的渗透压,而小管液的渗透压是肾小管和集合管重吸收水的阻力。若小管液溶质浓度升高,渗透压随之升高,肾小管各段和集合管对水的重吸收减少,尿量将增加,这种利尿方式称为**渗透性利尿**。糖尿病患者的多尿,就是由于血糖浓度超过肾糖阈,小管液中的葡萄糖不能被全部吸收,引起小管液中的葡萄糖增多,小管液渗透压升高,使水的重吸收减少,导致尿量增加。临床上常采用能被肾小球滤过但不能被肾小管和集合管重吸收的药物(如甘露醇等)来提高小管液中的溶质浓度,使水的重吸收减少,达到脱水消肿的目的。

(二) 抗利尿激素

抗利尿激素(ADH)在下丘脑视上核和室旁核的神经元胞体合成后,沿神经元的轴突运至神经垂体贮存,并由此释放入血。抗利尿激素的主要生理作用是增加远曲小管和集合管上皮细胞对水的通透性,促进水的重吸收,导致尿量减少,故称抗利尿激素。大剂量的抗利尿激素,除抗利尿作用外,还能收缩全身小动脉(包括冠状动脉),使外周阻力增大,动脉血压升高,又称血管升压素(VP)。调节抗利尿激素释放的主要因素是血浆晶体渗透压和循环血量。

1. 血浆晶体渗透压　血浆晶体渗透压的变化是调节抗利尿激素合成和释放的重要生理因素。在下丘脑视上核和室旁核及其附近有渗透压感受器,对血浆晶体渗透压的变化非

常敏感,可调节抗利尿激素的合成和释放。只要血浆晶体渗透压略有升高或降低,即可引起抗利尿激素的合成和释放发生相应改变。在大量出汗、严重呕吐或腹泻等情况下,由于机体水分丧失过多,血浆晶体渗透压增高,引起渗透压感受器兴奋,抗利尿激素合成和释放增多,远曲小管和集合管对水的重吸收增加,尿量减少,有利于晶体渗透压恢复至正常水平。相反,如果在短时间内大量饮清水,水吸收入血后血液被稀释,血浆晶体渗透压降低,引起渗透压感受器抑制,抗利尿激素合成和释放减少,远曲小管和集合管对水的重吸收减少,尿量增多,使体内多余的水分及时排出体外。这种大量饮入清水引起的抗利尿激素释放减少、尿量明显增多的现象称为**水利尿**。血浆晶体渗透压的改变对于抗利尿激素合成和释放的调节以及体内水平衡的维持有着重要的意义。水利尿的过程简示如下:

大量饮水→血浆晶体渗透压降低→渗透压感受器抑制→抗利尿激素合成和释放减少→远曲小管和集合管对水的通透性降低→水的重吸收减少→尿量增多。

2. 循环血量 循环血量的改变可作用于左心房和胸腔大静脉管壁上的容量感受器,反射性地调节抗利尿激素释放。在急性大失血、严重呕吐和腹泻等情况下,循环血量减少,对容量感受器的刺激减弱,抗利尿激素的合成和释放增多,远曲小管和集合管对水的重吸收增加,尿量减少,有利于血容量的恢复。相反,在大量饮水、补液时,循环血量增加,对容量感受器的刺激增强,抗利尿激素的合成和释放减少,水的重吸收减少,尿量增加,以排出体内过剩的水分。

由此可见,血浆晶体渗透压和循环血量的改变都可以通过负反馈机制,调节抗利尿激素的释放,从而维持血浆晶体渗透压和血容量的相对稳定(图 8-6)。如果下丘脑或下丘脑垂体束发生病变,可使抗利尿激素合成或释放障碍,导致尿量显著增加,每日可达 10L 以上,称为尿崩症。

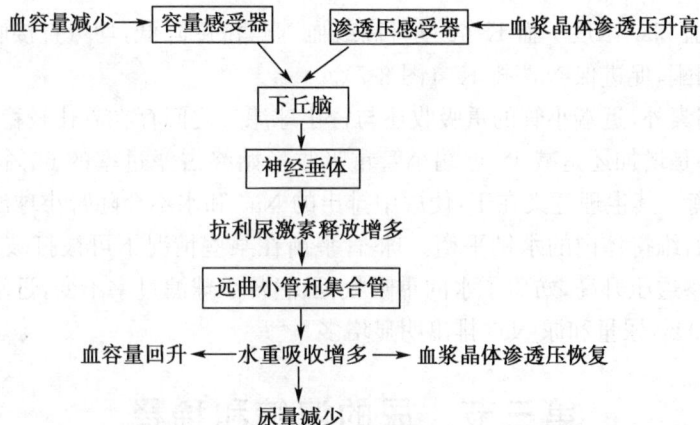

图 8-6 抗利尿激素分泌和释放调节示意图

(三)醛固酮

醛固酮是由肾上腺皮质球状带细胞分泌的一种调节水盐代谢的激素。其主要生理作用是促进远曲小管和集合管对 Na^+ 的重吸收,同时促进 K^+ 的分泌;Na^+ 重吸收增加的同时,还伴有 Cl^- 和水的重吸收增加。因此,醛固酮具有保 Na^+、排 K^+、间接保水的作用,可使血 Na^+ 增高,血 K^+ 降低,尿量减少,血容量增多。

醛固酮的分泌主要受肾素-血管紧张素-醛固酮系统和血 K^+、血 Na^+ 浓度的调节。

1. 肾素-血管紧张素-醛固酮系统　肾缺血时,近球细胞分泌肾素。肾素可将血浆中的血管紧张素原水解为血管紧张素Ⅰ,血管紧张素Ⅰ在转换酶的作用下转变为血管紧张素Ⅱ,血管紧张素Ⅱ可进一步在氨基肽酶的作用下水解为血管紧张素Ⅲ。血管紧张素Ⅰ主要刺激肾上腺髓质,使其分泌肾上腺素和去甲肾上腺素而增强心脏活动;血管紧张素Ⅱ和血管紧张素Ⅲ都具有收缩血管和刺激醛固酮分泌的双重作用,但血管紧张素Ⅱ收缩血管的作用比较强,而血管紧张素Ⅲ主要刺激肾上腺皮质分泌醛固酮。由于肾素的分泌决定了血浆中血管紧张素的浓度,进而决定了血中的醛固酮水平,因此,在肾素、血管紧张素和醛固酮之间构成了一个彼此联系的功能系统,称为**肾素-血管紧张素-醛固酮系统**(图 8-7)。

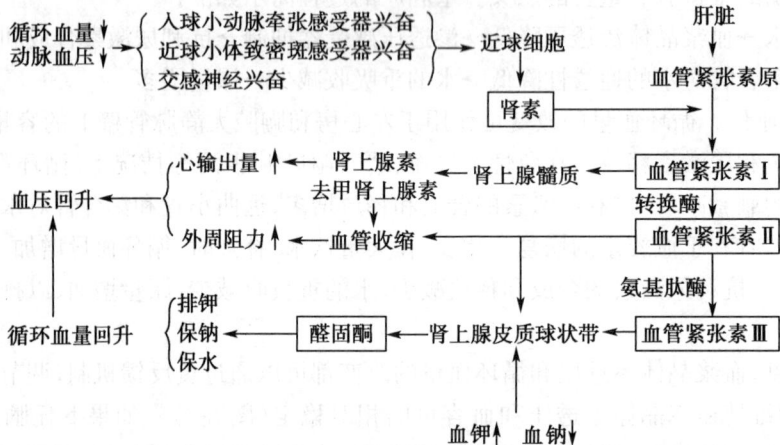

图 8-7　醛固酮分泌调节示意图
注:方框示肾素-血管紧张素-醛固酮系统

2. 血 K^+、血 Na^+ 浓度　血 K^+ 浓度升高或血 Na^+ 浓度降低,均可直接刺激肾上腺皮质球状带分泌醛固酮,促进保 Na^+ 排 K^+(图 8-7)。

除了上述因素外,近端小管的重吸收还与肾小球滤过之间存在着比较稳定的关系,即无论肾小球滤过率是增加还是减少,近端小管重吸收量始终占滤过率的 65%~70%,这种现象称为球-管平衡。其生理意义在于:使尿中排出的 Na^+ 和水不会随肾小球滤过率的增减而发生大幅度变动,维持体内的水钠平衡。球-管平衡在某些情况下可被打破,如渗透性利尿时,小管液溶质渗透压升高,妨碍了水的重吸收,虽然肾小球滤过率不变,近端小管重吸收率可小于 65%~70%,尿量和尿 Na^+ 排出明显增多。

第三节　尿的浓缩和稀释

尿的浓缩和稀释是将尿液与血浆的渗透压相比较而言。当机体缺水时,机体将排出渗透压明显高于血浆渗透压的**高渗尿**,表明尿液被浓缩;而体内水过多时,将排出渗透压低于血浆渗透压的**低渗尿**,表明尿液被稀释。若无论机体缺水或水过剩,其排出尿的渗透压总是与血浆渗透压相等或相近,即**等渗尿**,表明肾的浓缩和稀释功能严重减退。正常血浆的渗透压约为 300mOsm/L,原尿的渗透压与血浆渗透压基本相同,而终尿的渗透压可在 50~1200mOsm/L 之间波动,说明肾对尿的浓缩和稀释能力很强,这对于维持体液平衡和渗透压恒定具有重要作用。

一、尿浓缩的结构基础——肾髓质存在高渗透压梯度

用冰点降低法测定鼠肾的渗透压得知,肾皮质组织液的渗透压与血浆渗透压相等,两者之比为1:1,说明肾皮质的组织液是等渗的;而肾髓质组织液的渗透压比血浆渗透压高,从外髓到乳头部渗透压逐渐升高,分别为血浆的2.0、3.0和4.0倍,说明肾髓质的组织液是高渗的,并存在明显的渗透压梯度(图8-8)。

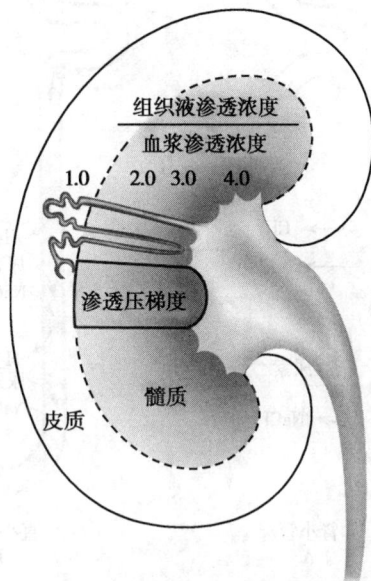

图 8-8　肾髓质渗透压梯度示意图
髓质颜色越深,表示渗透压越高

(一) 肾髓质渗透压梯度的形成

肾髓质渗透压梯度的形成,主要是由髓袢的形态和功能特性决定的。肾小管不同节段对水、NaCl和尿素的通透性不同是肾对尿液浓缩和稀释的必要条件,见表8-2。

表 8-2　各段肾小管和集合管对不同物质的通透性及作用

肾小管节段	NaCl	尿素	水	作用
髓袢降支细段	不易通透	不易通透	高度通透	水进入内髓组织液,使小管液中NaCl浓度和渗透压逐渐增高
髓袢升支细段	高度通透	中等通透	不通透	NaCl由小管液进入内髓组织液,使之渗透压升高;部分尿素由内髓组织液进入小管液,加入尿素再循环
髓袢升支粗段	不易通透,但高度主动吸收	不通透	不通透	NaCl进入外髓组织液,使之渗透压升高
远曲小管和集合管	不易通透,但主动吸收	在皮质和外髓部不易通透,内髓部易通透	有ADH时易通透	水重吸收使小管液尿素浓度升高,NaCl和尿素进入内髓组织液,使之渗透压升高;部分尿素进入髓袢升支细段,形成尿素再循环

1. 外髓部渗透压梯度的形成　从表 8-2 得知,髓袢升支粗段能主动重吸收 Na^+ 和 Cl^-,对水不通透。故随着对 NaCl 的主动重吸收,升支粗段小管液中的 NaCl 浓度和渗透压逐渐降低,而升支粗段外围组织液则变成高渗。髓袢升支粗段位于外髓部,因此,外髓部的渗透压梯度主要是由髓袢升支粗段 NaCl 的主动重吸收所致,而且越靠近内髓部,其渗透压越高,形成渗透压梯度(图 8-9A)。

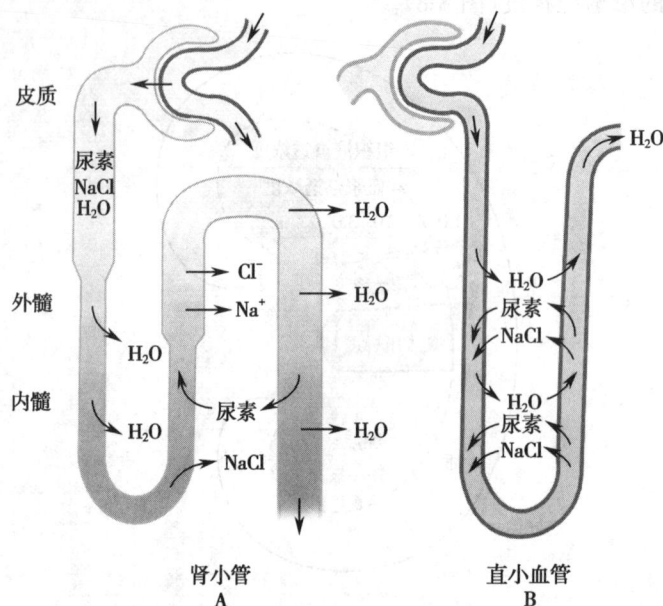

图 8-9　尿的浓缩机制
A. 髓质渗透压梯度的形成;B. 直小血管在渗透压梯度保持中的作用

2. 内髓部渗透压梯度的形成　在内髓部,渗透压梯度的形成与尿素的再循环和 NaCl 的重吸收有密切关系。从表 8-2 得知,远曲小管、皮质部和外髓部的集合管对尿素都不易通透,当小管液流经这些部位时,在抗利尿激素的作用下,水被重吸收,使小管液中尿素的浓度不断升高。当小管液进入内髓部集合管时,由于此处管壁对尿素易通透,小管液中的尿素顺浓度梯度扩散到内髓组织液,造成内髓部组织液渗透压增高。由于髓袢升支细段对尿素有中等的通透性,所以内髓部组织液中的尿素可顺浓度梯度扩散入髓袢升支细段,而后流经髓袢升支粗段、远曲小管、皮质部和外髓部的集合管,至内髓部集合管时再扩散到内髓部组织液,因此形成了**尿素再循环**。尿素的再循环有助于内髓组织液高渗透压梯度的形成和加强。另外,由于髓袢降支细段对水易通透而对 NaCl 不易通透,在内髓部渗透压的作用下,小管液中的水不断被"抽吸"到内髓部组织液,使小管液中的 NaCl 和渗透压逐渐增高,在髓袢折返处达最高。当含高浓度 NaCl 的小管液反向流经髓袢升支细段时,该段对 NaCl 易通透而对水不通透,NaCl 顺浓度梯度扩散到内髓部组织液,使内髓部组织液的渗透压进一步升高。与此同时,也使小管液在髓袢升支细段流动过程中,造成管内 NaCl 浓度逐渐降低,其渗透压也逐渐降低。这样,髓袢降支细段与髓袢升支细段就构成了一个逆流倍增系统,使内髓部组织液的渗透压由近外髓部至乳头部逐渐增高,形成渗透压梯度(图 8-9A)。

(二) 肾髓质高渗透压梯度的保持

肾髓质高渗透压梯度的保持主要依靠直小血管的逆流交换作用。直小血管位于高渗的髓质中,与髓祥伴行。当血液流经直小血管降支时,因其周围组织液的 NaCl 和尿素浓度逐渐增加,这些物质便顺浓度梯度扩散入直小血管,而直小血管中的水则渗出到组织液中。越向内髓部深入,直小血管降支的 NaCl 和尿素浓度越高,至返折处达最高。当血液沿升支回流时,升支血管中的 NaCl 和尿素浓度又高于同一水平的组织液,于是 NaCl 和尿素又不断扩散到组织液,水又重新渗入直小血管。这样,NaCl 和尿素就在直小血管的升支和降支之间循环,产生逆流交换的作用。当直小血管升支离开外髓部时,带走的水较多,而带走的 NaCl 和尿素等溶质较少,从而维持了肾髓质的渗透压梯度(图 8-9B)。

二、尿浓缩和稀释的过程

尿液的浓缩和稀释过程主要在远曲小管和集合管中进行,受抗利尿激素的调节。

(一) 尿液的浓缩

尿液的浓缩是由于小管液中的水被重吸收而溶质仍留在小管液中造成的。当机体缺水时,抗利尿激素释放增多,远曲小管和集合管对水的通透性增加,来自髓祥升支粗段的低渗小管液在流经远曲小管时,其中的水不断被重吸收,于是小管液逐渐变为等渗;然后,当小管液从外髓集合管向内髓集合管流动时,因肾髓质组织液存在高渗透压梯度,其中的水便会进一步被"抽吸"入组织液,使小管液中溶质的浓度不断增高而形成高渗尿,即尿被浓缩,尿量减少。

(二) 尿液的稀释

尿液的稀释是由于小管液中的溶质被重吸收而水不易被重吸收造成的。体内水分过多时,抗利尿激素释放减少,远曲小管和集合管对水的通透性降低,来自髓祥升支粗段的低渗小管液在流经远曲小管时,NaCl 被继续重吸收,而水不易被重吸收,使小管液中溶质的浓度进一步降低,于是形成低渗尿,即尿被稀释,尿量增加。

由此可见,肾髓质渗透压梯度的存在是尿液浓缩和稀释的先决条件;而抗利尿激素的释放是尿浓缩和稀释的决定因素。

第四节　尿液及其排放

一、尿　液

(一) 尿量

正常成年人每昼夜尿量为 1～2L,平均为 1.5L。尿量的多少取决于机体的摄水量和其他途径的排水量。每昼夜尿量长期保持在 2.5L 以上,称为**多尿**;一昼夜尿量介于 0.1～0.5L 之间,称为**少尿**;一昼夜尿量不足 0.1L,称为**无尿**。正常人每天代谢产生的固体代谢终产物,至少要溶解在 0.5L 尿液中才能排出。少尿和无尿会使代谢终产物因排出不畅而在体内积蓄,严重时可导致尿毒症;多尿则可使机体水分大量丧失,导致脱水。这些病理情况都会破坏内环境稳态,严重时危及生命。

(二) 尿液的理化性质

1. 颜色　正常新鲜尿液为淡黄色透明液体。尿液颜色主要来自胆色素的代谢产物。大量饮水后,尿液被稀释,颜色变淡;机体缺水时,尿量减少,尿液浓缩,颜色变深。

尿液颜色的变化说明了什么?

尿液的颜色在生理或病理情况下可以发生改变。如食用大量胡萝卜或维生素 B_2,尿液呈亮黄色;尿路结石、急性肾小球肾炎、肾肿瘤、肾结核等可出现血尿;输血反应、蚕豆病等,尿液呈浓茶色或酱油色称血红蛋白尿;阻塞性黄疸、肝细胞性黄疸等情况下,尿中含有大量的胆红素时,尿液呈深黄色称胆红素尿;丝虫病患者尿液呈乳白色称乳糜尿。

2. 渗透压　尿液渗透压一般高于血浆渗透压。尿液的渗透压低于血浆渗透压时称为低渗尿;尿液渗透压高于血浆渗透压时称为高渗尿。一般情况下,机体排出的都是不同程度的高渗尿。

3. 酸碱度　尿液通常为酸性,pH 值介于 5.0~7.0 之间。素食者因植物酸(酒石酸、苹果酸等)可在体内氧化,酸性产物较少,故尿液呈碱性。

(三) 尿液的化学成分

尿液的主要成分是水,占 95%~97%;溶质占 3%~5%。正常尿液中的溶质主要是电解质和非蛋白含氮化合物,电解质中以 Na^+、Cl^- 含量最多;非蛋白含氮化合物中则以尿素为主。此外,正常尿中还含有微量的糖、蛋白质、酮体等,但一般不易检出。

二、尿 的 排 放

原尿经肾小管和集合管的重吸收和分泌后形成终尿,由集合管汇入乳头管,再经肾盏进入肾盂,最后通过输尿管输送到膀胱贮存。

尿的生成是一个连续的过程,而膀胱的排尿是间歇的。正常人膀胱内贮存的尿量达 100~150ml 时,开始有膀胱充盈感;尿量达 200ml 及以上时,则产生尿意;当膀胱内尿量达 400~500ml 时,膀胱内压会明显上升,引起排尿活动。

(一) 排尿反射

当膀胱内尿量达 400~500ml 时,由于膀胱内的压力明显升高,膀胱壁上的牵张感受器兴奋,冲动沿盆神经传入纤维到达脊髓骶段的初级排尿中枢,进而上行到达大脑皮质高级排尿中枢,引起尿意。如果环境条件不许可,大脑皮质高级排尿中枢将发出抑制性冲动到达脊髓,使初级排尿中枢活动减弱,排尿反射则暂时中断。如环境条件许可,大脑皮质高级排尿中枢则发出兴奋性冲动到达脊髓,加强初级排尿中枢的活动,使盆神经兴奋,引起膀胱逼尿肌收缩,尿道内括约肌舒张;阴部神经抑制,使尿道外括约肌舒张,尿液排出。尿液流经后尿道时,刺激后尿道壁上的感受器,进一步反射性地加强脊髓初级排尿中枢的活动(图 8-10)。这种正反馈调节使排尿反射不断加强,直至膀胱内尿液排完。

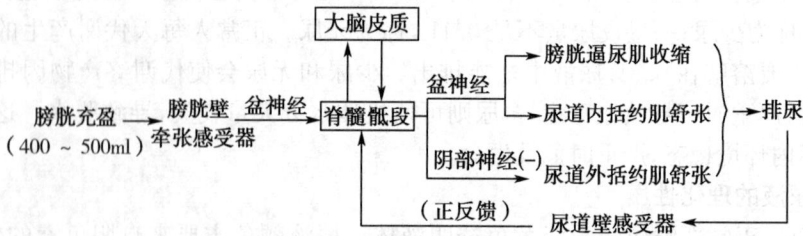

图 8-10　排尿反射过程示意图

婴幼儿的大脑皮质发育不够完善,对脊髓初级排尿中枢的控制能力较弱,因此,排尿次数较多,且易发生夜间遗尿。

(二) 排尿异常

1. 尿频　尿意频繁、排尿次数多称为尿频。多为膀胱内炎症或机械刺激如膀胱炎、膀胱结石等引起。上述病因在引起尿频的同时,还可引起尿急和尿痛,称尿路刺激征。

2. 尿潴留　膀胱内充满尿液但不能自行排出,称为尿潴留。多为脊髓初级排尿中枢功能障碍所致。

3. 尿失禁　排尿失去意识控制称为尿失禁。多见于脊髓损伤,导致排尿反射的初级中枢与高级中枢联系中断而引起。

思 考 题

1. 何谓渗透性利尿? 试举一例说明渗透性利尿的机制。

2. 运用所学的知识分析解释大量饮清水、静脉输入大量生理盐水、大量出汗时,尿量的变化及其机制。

3. 尿中出现的物质是否都来源于滤过? 血浆中某种物质不在尿中出现,是否就是未经过滤过?

4. 请各举一例解释尿潴留和尿失禁的原因。

(彭 波)

第 九 章

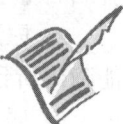

感觉器官的功能

我们的眼睛能够区别数万种不同的色彩,可以用来欣赏美丽的大自然;我们的耳朵可以聆听美妙的音乐。用眼睛看、用耳朵听,就能感知这个世界,这对我们来说,似乎习以为常。但是,我们自身的这些感觉器官到底是如何感知这个世界的呢?

第一节 感受器的一般生理

我们的身体中有各种各样的感受器或感觉器官,它们接受各种信息并通过神经传达到大脑皮质产生感觉,从而形成我们对世界的认识。由此可见,感觉是一切认知过程的开始,是客观事物在人脑的主观反映。感觉起始于感受器或感觉器官,是由感受器或感觉器官、神经传导通路和皮层中枢三部分的共同活动完成的。

一、感受器和感觉器官

感受器是指分布在体表或组织内部的一些专门感受机体内外环境变化的结构或装置,如视网膜中的视锥细胞和视杆细胞、耳蜗中的毛细胞等。对于一些与机体生存密切相关的感觉来说,它们的感受细胞在结构和功能上都高度分化,并且需要其他附属装置才能实现其功能,这就是**感觉器官**,如眼、耳、前庭等。由于它们的结构、功能和所处的部位都比较特殊,因此也可以称为特殊感官。

感受器的种类和分类方法很多,主要根据分布部位的不同分为外感受器和内感受器。外感受器感受外界环境的变化,如触-压、味、温度觉等;内感受器感受机体内环境的变化,如肌梭感受身体在空间的位置变化。

二、感受器的一般生理特性

(一)感受器的适宜刺激

一种感受器只对某种特定形式的刺激最敏感,这种形式的刺激称为该感受器的**适宜刺激**。视网膜感光细胞的适宜刺激是电磁波;耳蜗毛细胞的适宜刺激是机械振动。适宜刺激的意义在于:使得一种感受器仅向中枢传递一种刺激信息,它有利于中枢神经系统精确分析,并产生特定感觉和反射。

(二)感受器的换能作用

感受器具有将各种形式的刺激能量转变成传入神经上的动作电位的作用,这种能量转换称为感受器的换能作用。在换能过程中,刺激能量作用于感受器引起的直接电变化是感受器电位或发生器电位,它们是局部电位,只有达到了阈电位时,才能在该感受器的传入神经纤维上产生动作电位。

(三)感受器的编码作用

感受器在把外界刺激转换成神经动作电位时,不仅仅是发生了能量形式的转换,更重要的是把刺激所包含的各种信息也转移到了动作电位的序列之中,这种现象称为感受器的编码作用。人的皮质中枢就是根据这些电信号序列变化才产生不同感觉的。实际生活中,各种刺激信号是如何在神经冲动的电信号中进行编码的,有很多问题尚不清楚。

(四)感受器的适应现象

用某一恒定强度的刺激持续作用于感受器时,其传入神经上的冲动会出现频率随时间下降甚至停止的现象称为感受器的适应。"入芝兰之室,久而不闻其香"就是人体感觉的适应现象。所有感受器均有适应,但适应出现的快慢在不同感受器有很大的差别,如触觉和嗅觉感受器属于快适应,其意义在于很快适应环境,有利于接受新的刺激;而肌梭、颈动脉窦压力感受器等属于慢适应感受器,有利于机体对姿势、血压等进行持久监测和调节。

第二节　视 觉 器 官

眼是人的视觉器官,它由含有感光细胞的视网膜和作为附属结构的折光系统构成(图9-1)。人眼的适宜刺激是波长 370～740nm 的电磁波。据估计,在人脑获得的环境信息中,约有 70% 来自于眼,因而眼是人体最重要的感觉器官。

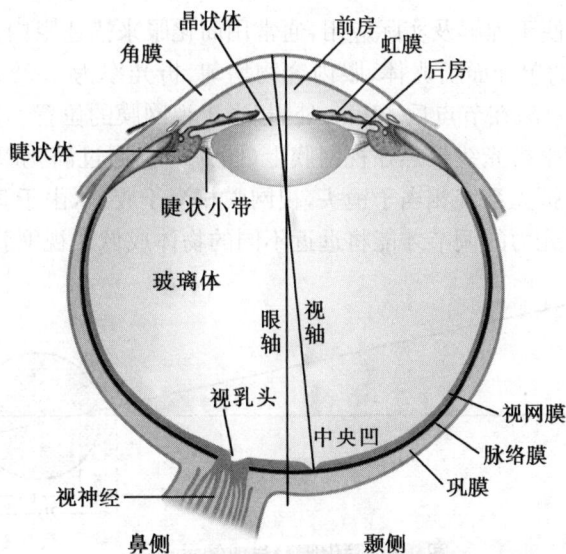

图 9-1　眼球的水平切面(右眼)

一、眼的折光功能

(一)眼的折光系统及简化眼

1. 眼的折光系统　眼的折光功能是通过折光系统来实现的。如图 9-2 所示,光线入眼内在到达视网膜前,必须通过角膜、房水、晶状体、玻璃体这四种折光率不同的介质和四个曲率半径不同的折射面(角膜的前、后面,晶状体的前、后面)。光的折射程度取决于各个介质的折射率和折射界面的曲率半径,折射面的曲率半径愈小,其折射率愈大;反之亦然。

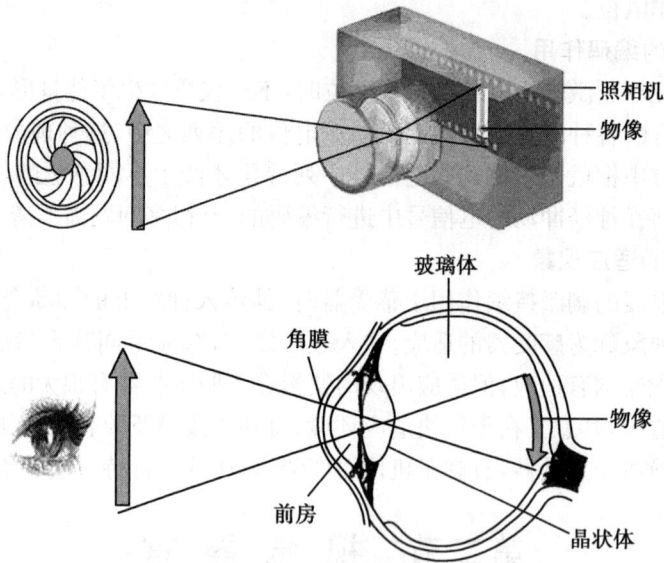

图 9-2 眼的成像原理

眼内光的折射在光学原理上类似照相机,两者都是凸透镜成像。在物距改变时,成像的位置不能改变,必须在视网膜上或底片上,形成一个倒立缩小的实像。但眼折光成像的原理要比照相机复杂得多。

2. 简化眼 为了便于理解及实际应用,通常用简化眼来描述眼内光的折射。**简化眼**是一个前后径为 20mm 的单球面折光体,眼内容物均匀,折光率为 1.33。节点 n 到前表面的距离为 5mm,后主焦点(b)在节点后 15mm 处,相当于视网膜的位置。这个模型和正常安静的人眼一样,正好能使平行光线聚焦在视网膜上(图 9-3)。通过简化眼我们不难看出,眼睛像一架神奇的照相机,折光系统相当于镜头,视网膜相当于胶片,由于其像距固定不变,在物距改变时,要通过眼折光力的调节才能将远近不同的物体成像在视网膜上。

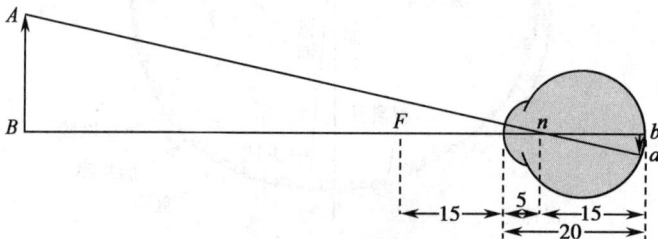

图 9-3 简化眼及其成像示意图
n 为节点,$\triangle AnB$ 和 $\triangle anb$ 是相似三角形,如果物距已知,
就可以由物体的大小(AB)计算出物像的大小(ab),
也可算出两三角形对顶角(即视角)的大小

(二) 眼的调节

人眼视 6m 以外的远物时,物体上的光线对眼来说相当于平行光线,经折射后正好在视网膜上成像,故不需要调节。随着物体的移近,入眼的光线由平行变成辐散状,当物体在 6m 以内时,光线相当于发散光,经折射后物像落在视网膜之后,需经过眼的调节才能形成清晰

的物像。这种通过眼的一系列活动仍能看清近物的调节过程称为眼的调节。眼的调节包括晶状体的调节、瞳孔的调节和双眼会聚。

1. 晶状体的调节 视近物时，眼的调节主要是晶状体变凸，折光能力增强。晶状体的调节过程如下：视近物（成像于视网膜后）→视觉皮层→动眼神经副交感纤维兴奋→睫状肌的环行肌收缩→悬韧带松弛→晶状体因其自身弹性而变凸（前凸更明显）→折光力增强→物像前移，正好落在视网膜上，形成清晰视觉（图 9-4）。

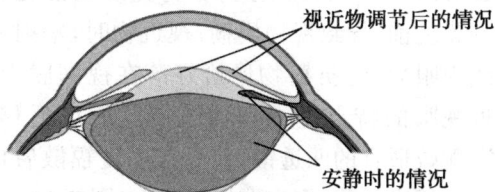

视近物调节后的情况

安静时的情况

图 9-4 眼进行调节时，晶状体、虹膜和睫状体的位置

物体越近，调节时所需晶状体变凸的程度越大，故晶状体弹性的大小反映眼的调节能力。**眼的调节能力**是指眼作最大限度的调节所能增加的折光能力，一般用近点来表示。**近点**是指晶状体作最大限度变凸后，所能看清物体的最近距离。近点越近，表示晶状体的弹性越好，说明眼的调节能力越好。随着年龄的增长，晶状体自身的弹性减退，眼的调节能力降低。如幼儿调节力强，8 岁时近点为 8.6cm；老年人调节力差，60 岁近点为 83.3cm，此时，虽然眼静息时的折光能力正常，但近点远移，称为**老视**（俗称老花眼），需戴凸透镜予以矫正。

2. 瞳孔的调节 瞳孔的调节包括瞳孔近反射和瞳孔对光反射。一般人瞳孔的直径可变动于 1.5～8.0mm 之间。瞳孔大小的改变可以调节入眼的光线量。

（1）瞳孔近反射：由于物体移近时将有较强光线到达眼球，故视近物时双侧瞳孔反射性缩小，称为**瞳孔近反射**（瞳孔调节反射）。其作用在于减少进入眼内的光线量，保护视网膜和减少球面像差及色像差，使物像更为清晰。瞳孔近反射的中枢在视觉皮层。

（2）瞳孔对光反射：正常人眼受照射光刺激后，双侧瞳孔立即缩小，移开照射光后双侧瞳孔随即复原，这种现象称为**瞳孔对光反射**。其意义在于：强光时，减少入眼的光线量，保护视网膜；弱光时，增加入眼的光线量，以产生清晰的视觉。瞳孔对光反射的效应是双侧性的，即光照单眼时，双眼瞳孔同时缩小，称为互感性对光反射。由于瞳孔对光反射中枢在中脑，其反应灵敏，又便于检查，因此，临床上常把检查瞳孔的直径和瞳孔对光反射，作为判断中枢神经系统病变部位、麻醉深度和病情危重程度的重要指标。

（3）双眼会聚：视近物时，双眼球视轴反射性地向鼻侧会聚，称为**双眼会聚**（又称集合反射）。其作用在于：看近物时使物像落在两眼视网膜的对称点上，避免复视，从而产生单一的清晰视觉。

（三）眼的折光异常

正常眼不需调节就能将平行光线聚焦在视网膜上，称为正视眼。折光系统异常或眼球的形态异常，使平行光线不经调节则不能聚焦在视网膜上，称为**眼的折光异常**或屈光不正，包括近视、远视和散光。三种折光异常的产生原因和矫正方法见表 9-1。

表 9-1 三种折光异常的比较

折光异常	产生原因	矫正方法
近视	眼球前后径过长或折光能力过强，物像落在视网膜之前	凹透镜
远视	眼球前后径过短或折光能力过弱，物像落在视网膜之后	凸透镜
散光	角膜经纬曲率不一致，不能清晰成像	柱状透镜

1. 近视　由于眼球的前后径过长（轴性近视）或折光系统的折光能力超过正常（屈性近视），视远物时，平行光线聚焦在视网膜之前，导致视物模糊；视近物时，辐射光线入眼后，经折射物像恰好落在视网膜上。近视眼的特点是视远物模糊及近点近移。需配戴适宜的凹透镜，使光线适度辐散后再进入折光系统，聚焦在视网膜上（图 9-5）。

2. 远视　由于眼球的前后径过短（轴性远视）或折光系统的折光能力低于正常（屈性远视），视远物时，平行光线聚焦在视网膜之后，导致视物模糊，须经过调节使焦点前移至视网膜上，才能看清远处的物体；视近物时，眼需作更大程度的调节才能看清。远视眼的特点是容易疲劳及近点远移。需配戴适宜的凸透镜，增加折光度，在看远物时不需要晶状体的调节就能在视网膜上成像（图 9-5）。

3. 散光　散光是由于眼球的经、纬曲率半径不一致，对平行光线的聚焦不能形成

图 9-5　眼的折光异常及其矫正
实线为矫正前折射情况，虚线为矫正后折射情况

一个点，导致物像变形和视物不清。病变常发生在主要折光面即角膜。其特点是视物不清或物像变形。需配戴适宜的柱面形透镜，使角膜异常的曲率半径得以矫正。

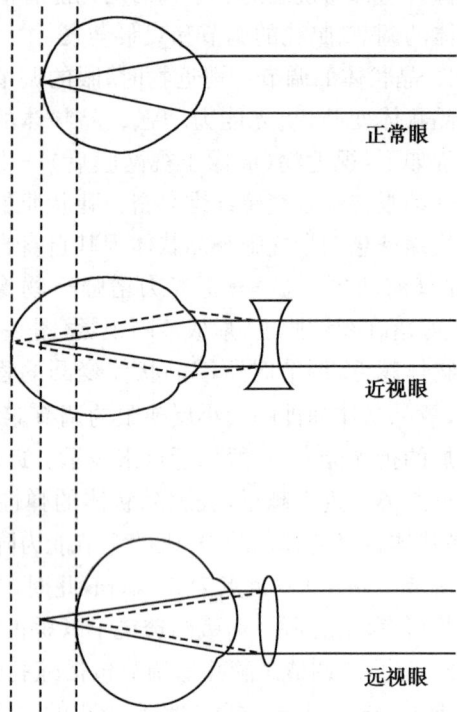

二、眼的感光功能

眼的感光系统由视网膜构成。视网膜上的感光细胞能感受光的刺激，并把光能转变成电信号传入视觉中枢，经视觉中枢分析处理后形成视觉。

（一）视网膜的感光换能系统

视网膜是一层透明的神经组织膜，结构较复杂，细胞种类很多，由外向内大致分为四个细胞层，即色素细胞层、感光细胞层、双极细胞层和神经节细胞层（图 9-6）。其中，能感受光线刺激的是感光细胞层的视杆细胞和视锥细胞，由于两者的结构、分布和功能不同，形成了两个不同的感光换能系统。在视网膜的视神经乳头处，由于无感光细胞，所以，聚焦在此处的光线不能被感受，形成**生理盲点**。

1. 视杆系统　由视杆细胞和与它们相联系的双极细胞以及神经节细胞等组成，它们多以聚合方式联系，主要分布于视网膜周边部。视杆细胞对光的敏感度较高，能感受弱光刺激而引起暗视觉，但对物体细微结构的分辨能力差，不能分辨颜色。其主要功能是夜晚视物，又称为晚视觉系统。有一些动物如地松鼠和猫头鹰等，其视网膜中只含视杆细胞。

2. 视锥系统　由视锥细胞和与它们有关的传递细胞组成，它们多以单线联系，主要分布于中央凹，周边部分相对较少。视锥细胞对光的敏感度较低，只能感受强光刺激，能分辨颜色，并且有较高的分辨能力，能看清物体的细微结构。其主要功能是白昼视物，又称为明视觉系统。某些只在白昼活动的动物如爬虫类、鸡和麻雀等，其视网膜中以视锥细胞为主。

（二）视网膜的光化学反应

视网膜的感光细胞中含有感光色素,在接受光刺激时,能产生一系列光化学反应,把光能转变为生物电信号。

1. 视杆细胞的光化学反应　视杆细胞的感光色素为视紫红质,它由视蛋白和视黄醛构成。视紫红质在光的作用下分解为全反视黄醛和视蛋白;在暗处,11-顺型视黄醛和视蛋白重新合成视紫红质(图9-7)。视紫红质在分解与合成的过程中,有一部分视黄醛被消耗,由血液中的维生素 A 来补充。

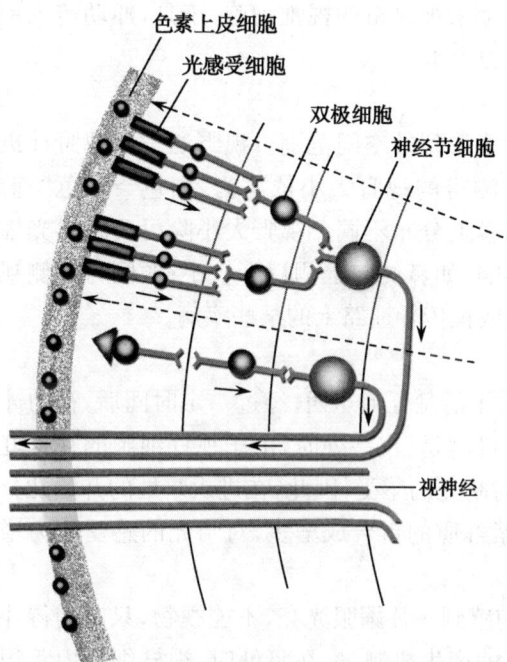

图 9-6　视网膜的主要细胞层及其联系模式图
──▶ 神经冲动方向;---▶ 光线方向

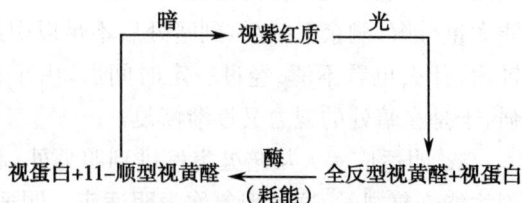

图 9-7　视紫红质的光学反应

视杆细胞的光化学反应是一个可逆反应,反应方向取决于光照的强度。人在暗处视物时,视紫红质的合成过程超过分解过程,光线越暗,视网膜中的视紫红质数量也越多,对光越敏感;相反,人在亮处时,视杆细胞几乎失去了感受光刺激的能力,靠视锥系统来完成。

2. 视锥细胞的光化学反应　视网膜上有三种视锥细胞,分别含有蓝、绿、红三种不同的感光色素。目前认为,视锥细胞在受到光照时,也发生了与视杆细胞相似的光化学反应,只是视蛋白分子结构的差异,决定了同它结合的视黄醛分子对何种波长的光线最为敏感,因而才有视杆细胞中的视紫红质和三种不同的感光色素的区别。

夜 盲 症

顾名思义,夜盲就是在暗环境下或夜晚时,视力很差或完全看不见东西。引起夜盲的根本原因是视网膜中视杆细胞缺乏合成视紫红质的原料或视杆细胞本身的病变,导致视紫红质不足而影响人的暗视觉。夜盲包括:暂时性夜盲、获得性夜盲、先天性夜盲。暂时性夜盲主要是由于体内缺少维生素 A,而影响视紫红质的合成及其光化学反应,造成暗视觉下降;获得性夜盲往往是由于视网膜视杆细胞营养不良或本身的病变引起;先天性夜盲是遗传的。

三、与视觉有关的几种生理现象

(一) 视力

视力又称视敏度,是指眼对物体细微结构的最大分辨能力,即分辨物体上两点间最小距离的能力。通常以视角的大小作为衡量标准。视角是指物体上两点发出的光线射入眼球后,在节点交叉时所形成的夹角。眼能辨别两点所构成的视角越小,表示视力越好。视力表就是根据这个原理设计的。当视角为 $1'$ 时,视网膜上物像两点间的距离为 $5\mu m$,稍大于一个视锥细胞的平均直径,此时两点间刚好隔着一个未被兴奋的视锥细胞,于是,冲动传入中枢后可形成两点分开的感觉。这时,正常人的视力为 1.0。

(二) 视野

视野是指单眼固定注视正前方一点,该眼所能看到的空间范围。视野通常用视野计进行测定。在同一光照条件下,用不同颜色的光,测得的视野大小依次为:白色＞黄色＞蓝色＞红色＞绿色,这表明不同的感光细胞在视网膜上分布不同。视野大小除可反映感光细胞在视网膜上的分布外,也受面部结构特征的影响,如鼻侧与上侧视野较小;颞侧与下侧视野较大。临床上检查视野,可以帮助诊断视网膜或视传导通路上的某些疾病。

(三) 暗适应与明适应

1. 暗适应　人从亮处突然进入暗处,最初看不清楚任何东西,经过一定时间后,视力才逐渐恢复,这种现象称为**暗适应**。暗适应的产生机制是:在亮处时,由于视杆细胞的视紫红质大量分解,剩余量很少,到暗处后不足以引起对暗光的感受,因此,在进入暗处的开始几分钟内,什么也看不清;经过一定时间后,由于视紫红质的再合成增多,对暗光的感受能力增强,于是在暗处的视力又逐渐恢复。

2. 明适应　人从暗处突然进到明亮处,起初感到一片耀眼光亮,不能视物,只有稍待片刻才能恢复视觉,这种现象称为**明适应**。明适应的产生机制是:在暗处时,视杆细胞内蓄积了大量视紫红质,到亮处时遇强光迅速分解,因而产生耀眼的光感;待视紫红质大量分解后,视锥细胞便维持亮光下的明视觉。

(四) 色觉

色觉是由于不同波长的光线作用于视网膜后,在人脑引起不同的主观感觉。人眼可区分波长在 $380\sim760nm$ 之间的约 150 种颜色,但主要是光谱上的红、橙、黄、绿、青、蓝、紫七种颜色。三原色学说认为,视网膜上有三种视锥细胞,分别能感受红、绿、蓝三种基本颜色。不同波长的光线作用于视网膜时,三种视锥细胞发生不同程度的兴奋,因而产生不同的色觉。例如,用红的单色光刺激,红、绿、蓝三种视锥细胞兴奋程度的比例为 4:1:0,此时,产生红色的感觉。

色 觉 异 常

色觉异常有色盲与色弱两种。色盲是一种或多种原色色觉缺失。最常见的是红色盲,其次是红绿色盲,全色盲少见。色弱是对一种或几种原色的辨别能力差,多是后天造成的。由于色盲绝大多数是遗传的,因而男性患者远多于女性患者。由于红绿色盲患者不能辨别红色和绿色,因而不适宜从事美术、纺织、印染、化工等需色觉敏感的工作。

(五)双眼视觉

双眼视觉是指两眼同时观看同一物体时所产生的视觉。在双眼视物时,物像必须落在两眼视网膜的对称点上,才能产生单一物体的感觉。与单眼视觉相比,双眼视觉可以扩大视野,弥补生理盲点;增加对物体距离、形态大小判断的准确性;同时还能感知物体的深度(厚度),并形成立体视觉。

第三节　位觉、听觉器官

耳是位觉和听觉器官,包括外耳、中耳和内耳三部分。其中,内耳如一座结构奇特的迷宫,可分骨迷路和膜迷路。膜迷路中不仅有听觉感受器,还有位置觉感受器。

一、耳的听觉功能

听觉的外周感觉器官是耳。耳有"雷达"之美称,它像一个机智的侦查员,能捕捉到声波信息,传递给大脑产生听觉。人耳的适宜刺激是频率为 $16\sim20\,000\,\text{Hz}$ 的空气振动疏密波即声波,强度范围为 $0.000\,2\sim1\,000\,\text{dyn/cm}^2$。对每一频率的声波,人耳都有一个刚能引起听觉的最小强度,称为听阈。当声音强度足够大时,不仅引起听觉,还引起鼓膜疼痛,此时的声音强度称为最大可听阈。人耳对声波最敏感的频率为 $1\,000\sim3\,000\,\text{Hz}$,人类语言频率主要为 $300\sim3\,000\,\text{Hz}$。

(一)外耳和中耳的功能

1. **外耳的功能**　外耳由耳廓和外耳道组成。耳廓的形状如室外天线,起收集声波的作用。人的耳廓运动能力已退化,但可通过头部运动来判断声源的位置。外耳道是声波传导的通路,对声波起共鸣腔的作用。

2. **中耳的功能**　中耳由鼓膜、鼓室、听骨链和咽鼓管等结构组成。鼓膜、听小骨和内耳卵圆窗之间的联系构成了声音从外耳传向内耳的有效通路,将空气中的声波振动高效地传递到内耳。

(1)鼓膜和听骨链的减幅、增压效应:鼓膜位于外耳道与鼓室之间,其形状如同一个浅漏斗,是一个压力承受装置,能随声波同步振动,没有余振,故具有较好的频率响应和较小的失真度,能将声波振动如实地传递给听骨链。

听骨链由锤骨、砧骨和镫骨依次连接而成,相互之间构成一个具有固定夹角的杠杆系统,杠杆支点刚好在听骨链的重心上(图9-8),在能量传递过程中惰性最小,效率最高,能把

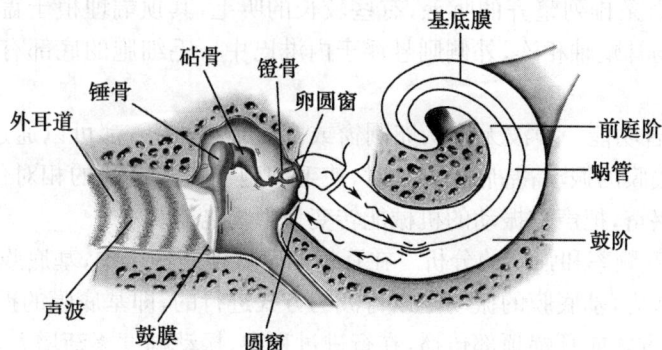

图9-8　中耳与耳蜗关系模式图

鼓膜的高振幅低强度的振动转为低振幅高强度的振动传至卵圆窗。这样既可提高传音效率，又可避免对内耳和卵圆窗膜的损伤。

（2）咽鼓管的平衡压力作用：咽鼓管是连接咽与鼓室的通道，平时处于闭合状态，当吞咽和呵欠时开放。咽鼓管的开放有利于维持鼓膜两侧气压的平衡，从而维持鼓膜的正常位置、形状和振动性能。若耳咽部慢性炎症导致咽鼓管阻塞后，鼓室内的空气被吸收，压力降低，可造成鼓膜内陷，并产生耳闷、耳鸣和重听等症状。

3. 声波传入内耳的途径　声音是通过气传导和骨传导两种途径传入内耳的，正常情况下，以气传导为主。

（1）气传导：声波经外耳道引起鼓膜振动，再经听骨链和卵圆窗膜进入耳蜗，这种传导途径称为**气传导**，简称气导。气导是引起正常听觉的主要途径。当鼓膜穿孔或听骨链损坏时，鼓膜的振动也可引起鼓室内空气的振动，再经圆窗传入内耳。这一旁路效率很差，正常时不起作用。

（2）骨传导：声波直接引起颅骨振动，再引起位于颞骨骨质中的耳蜗内淋巴的振动，这种传导途径称为**骨传导**，简称骨导。在正常情况下，骨导的效率比气导的效率低得多，所以，人们几乎感觉不到它的存在。

听 力 障 碍

在临床上，若声波传导的过程受到某种原因影响而中断，就会产生听力障碍（通称为耳聋）。一般可分为：

1. 传导性（或传音性）耳聋　外界声音传入内耳的途径出现障碍而导致的耳聋称为传导性（或传音性）耳聋。其病变部位主要在外耳道、中耳及卵圆窗、圆窗。患者在听取言语时，常常感到辨音不清，但面对面较大声交谈无言语交往障碍。传导性耳聋的特点是：气导减弱，骨导正常，通常可以矫正。

2. 神经性（或感音性）耳聋　内耳毛细胞或蜗神经、听觉中枢发生病变导致的耳聋。特点是气导、骨导的作用都减弱。神经性耳聋很难矫正。

（二）内耳耳蜗的功能

内耳又称迷路，由耳蜗和前庭器官组成。其中，耳蜗是感音器官，它是一个形似蜗牛壳的骨质管道，被基底膜和前庭膜将管道分为前庭阶、鼓阶和蜗管三个腔。在基底膜上有声音感受器——螺旋器（也称柯蒂器），螺旋器由内、外毛细胞及支持细胞等组成。每个毛细胞的顶部表面都有上百条排列整齐的听毛，有些较长的听毛，其顶端埋植于盖膜的胶冻状物质中。盖膜在内侧与耳蜗轴相连，外侧则悬浮于内淋巴中。毛细胞的底部有丰富的蜗神经末梢（图 9-9）。

1. 耳蜗的感音功能　声波无论从卵圆窗或圆窗传入内耳，都可以通过外淋巴、内淋巴的振动而引起基底膜的振动；基底膜振动时，使毛细胞和盖膜之间的相对位置发生改变，毛细胞受到刺激而兴奋，把声波振动的机械能转变为生物电能。

2. 耳蜗对声音频率和强度的分析　在耳蜗的感音换能作用中，基底膜的振动是个关键因素。行波学说认为，基底膜的振动是以行波的方式进行的，即基底膜的振动最先发生在蜗底，随后以行波的方式向耳蜗顶部传播，在行进过程中，振动幅度逐渐增大，到基底膜上的某一部位振幅达到最大，然后很快消失。就像人在抖动一条绸带时，有行波沿绸带向远端传播一样。但不同频率的声波,传播距离和最大行波振幅出现的部位不同。声波频率越高,行波传播越近,最大振幅出现的部位越靠近耳蜗底部;声波频率越低,行波传播越远,最大振幅出现的部位越靠近耳蜗顶部(图9-10)。临床证实,耳蜗底部受损时主要影响高频听力;耳蜗顶部受损时主要影响低频听力。

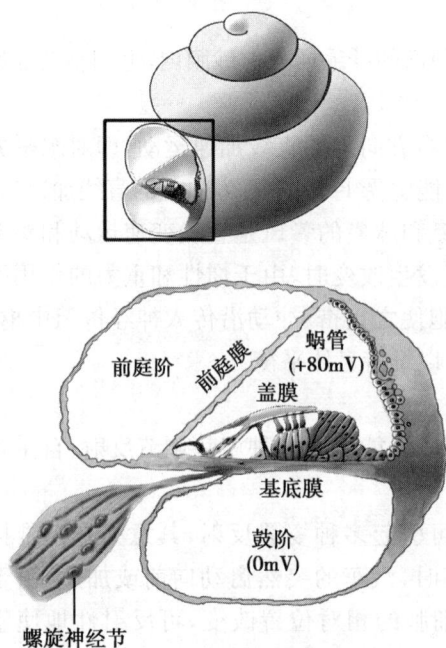

图 9-9　耳蜗管的横截面图
上图:外形;下图:横切面

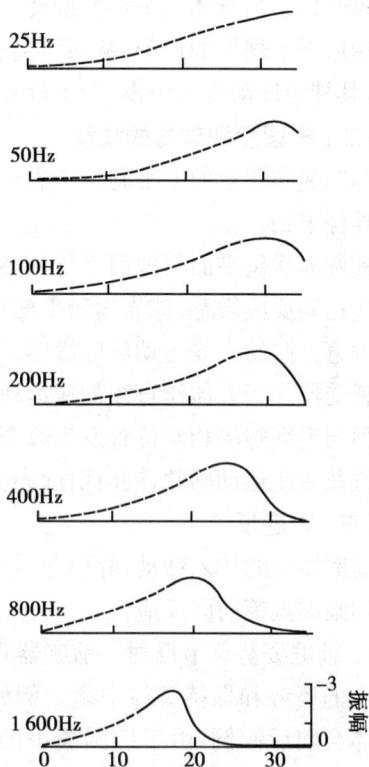

图 9-10　行波学说示意图

对于声音强度的分析,一般认为听觉的强度取决于蜗神经传入纤维的数量。声音刺激强度愈强,神经传入纤维数量愈多,对声音产生的感觉就愈强。

3. 耳蜗的生物电现象　从耳蜗内可以记录到耳蜗的静息电位、耳蜗微音器电位和蜗神经动作电位三种电位。耳蜗的静息电位是耳蜗未受到刺激时,记录到的一种直流电位,它是从内耳不同的部位中引导出来的电位差,如毛细胞的静息电位为-70mV。耳蜗静息电位是产生其他电变化的基础。耳蜗微音器电位是一种交流性质的电位变化,它是在静息电位的基础上,耳蜗受到声音刺激时,由多个毛细胞产生的感受器电位的总和,是一种局部电位变化,没有不应期,可以总和。蜗神经动作电位是由耳蜗微音器电位触发产生的,其作用是向听觉中枢传递声音信息,引起听觉。

二、内耳的位置觉和运动觉功能

内耳的前庭器官是人体对自身运动状态和头部空间位置的感受器,能感知人体在空间的位置及其位置变化。例如,坐在行进的车中,即使闭上眼睛,不看窗外,也可感知到车的加速、减速或转弯。前庭器官由内耳中的三个半规管、椭圆囊和球囊组成。

（一）半规管的功能

两侧内耳中各有三个相互垂直的半规管，分别代表空间的三个平面。每个半规管与椭圆囊连接处都有一个膨大的部分，称为壶腹。壶腹内有一块隆起的结构，称为**壶腹嵴**。其中有一排毛细胞面对管腔，毛细胞顶部的纤毛埋植于壶腹帽的胶质内。壶腹嵴是旋转变速运动的感受器。当身体或头部作旋转变速运动时，由于惯性的作用，相应的半规管内的淋巴超前或滞后于半规管的运动，从而引起壶腹帽和毛细胞的相对位置发生改变，刺激毛细胞使之兴奋，其神经冲动传入中枢，产生旋转感觉，并引起姿势反射以维持身体平衡。

（二）椭圆囊和球囊的功能

椭圆囊和球囊的毛细胞位于囊斑上，毛细胞顶部的纤毛插入位砂膜内，毛细胞的底部有感觉神经末梢。

椭圆囊囊斑平面与地面平行，能感受前后、左右方向上的直线加速运动，即对水平方向的直线运动反应敏感；球囊囊斑平面与地面垂直，能感受上下、左右方向上的直线加速运动，即对垂直方向的直线运动反应敏感。所以，椭圆囊和球囊的囊斑是直线变速运动和头部位置的感受器。当人体作直线加速运动或头部位置发生改变时，由于惯性和重力的作用引起位砂膜与毛细胞的相对位置发生改变，刺激毛细胞使之兴奋，冲动沿传入神经传至中枢，产生位置及变速运动感觉，同时引起姿势调节反射，以维持身体平衡。

（三）前庭反应

前庭器官的传入冲动，除引起运动和位置觉外，还能引起各种姿势调节反射、自主神经反应和眼震颤等前庭反应。

1. 前庭姿势调节反射　前庭器官受刺激时可引起多种姿势反射，其意义在于维持机体一定的姿势和保持身体平衡。例如，人乘汽车时，汽车的突然启动向前或加速，由于惯性身体会向后倾倒，由于椭圆囊中的位砂与毛细胞的相对位置改变，可反射性地使躯干的屈肌收缩和下肢伸肌的张力增加，使身体前倾，以保持身体的平衡。又如人乘电梯时，电梯突然上升，可使椭圆囊和球囊中的位砂与毛细胞的相对位置和压力发生改变，反射性地引起四肢伸肌抑制而发生下肢屈曲。这些都是直线变速运动引起前庭器官的姿势反射。

2. 自主神经反应　当前庭器官受到过强或过长时间刺激时，常会引起自主神经功能失调，导致心率加快、血压下降、呼吸频率增加、出汗及皮肤苍白、恶心、呕吐、唾液分泌增加等现象，称为前庭自主神经反应。对一些前庭器官功能过度敏感的人，一般的前庭刺激也会引起前庭自主神经反应，易发生晕车、晕船等现象。

3. 眼震颤　人体作旋转运动时，引起眼球发生不随意的特殊的往返运动，称为眼震颤，主要是由于半规管受刺激所引起。以水平方向的眼震颤为例来说明：当旋转开始时，如果是向左侧旋转，则是左侧壶腹嵴内的毛细胞受刺激产生兴奋而右侧正好相反，这时出现两侧眼球先缓慢向右侧移动，称为眼震颤的慢动相；当慢动相使眼球移动到两眼裂右侧端而不能再移动时，又突然返回到眼裂正中，称为眼震颤的快动相；以后再出现新的慢动相和快动相，如此反复，这就是眼震颤。当旋转变为匀速转动时，旋转虽在继续，但由于内淋巴的惯性滞后作用消除，眼球不再震颤而居于正中；当旋转减速或停止时，内淋巴因惯性而不能立刻停止运动，使壶腹嵴产生与开始时相反的压力变化，又引起与开始方向相反的慢动相和快动相。临床上，通过检查眼震颤以判断前庭器官的功能状态。

思 考 题

1. 试述视近物时眼的调节过程及意义。
2. 说出眼折光异常的种类及其产生原因、矫正的方法。
3. 声波是如何传到内耳的？请说出具体路径。
4. 晶状体摘除的患者视物有何特点？如何进行矫正？

（黄霞丽）

第 十 章

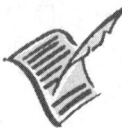

神经系统的功能

人是地球上最为杰出的生物,这是因为人体具有一个经数百万年的进化、功能复杂而又奇特的神经系统。神经系统是人体内起主导作用的调节系统。它不仅能随时准确地调节自身的功能状态,以适应复杂多变的自然环境,而且还能主动地改造环境,实现自身的生存和发展。

第一节 神经元及反射活动的一般规律

神经系统主要由神经元和神经胶质细胞组成。神经元是神经系统的结构和功能单位,其总数在 1 000 亿个以上。神经胶质细胞广泛分布于中枢和周围神经系统中,对神经系统结构的稳定性和对神经元的营养、修复和再生等有重要作用。

神经生理学与诺贝尔生理学或医学奖

100 多年来,诺贝尔生理学或医学奖共计颁奖 96 次,其中神经科学获奖 32 次,主要涉及神经系统的结构、神经生理学、脑发育和脑功能以及技术应用等几个方面。神经生理学学者获诺贝尔生理学或医学奖 6 次。这些研究成果是:神经元学说的确立;神经纤维运动和感觉功能及神经冲动真谛的探明;神经冲动化学传递的发现;神经冲动的本质是电传导的发现;神经传导电生理机制的阐明及神经冲动本质的揭示;神经对肌肉运动的控制是电-化学传导过程的发现。

一、神经元和神经纤维

(一)神经元的基本结构和功能

神经元的形状和大小不一,多数神经元由胞体和突起两部分组成(图 10-1)。胞体主要位于脑、脊髓、神经节以及某些器官的神经组织中,它是神经元代谢和营养的中心。突起又分树突与轴突两种。一个神经元可有一个或多个树突,但一般只有一个轴突。胞体发出轴突的部分呈圆锥形,称为轴丘。轴突细而长,起始部分称为始段。其末端分成许多分支,每个分支末梢部分膨大呈球形,称为突触小体。轴突和感觉神经元的长树突称为轴索。轴索外包以髓鞘或神经膜细胞构成神经纤维,有髓鞘者为有髓纤维;无髓鞘者为无髓纤维。神经纤维的末端称为神经末梢。

神经元的基本功能是感受刺激,对刺激信号加以分析、整合或贮存,并将经整合的信息传出。如图 10-1 所示,一个神经元一般可分为以下四个重要功能部位:①胞体或树突是感受刺激并对刺激信号加以分析、整合或贮存的部位；②轴突始段是产生动作电位的部位；③轴突是传导神经冲动的部位；④突触小体是释放递质的部位。

(二) 神经纤维

1. 神经纤维的分类　通常使用的神经纤维分类方法有两种：根据电生理特性分类，将传出神经纤维分为 A、B、C 三类；根据神经纤维的直径及来源分类，将传入神经纤维分为 Ⅰ、Ⅱ、Ⅲ、Ⅳ 四类。两种分类方法及对应关系见表 10-1。

2. 神经纤维传导兴奋的速度　不同类型的神经纤维其传导兴奋的速度不同（表 10-1）。神经纤维的直径和有无髓鞘以及温度与兴奋传导的速度有着密切的关系。一般来说，直径较粗、有髓鞘的纤维，传导速度快；反之亦然。随着温度下降，神经传导速度将减慢。当降至 0℃ 以下时，传导就要发生阻滞，局部可暂时失去感觉，这是临床上运用局部低温麻醉的依据。

3. 神经纤维传导兴奋的特征　①生理完整性：指神经纤维只有在结构和功能两方面都保持完整时才能完成其正常传导兴奋的功能。如果神经纤维受损或被麻醉，其结构或功能的完整性即遭受破坏，其兴奋传导就会发生障碍。②绝缘性：一条神经干中含有许多条神经纤维，但各条神经纤维在传导兴奋时不会相互干扰，其生理意义在于保证神经调节的精确性。③双向性：在实验条件下，刺激神经纤维中任何一处引起的兴奋，可同时向神经纤维的两端传导。④相对不疲劳性：与突触传递比较，神经纤维具有长时间不衰减性传导兴奋

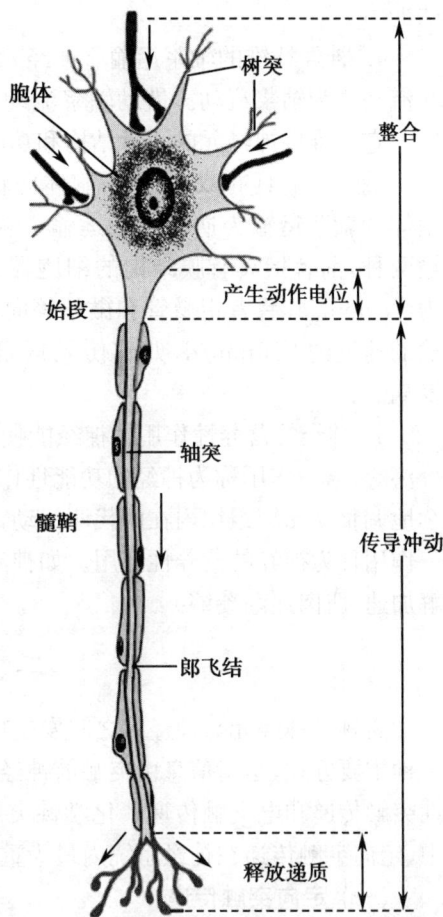

图 10-1　运动神经元结构与功能示意图

表 10-1　神经纤维的分类

按电生理学 特性分类	传导速度 （m/s）	纤维直径 （μm）	来　　源	按直径及来源分类
A_α	70～120	13～22	肌梭传入纤维 腱器官传入纤维 支配梭外肌的传出纤维	I_a、I_b
A_β	30～70	8～13	肌梭传入纤维 触、压觉传入纤维	Ⅱ
A_γ	15～30	4～8	支配梭内肌的传出纤维	
A_δ	12～30	1～4	触、痛、温觉传入纤维	Ⅲ
B类	3～15	1～3	自主神经节前纤维	
sC	0.7～2.3	0.3～1.3	自主神经节后纤维	
drC	0.6～2.0	0.4～1.2	后根中温、痛觉传入纤维	Ⅳ

的能力。

4. 神经纤维的轴浆运输　神经元轴突内的胞质称为轴浆。轴浆在胞体与轴突末梢之间流动称为轴浆流动。借助轴浆流动在胞体与轴突末梢之间运输物质的现象称为轴浆运输。它对维持神经元的正常结构和功能有着重要意义。

轴浆运输具有双向性，自胞体向轴突末梢的轴浆运输为顺向轴浆运输；自轴突末梢向胞体的轴浆运输为逆向轴浆运输。顺向轴浆运输又可分为快速轴浆运输和慢速轴浆运输两种，前者指具有膜结构的细胞器，如线粒体、递质囊泡和分泌颗粒等的运输，速度约为 410mm/d；后者指微管和微丝等向末梢方向的延伸，速度为 1～12mm/d。逆向轴浆运输的速度约 205mm/d，如破伤风毒素、狂犬病病毒可经逆向轴浆运输侵入中枢神经而发病。

5. 神经的营养性作用　神经能使所支配的组织在功能上发生变化，如肌肉收缩、腺体分泌等，这一作用称为神经的功能性作用。另外，神经末梢还经常性释放某些营养因子，持续地调整受支配组织内在的代谢活动，从而持久性影响该组织的结构、生化和生理变化，这一作用称为神经的营养性作用。如神经被损伤时，被支配的肌肉内糖原合成减慢，蛋白质分解加速，肌肉逐渐萎缩。

二、突　触　传　递

突触是神经元与神经元之间发生功能接触的部位。突触传递是神经系统中信息交流的一种重要方式，是指信息由突触前神经元传递到突触后神经元的过程。突触传递包括化学性突触传递和电突触传递。化学性突触传递又分为定向突触传递和非定向突触传递。其中，定向突触传递在神经系统内最为重要。

(一) 定向突触传递

1. 突触的结构与分类　如图 10-2 所示，突触由突触前膜、突触间隙与突触后膜构成。突触前膜和突触后膜较一般神经元膜稍厚，约为 7.5nm；突触间隙宽 20～40nm。在突触小体的轴浆内，有线粒体和囊泡，囊泡直径 20～80nm，泡内含有神经递质。不同神经元的囊泡，其大小、形态和内含递质不同。突触后膜有受体及离子通道。

根据突触相互接触的部位不同，将突触分为：轴-体突触、轴-树突触和轴-轴突触（图10-3）。按突触传递产生的效应不同，则可将突触分为兴奋性突触和抑制性突触。

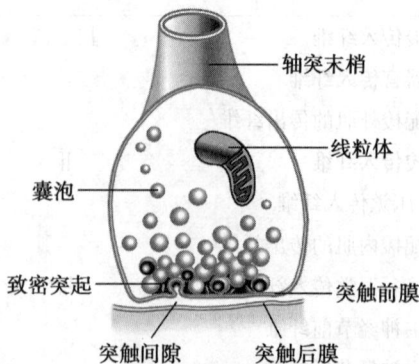

图 10-2　经典化学突触结构示意图

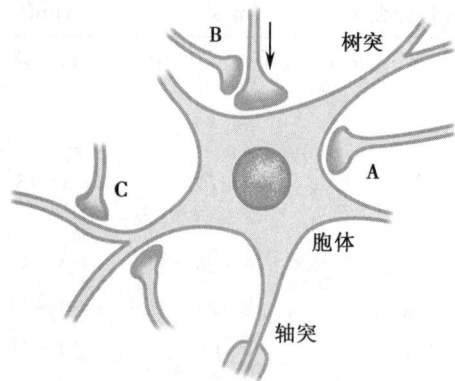

图 10-3　突触类型示意图
A. 轴-体突触；B. 轴-轴突触；C. 轴-树突触

2. 突触传递过程　当兴奋传导到轴突末梢时,突触前膜去极化,使其电压门控的 Ca^{2+} 通道开放,Ca^{2+} 内流至胞质,促使囊泡移向前膜并与之融合,囊泡膜破裂以胞吐的方式将神经递质释放到突触间隙。神经递质经突触间隙扩散到突触后膜,与后膜上的特异性受体结合,导致后膜上某些化学门控离子通道的开放和某些离子流动,使突触后膜产生去极化或超极化,从而形成突触后电位。

3. 突触后电位　当兴奋传导到轴突末梢时,突触前膜释放的是兴奋性递质,该递质与后膜上的特异性受体结合后,使后膜 Na^+、K^+ 通道开放,主要是 Na^+ 通道开放。由于 Na^+ 内流大于 K^+ 外流,导致突触后膜局部去极化,称为**兴奋性突触后电位**(EPSP)。EPSP 属于局部电位(图 10-4),当 EPSP 总和达到阈电位水平时,就会在轴突始段引发动作电位。若总和达不到阈电位水平时,则不能引发动作电位,但可使突触后神经元的膜电位接近阈电位水平,提高其兴奋性,这种现象称为易化。

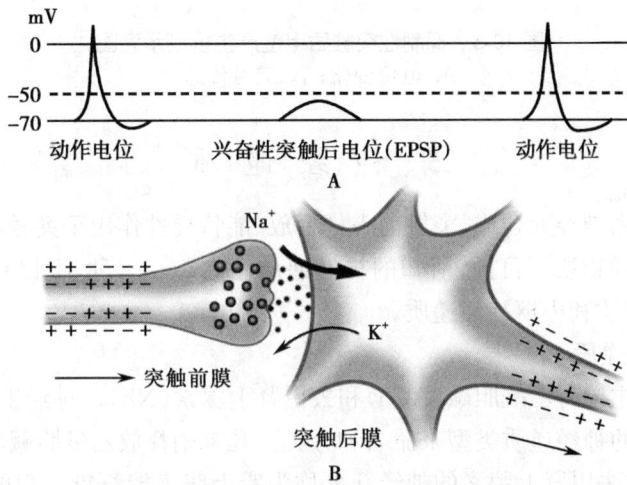

图 10-4　兴奋性突触后电位产生机制示意图
A. 电位变化;B. 突触传递

当兴奋传导到轴突末梢时,突触前膜释放的是抑制性递质,使后膜 K^+、Cl^- 通道开放,主要是 Cl^- 通道开放。Cl^- 内流和 K^+ 外流导致突触后膜超极化,称为**抑制性突触后电位**(IPSP)。IPSP 也属于局部电位(图 10-5),可以总和。由于 IPSP 的产生降低了突触后神经元的兴奋性,所以表现为抑制。

通常,一个突触前神经元通过轴突末梢与多个突触后神经元构成突触联系,而一个突触后神经元可与多个突触前神经元的轴突末梢构成突触联系。因此,一个神经元是兴奋还是抑制或兴奋与抑制的程度,取决于这些突触传递产生的综合效应。

(二) 电突触传递

电突触传递是通过缝隙连接实现的一类信息传递方式。缝隙连接是两个神经元之间的紧密接触部位,可存在于胞体与胞体、树突与树突、轴突与胞体以及轴突与树突之间。缝隙连接的间隙小(只有 $2\sim3nm$),有贯穿两膜的蛋白质形成的水相通道,允许带电离子通过,使两个神经元的胞质得以直接沟通。该通道电阻低,局部电流可以直接从中通过,故传递速度快,几乎没有潜伏期,并且传递信息是双向性的。电突触的功能可能与多个神经元的同步性放电有关。

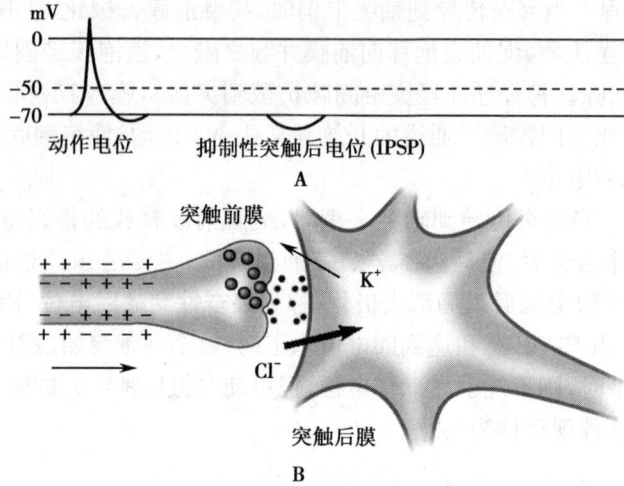

图 10-5　抑制性突触后电位产生机制示意图
A. 电位变化；B. 突触传递

三、神 经 递 质

神经递质是指由神经元合成、突触前末梢释放、能特异性作用于突触后膜受体并产生突触后电位的信息传递物质。目前，所知的神经递质已有 100 多种，根据它们存在部位的不同，分为外周神经递质和中枢神经递质。

（一）外周神经递质

外周神经递质主要有乙酰胆碱（ACh）和去甲肾上腺素（NE）。神经生理学中，神经纤维常以神经末梢释放的神经递质类型来命名和分类。凡末梢释放乙酰胆碱的神经纤维称为**胆碱能纤维**；末梢释放去甲肾上腺素的神经纤维称为**肾上腺素能纤维**。胆碱能纤维和肾上腺素能纤维在周围神经系统中的分布情况见表 10-2。

表 10-2　胆碱能纤维和肾上腺素能纤维在周围神经系统中的分布

纤维名称	释放递质	分　　布
胆碱能纤维	ACh	全部的交感和副交感神经节前纤维
		大部分副交感神经节后纤维
		少部分交感神经节后纤维（支配汗腺和骨骼肌舒血管的交感神经节后纤维）
		躯体运动神经纤维
肾上腺素能纤维	NE	大部分交感神经节后纤维

（二）中枢神经递质

中枢神经递质比外周神经递质多而复杂，主要有 ACh、单胺类（包括去甲肾上腺素、多巴胺、5-羟色胺）、氨基酸类和肽类等。主要中枢神经递质的分布和功能特点见表 10-3。

（三）递质的代谢

递质的代谢包括递质的合成、贮存、释放和消除等过程。某些毒物、药物或疾病可影响递质的代谢，而导致神经的功能紊乱。

表 10-3 主要中枢神经递质的分布和功能特点

名　　称	主要分布部位	功　能　特　点
ACh	脊髓、脑干网状结构、丘脑、边缘系统	与感觉、运动、学习和记忆等活动有关
单胺类：		
去甲肾上腺素	低位脑干	与觉醒、睡眠、情绪活动等有关
多巴胺	黑质-纹状体通路、中脑-边缘系统通路和结节-漏斗部通路	与躯体运动、精神情绪活动及内分泌功能调节有关
5-羟色胺	脑干中缝核	与睡眠、体温调节、情绪反应及痛觉有关
氨基酸类：		
γ-氨基丁酸	脑干、基底神经节、小脑和大脑皮质	抑制性神经递质
甘氨酸	脊髓前角	抑制性神经递质
谷氨酸	脊髓背侧部、大脑皮质	兴奋性神经递质
肽类：		
下丘脑调节肽	下丘脑	调节自主神经等活动
阿片肽	脑内	调节痛觉
脑-肠肽	胃肠和脑内	与摄食活动调节等有关

1. 递质的合成　不同递质的合成过程和部位各不相同。如 ACh，在胞质中由胆碱和乙酰辅酶 A 经胆碱乙酰移位酶的催化而合成；而神经肽类递质，首先在胞体内核糖体合成为无活性的大分子前体蛋白，然后经过翻译、翻译后加工等过程转变为有活性的神经肽。

2. 递质的贮存和释放　大多数递质合成后贮存于囊泡内。当神经冲动到达末梢使细胞去极化时，胞外 Ca^{2+} 内流，触发递质释放。

3. 递质的消除　递质与受体结合发挥生物学作用后被迅速消除。消除方式包括被酶水解、重吸收回血液、神经末梢再摄取、神经胶质细胞摄取等。如 ACh 作用于突触后膜发挥生理作用后，将在 1～2 毫秒内被突触后膜上的胆碱酯酶水解成胆碱和乙酸而失活。去甲肾上腺素可通过三条途径消除：①大部分被神经末梢重摄取并贮存于小泡内再利用；②一部分在突触后神经元内被单胺氧化酶和儿茶酚胺氧位甲基移位酶破坏灭活；③一部分经血液循环在肝破坏灭活。如利血平能抑制神经末梢对去甲肾上腺素的摄取，以致去甲肾上腺素在末梢被耗竭，故利血平在临床上被用作降压药。

四、反射活动的一般规律

(一) 中枢神经元的联系方式

神经元按其所在部位和功能的不同，可分为传入神经元、中间神经元和传出神经元。其中，传出神经元约有数十万个；传入神经元数量较传出神经元多 1～3 倍；而中间神经元的数量最多，仅大脑皮质就约有 140 亿个。在多突触反射中，中枢神经元之间的联系方式主要有辐散式、聚合式、环式、链锁式和单线式等(图 10-6)。

1. 辐散式　是指一个神经元的轴突通过其分支与多个神经元建立突触联系的方式。它能使与之相联系的许多神经元同时兴奋或抑制。此方式在传入通路中多见。

2. 聚合式　是指多个神经元的轴突末梢与同一个神经元建立突触联系的方式。它能使许多神经元的作用集中到同一神经元，从而发生总和或整合作用。此方式在传出通路中多见。

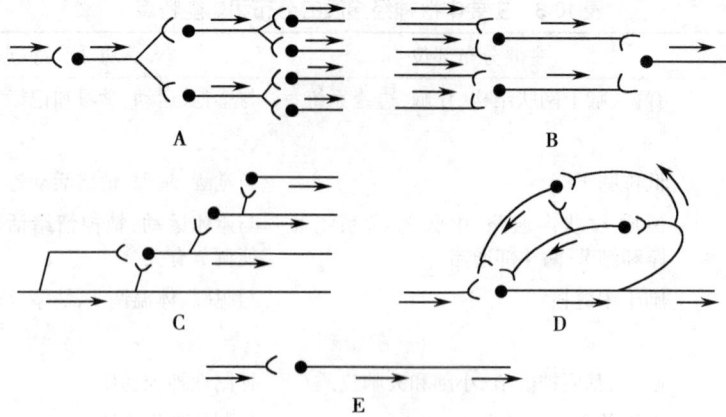

图 10-6　中枢神经元的联系方式
A. 辐散式；B. 聚合式；C. 链锁式；D. 环路式；E. 单线式

3. 链锁式　神经元之间通过侧支依次连接，形成传递信息的链锁，在纵向和横向同时向外传递信息。兴奋通过链锁式联系，在空间上扩大了作用范围。

4. 环式　是指一个神经元通过轴突侧支与中间神经元联系，该中间神经元反过来再与原神经元发生突触联系，构成闭合环路。这种联系方式是反馈调节的结构基础。若环路内中间神经元是兴奋性神经元，则使兴奋效应增强和时间延伸，产生正反馈效应；若环路内中间神经元是抑制性神经元，则使得兴奋效应及时终止，产生负反馈效应。在环式联系中，即使最初的刺激已经停止，传出通路上冲动仍能继续一段时间的现象称为后发放。

5. 单线式　是神经元之间一对一的一种联系方式。单线式联系少见，但信息传递准确。

(二) 中枢兴奋传递的特征

兴奋通过突触传递明显不同于神经纤维上的冲动传导，这是由于突触本身的结构和化学递质的参与等因素所决定的。突触传递的特征主要表现在以下几个方面：

1. 单向传递　是指兴奋通过突触传递时只能由突触前神经元向突触后神经元单方向进行。因为神经递质通过突触前膜释放，受体位于突触后膜。

2. 中枢延搁　兴奋通过突触传递时，需要经历递质的释放、扩散、与突触后膜受体的结合、产生突触后电位等一系列过程，速度较慢，这一现象称为中枢延搁。据测定，兴奋通过一个突触所需的时间为 0.3~0.5 毫秒。在反射活动中，兴奋通过的突触数量越多，反射所需时间就越长。

3. 总和　兴奋性突触后电位和抑制性突触后电位具有局部电位的性质，可以总和，包括时间性总和与空间性总和。突触后神经元如何活动决定于这些突触后电位总和的结果。

4. 兴奋节律的改变　突触后神经元的兴奋节律与突触前神经元的兴奋节律存在差异。突触后神经元常同时接受多个突触传递，且其本身的功能状态也可能不同，因此，最后传出冲动频率取决于各种影响因素的综合效应。

5. 后发放　如前所述，后发放可发生在兴奋通过神经元之间的环式联系的反射通路中。此外，也见于各种神经反馈活动中。

6. 对内环境变化敏感和易疲劳　突触部位易受内环境理化因素的影响，如缺氧、CO_2 增多以及某些药物等都可作用于突触传递的某些环节而影响突触传递。相对于兴奋在神经纤维上的传导,突触是反射弧中最易发生疲劳的部位。实验中发现,用较高频率的连续刺激作用于突触前神经元几秒或几毫秒后,突触后神经元的放电频率就会明显降低,这可能与突触前神经元内递质的耗竭有关。

(三)中枢抑制

在反射活动中,中枢既有兴奋又有抑制,两者相辅相成,这是反射活动能协调进行的重要原因。根据中枢抑制产生的机制和部位的不同,将其分为突触后抑制和突触前抑制。

1. 突触后抑制 由突触后神经元产生抑制性突触后电位而发生的抑制称为**突触后抑制**。突触后抑制分为传入侧支性抑制和回返性抑制两种类型。

(1) 传入侧支性抑制:传入神经纤维在兴奋某一个中枢神经元的同时,经侧支又兴奋一个抑制性中间神经元,进而使另一个中枢神经元抑制,这种现象称为**传入侧支性抑制**或**交互抑制**。例如,引起屈肌反射的传入纤维进入脊髓后,一方面兴奋支配屈肌的运动神经元,另一方面通过侧支兴奋抑制性中间神经元,使支配伸肌的神经元抑制,从而引起屈肌收缩而伸肌舒张,以完成屈肌反射(图 10-7A)。交互抑制的意义是协调不同中枢之间的活动。

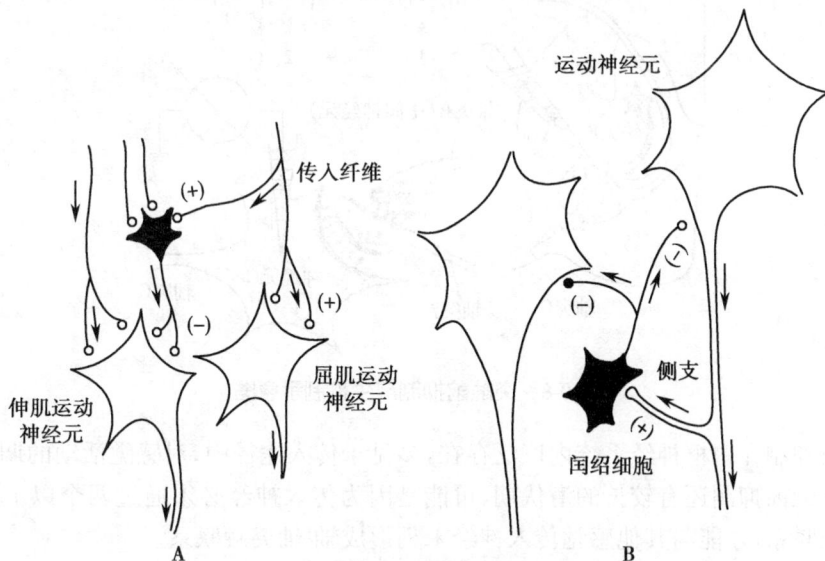

图 10-7 两类突触后抑制示意图
A. 传入侧支性抑制;B. 回返性抑制
黑色星形细胞为抑制性中间神经元 (＋)兴奋 (－)抑制

(2) 回返性抑制:某一中枢神经元兴奋时,其传出冲动沿轴突外传的同时,经轴突的侧支兴奋抑制性中间神经元,该抑制性中间神经元的轴突折返抵达原先发动兴奋的中枢神经元并与之构成抑制性突触联系,通过释放抑制性递质,使原先发动兴奋的神经元及其同一中枢的神经元受到抑制,这种现象称为**回返性抑制**。例如,脊髓前角运动神经元支配骨骼肌时,在轴突尚未离开脊髓灰质之前,发出侧支兴奋闰绍细胞。闰绍细胞是抑制性中间神经元(其抑制性递质是甘氨酸),它的轴突返回,与原先发放冲动的运动神经元构成抑制性突触(图 10-7B)。因此,当脊髓前角运动神经元兴奋时,其传出冲动一方面使骨骼肌收缩,同时又通过闰绍细胞反过来抑制该运动神经元的活动。回返性抑制的意义是:使神经元活动及时终止,防止神经元过度和过久的兴奋;促使同一中枢内许多神经元活动同步化。

2. 突触前抑制   通过改变突触前膜的活动而使突触后神经元产生抑制的现象称为**突触前抑制**,其结构基础是轴-轴突触。如图 10-8 所示,轴突 A 与轴突 B 构成轴-轴突触,轴突 A 的末梢又与运动神经元 C 的胞体形成轴-体突触。当刺激轴突 A 时,可使神经元 C 产生 10mV 的兴奋性突触后电位;当刺激轴突 B 时,该运动神经元不产生反应;如果先刺激轴突 B,在一定时间间隔后再刺激轴突 A,则可使神经元 C 产生的兴奋性突触后电位减小,仅有 5mV。这说明轴突 B 的活动能降低轴突 A 的兴奋作用,即产生突触前抑制。研究表明,轴突 B 兴奋时,其末梢释放抑制性神经递质 γ-氨基丁酸(GABA)。γ-氨基丁酸一方面作用于轴突 A 上的 GABA 受体,末梢 A 去极化,使到达末梢 A 的动作电位幅度变小,结果使 Ca^{2+} 进入末梢 A 的量减少,由此而使兴奋性递质释放量减少,最终导致该运动神经元产生的兴奋性突触后电位幅度降低。

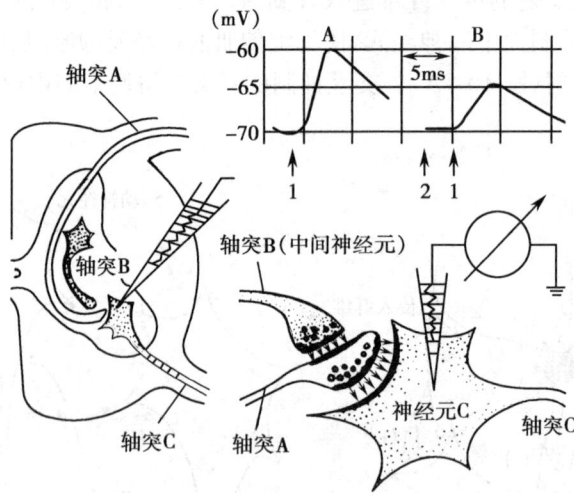

图 10-8   突触前抑制产生机制示意图

突触前抑制在中枢神经系统内广泛存在,多见于传入途径中,对感觉活动的调节具有重要作用。突触前抑制还有较长的潜伏期,可能是因为传入神经必须通过两个以上中间神经元的多突触联系,才能与其他感觉传入神经末梢形成轴-轴突触联系。

第二节   神经系统的感觉功能

感觉是客观事物在人脑中的反映,是人类认知客观世界从而改造客观世界的一项重要生理功能。内、外环境的各种刺激,首先由感受器感受,然后被转换成传入纤维上的神经冲动,并通过特定的神经通路传到特定的中枢加以分析和综合,最后产生各种各样的感觉。

一、脊髓与脑干的感觉传导功能

躯体感觉的传导路分为浅感觉传导路和深感觉传导路两类。浅感觉是指皮肤与黏膜的痛、温、触、压觉,其感受器的位置较浅,沿脊髓丘脑侧束和脊髓丘脑前束上行;深感觉是指肌肉、肌腱、关节等深部结构的本体感觉,沿脊髓后索上行。精细触觉与深感觉传导通路相同。躯体感觉一般经三级神经元传入,第一级神经元位于脊神经节内;第二级神经元位于脊髓后角或延髓薄束核和楔束核内;第三级神经元位于丘脑的后外侧腹核(图 10-9)。脊髓的浅感觉传导通路是先交叉后上行,而深感觉传导通路是先上行后交叉。故脊髓半离断时,患者的浅感觉障碍出现在断面的对侧,而深感觉障碍出现在断面的同侧。

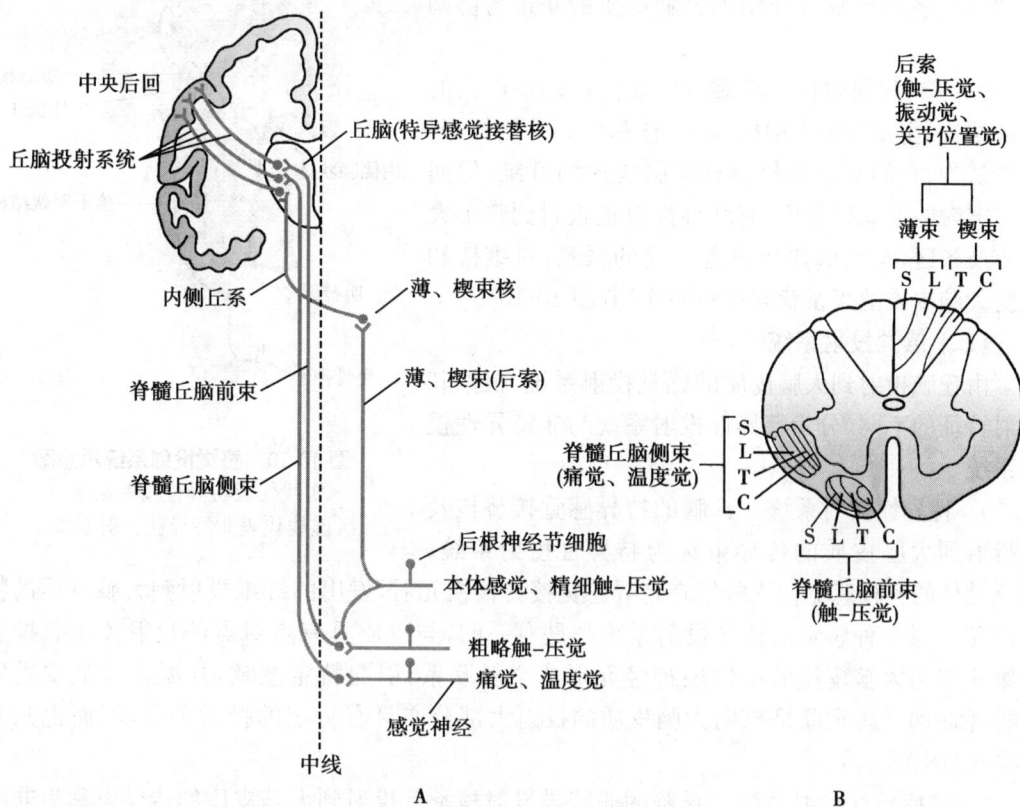

图 10-9 躯体感觉传导通路示意图
A. 躯体感觉传导通路;B. 感觉通路的脊髓横断面;S. 骶;L. 腰;T. 胸;C. 颈

头面部感觉传导路的第一级神经元的胞体位于三叉神经节内,其周围突经三叉神经分布于头面部皮肤及口鼻黏膜;第二级神经元位于三叉神经脊束核、三叉神经主核和中脑核内;第三级神经元位于丘脑的后内侧腹核。

二、丘脑及其感觉投射系统

(一) 丘脑的核团与感觉功能

除嗅觉之外,各种躯体感觉和头面部感觉通路都要在丘脑交换神经元,然后向大脑皮质投射。因此,丘脑是躯体感觉和头面部感觉传导的总换元站,同时也能对感觉信号进行粗略的分析与综合。丘脑的核团大致划分为三类。

1. **特异感觉接替核** 主要有后腹核(包括后内侧腹核与后外侧腹核)、外侧膝状体、内侧膝状体等。它们接受第二级感觉投射纤维,经换元后进一步投射到大脑皮质特定的感觉区。其中,后外侧腹核接受躯体感觉的脊髓丘脑束与内侧丘系的传入纤维;后内侧腹核接受头面部感觉的三叉丘系传入纤维;内侧膝状体和外侧膝状体分别是听觉和视觉传入通路的换元站。此类核团是除嗅觉外所有特定感觉传向皮质的换元站,对特异性感觉的产生起着重要作用(图 10-10)。

2. **感觉联络核** 主要有丘脑前核、外侧腹核、丘脑枕等。它们不直接接受感觉的投射纤维,而是接受丘脑特异感觉接替核及其他皮质下中枢来的纤维,换元后投射到大脑皮质特定区域。它们的功能与各种感觉在丘脑到大脑皮质的联系与协调有关。

3. 非特异投射核　指靠近中线的内髓板以内的各种结构,主要有中央中核、束旁核和中央外侧核等。一般认为,它们无直接投射到大脑皮质的纤维,但通过多突触的换元接替后,有纤维弥散地投射到整个大脑皮质各区,与大脑皮质有着广泛的联系,对维持和改变大脑皮质的兴奋状态有重要作用(图10-10)。

(二) 感觉投射系统

由丘脑投射到大脑皮质的感觉投射系统,根据其投射特征的不同,分为特异性投射系统与非特异性投射系统。

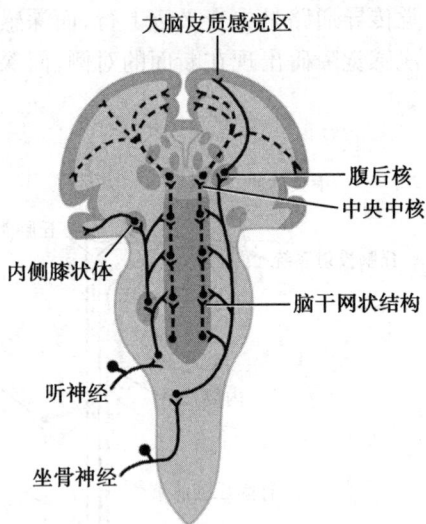

图 10-10　感觉投射系统示意图
实线代表特异性投射系统,
虚线代表非特异性投射系统

1. 特异性投射系统　丘脑的特异感觉接替核及其投射到大脑皮质的传导束称为**特异性投射系统**。除嗅觉外的各种感觉传入纤维在特异感觉接替核换元后,发出的纤维投射到大脑皮质的特定部位。每一种感觉的传导投射系统都是专一的,与皮质具有点对点的投射关系。投射纤维主要与大脑皮质的第四层神经元形成突触联系,引起特定感觉,并激发大脑皮质发出神经冲动。感觉联络核向大脑皮质的投射大部分亦具有特定的投射关系,因而也归入此系统(图10-10)。

2. 非特异性投射系统　丘脑的非特异投射核及其投射到大脑皮质的传导束称为**非特异性投射系统**。除嗅觉外的各种感觉上行纤维在途经脑干时,发出许多侧支与脑干网状结构内的神经元发生突触联系,经多次换元,抵达丘脑的非特异投射核,由此发出纤维,弥散地投射到大脑皮质的广泛区域。非特异性投射系统在上行途中已失去了原先具有的感觉传导的专一性,是各种感觉的共同上传途径。其主要功能是:维持和改变大脑皮质的兴奋性,使机体处于觉醒状态(图10-10)。

实验研究发现,电刺激脑干网状结构,可唤醒动物,出现觉醒状态的脑电波,因此,将这一系统称为脑干网状结构**上行激动系统**。现在认为,该系统的作用主要是通过丘脑非特异性投射系统来完成的。当这一系统的上行冲动减少时,大脑皮质就由兴奋转入抑制状态,动物表现为安静或睡眠;这一系统受损伤可发生昏睡。脑干网状结构上行激动系统是一种多突触传递系统,易受药物影响。巴比妥类药物能阻断脑干网状结构上行激动系统的传递而产生催眠作用。

三、大脑皮质的感觉分析功能

大脑皮质是产生感觉的最高级中枢。来自身体不同部位和不同性质的感觉信息投射到大脑皮质的不同区域,通过大脑皮质对这些传入信息的分析与综合,产生不同的感觉。因此,大脑皮质有着不同的感觉功能定位,即大脑皮质存在不同的感觉功能代表区。

(一) 体表感觉区

来自丘脑特异感觉接替核的信息,以点对点的方式投射到大脑皮质的两个躯体感觉区,即第一感觉区和第二感觉区。

第一感觉区位于中央后回。感觉信息向中央后回投射的规律有：①投射纤维左右交叉，即躯体一侧传入冲动向对侧皮质投射，但头面部感觉投向双侧皮质；②投射区域的空间排列是倒置的，即下肢的感觉区在皮质的顶部，上肢感觉区在中间，头面部感觉区在底部，但头面部的内部安排仍是正立的；③投射区的大小与不同体表部位的感觉灵敏程度有关，如感觉灵敏度高的拇指、示指的皮质代表区大，而感觉迟钝的背部皮质代表区小。第一感觉区产生的感觉定位明确而且清晰（图 10-11）。

第二感觉区位于中央前回和脑岛之间，其面积远比第一感觉区小。身体各部分的定位不如中央后回那么完善和具体。投射区域的空间安排是正立和双侧性的，此区还接受痛觉传入信号的投射。

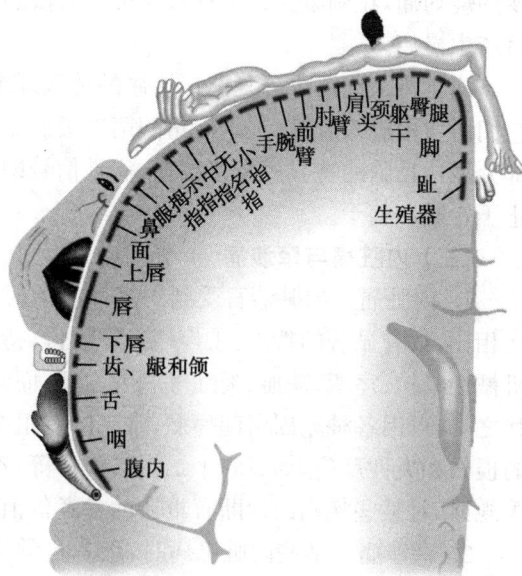

图 10-11　大脑皮质感觉区示意图

（二）本体感觉区

中央前回既是运动区，也是本体感觉的投射区。**本体感觉**是指来自肌肉、肌腱、关节、骨膜等处感受器的感觉信息所形成的，与肌肉活动和身体各部分所处空间位置相关的感觉。

（三）内脏感觉区

内脏感觉的投射区混杂于体表感觉区、运动辅助区和边缘系统等皮质部位，但投射区小且不集中。内脏感觉通常有性质模糊、定位不准确等特点。

（四）视觉区和听觉区

视觉投射区在大脑半球内侧面枕叶距状沟的上下缘；听觉投射区位于颞叶的颞横回和颞上回。

（五）嗅觉区和味觉区

嗅觉的投射区位于边缘叶的前底部；味觉投射区在中央后回头面部感觉区的下侧。

四、痛　觉

痛觉是人体受到伤害性刺激时产生的一种不愉快感觉，通常伴有情绪变化和防卫反应。产生痛觉是机体的一种重要的自我保护机制。组织受损伤时，一般都会有疼痛产生，它引起人们的警觉，及时避开或除去伤害性刺激。许多疾病都表现有疼痛，认识痛觉的产生及其规律具有重要的临床意义。

（一）痛觉感受器

痛觉感受器是游离神经末梢，其分布十分广泛。痛觉感受器的特异性不高，各种伤害性刺激只要强度达到使组织受损伤的程度都可引起痛觉感受器的反应。一般来说，刺激引起组织损伤时，会产生一些致痛物质，如缓激肽、组胺、5-羟色胺、K^+、H^+、ATP 等。这些致痛物质使游离神经末梢去极化，从而引起痛觉。

(二) 皮肤痛觉

皮肤痛觉指伤害性刺激作用于皮肤所引起的痛觉。皮肤痛觉有快痛和慢痛两种类型。快痛通常是皮肤遭受针刺、刀割、电击等刺激时产生的一种尖锐而定位清楚的痛觉,在刺激后大约 0.1 秒内开始;慢痛则是一种延续时间较长、伴有情绪反应以及心血管和呼吸活动改变的烧灼痛,在刺激大约 1 秒甚至更长时段后开始。伤害性刺激作用于皮肤先引起快痛,随后产生慢痛。

痛觉传入通路十分复杂。快痛的传入纤维为 A_δ 类纤维,慢痛的传入纤维为 C 类纤维。它们由背根进入脊髓后,由后角的第二级痛觉神经元接替。第二级痛觉神经元发出的纤维,部分抵达丘脑的特异感觉接替核,痛觉信号即由此最终投射到对侧大脑皮质感觉区,部分终止于脊髓和脑干。

(三) 内脏痛与牵涉痛

1. 内脏痛　内脏器官受到伤害性刺激时产生的疼痛感觉称为**内脏痛**。内脏痛与皮肤痛相比,具有显著的特点:①疼痛发起缓慢,持续时间较长;②定位不准确,定性不清楚;③对机械性牵拉、痉挛、缺血、炎症等刺激敏感,而对切割、烧灼等不敏感。内脏痛是临床常见症状之一,可因各种原因引起疼痛,常见的有组织缺血和肌肉痉挛,如心绞痛。此外,各部组织的损伤和炎性反应,如胃和十二指肠溃疡等,都有疼痛产生。了解疼痛的部位、性质和时间等规律,对某些疾病的诊断有重要的参考价值。

2. 牵涉痛　某些内脏患病时,患者自觉疼痛部位在远离患病内脏的某一体表部位,这种因内脏疾患引起体表特定部位发生疼痛或痛觉过敏的现象称为**牵涉痛**。了解牵涉痛的部位(表 10-4),对诊断某些内脏疾病具有重要参考价值。

表 10-4　常见内脏疾病牵涉痛的部位

内脏疾病	牵涉痛的部位
心绞痛	心前区、左上臂
胃溃疡与胰腺炎	左上腹、肩胛间
肝病与胆囊炎	右肩胛
肾结石	腹股沟区
阑尾炎	上腹部、脐周

第三节　神经系统对躯体运动的调节

人类和动物的躯体运动是在神经系统调节下,由骨骼肌收缩和舒张完成的。骨骼肌一旦失去神经系统的支配,就会发生麻痹。

一、脊髓对躯体运动的调节

(一) 脊髓的运动神经元和运动单位

脊髓是躯体运动调节中最基本的反射中枢。在脊髓前角中,存在大量支配骨骼肌的运动神经元,即 α 和 γ 运动神经元,它们末梢释放的递质都是 ACh。α 运动神经元的胞体较大,神经纤维较粗,支配梭外肌纤维。由一个 α 运动神经元及其所支配的全部肌纤维组成的功能单位称为**运动单位**。运动单位的大小不一,支配精细运动的神经元,轴突末梢分支少,所支配的肌纤维数量也少,则运动单位小;支配粗大运动的神经元,轴突末梢分支多,支配的肌纤维数量也多,则运动单位大。α运动神经元既接受来自外周感受器的传入信息,也接受来自脑干到大脑皮质等高位中枢的下传信息。任何躯体运动反射的传出信息最后都通过α运动神经元传给骨骼肌,因此,α运动神经元是躯体运动反射的最后公路。γ运动神经元的胞体较小,兴奋性较高,传出纤维较细,支配梭内肌纤维,调节肌梭感受装置的敏感性。

(二) 屈肌反射与对侧伸肌反射

当肢体皮肤受到较弱伤害性刺激时,可反射性引起受刺激一侧肢体的屈肌收缩、肢体屈曲,这种反射称为**屈肌反射**。屈肌反射使肢体离开伤害性刺激,具有保护性意义。当肢体皮肤受到较强伤害性刺激时,在同侧肢体屈曲的同时,还会出现对侧肢体伸直的反射活动,称为**对侧伸肌反射**。对侧肢体的伸直可以支持体重,防止歪倒,具有维持躯体姿势的作用,故对侧伸肌反射是一种姿势反射。

(三) 牵张反射

骨骼肌受到外力牵拉时,引起受牵拉的同一肌肉收缩的反射活动,称为**牵张反射**。

1. 牵张反射的类型　牵张反射有腱反射和肌紧张两种类型。

(1) 腱反射:快速牵拉肌腱时发生的牵张反射称为**腱反射**。它表现为被牵拉肌肉迅速而明显地缩短,例如膝跳反射。当膝关节半屈曲时,叩击股四头肌肌腱,可使股四头肌因受牵拉而发生快速的反射性收缩。腱反射属单突触反射,它的中枢常只涉及1~2个脊髓节段,反应的范围仅限于受牵拉的肌肉。正常情况下,腱反射受上位脑的下行控制。临床上常采用检查腱反射的方法,来了解神经系统的某些功能状态,如腱反射减弱,常提示该反射弧的某个部分有损伤;如腱反射亢进,是高位中枢有病变的指征。

(2) 肌紧张:缓慢而持续地牵拉肌腱所引起的牵张反射称为**肌紧张**。它表现为受牵拉的肌肉轻度而持续地收缩,使肌肉维持一定的张力。肌紧张是由肌肉中的肌纤维轮流收缩产生的,所以不易发生疲劳,产生的收缩力量也不大,不会引起躯体明显的位移。肌紧张的反射弧与腱反射相似,但它的中枢为多突触接替,属于多突触反射。肌紧张是维持躯体姿势的最基本的反射活动,也是其他姿势反射的基础。肌紧张反射弧的任何部分受到破坏,即可出现肌张力的减弱或消失,表现为肌肉松弛,这时身体的正常姿势则无法维持。

2. 牵张反射的反射弧　牵张反射的基本反射弧:感受器是肌肉中的肌梭,传入神经为 I_a、II类纤维,中枢在脊髓内,传出神经为α纤维,效应器是该肌肉的梭外肌纤维。

肌梭是一种能感受牵拉刺激或肌肉长度变化的梭形感受装置,属于本体感受器。肌梭囊内一般含6~12根肌纤维,称为梭内肌纤维。梭内肌纤维的收缩成分位于纤维的两端;感受装置呈螺旋状,位于中间,无收缩功能,两者呈串联关系。整个肌梭附着于梭外肌纤维上,并与其平行排列呈并联关系。梭外肌纤维收缩可使肌梭感受装置所受牵拉刺激减少,而梭内肌纤维收缩可使肌梭感受装置对牵拉刺激的敏感性增高。当肌肉受到外力牵拉时,肌梭的螺旋状感受器兴奋,冲动经肌梭的传入神经纤维传至脊髓,使支配该肌肉的脊髓前角的α运动神经元兴奋,引起梭外肌收缩。当γ神经元传出冲动增加,引起梭内肌收缩,对肌梭内感受装置的牵拉刺激增大,经肌梭 I_a 类、II类传入神经纤维传入中枢后,使支配同一块肌肉的α神经元兴奋,导致梭外肌肌紧张增强(图10-12)。

(四) 脊休克

当脊髓与高位中枢突然离断后,断面以下的脊髓会暂时丧失反射活动能力而进入无反应的状态,这种现象称为**脊休克**。其主要表现为:躯体运动和内脏反射活动消失、骨骼肌紧张性下降、外周血管扩张、血压下降、出汗被抑制、粪尿潴留等。脊休克是暂时现象,因为多种脊髓反射活动可逐渐恢复。最先恢复的是比较简单和原始的反射,如屈肌反射和腱反射等;然后是较复杂的反射,如对侧伸肌反射;血压可恢复到一定水平;排便、排尿反射也可恢复到一定程度。不同动物的反射恢复时间长短不一。低等动物(如蛙)在脊髓离断后数分钟内即恢复;犬需几天时间;而人类恢复最慢,需数周至数月。恢复后的这些反射功能并不完善,不能很好地适应生理功能的需要。例如,排尿反射不能受意识控制和排不干净;一些屈肌反射过强;汗腺过度分泌等。离断面水平以下的知觉和随意运动能力将永久丧失。脊休克的产生,并不是由脊髓切断的损伤刺激引起的,主要是由于离断面以下的脊髓突然失去高位中枢的调控所致。

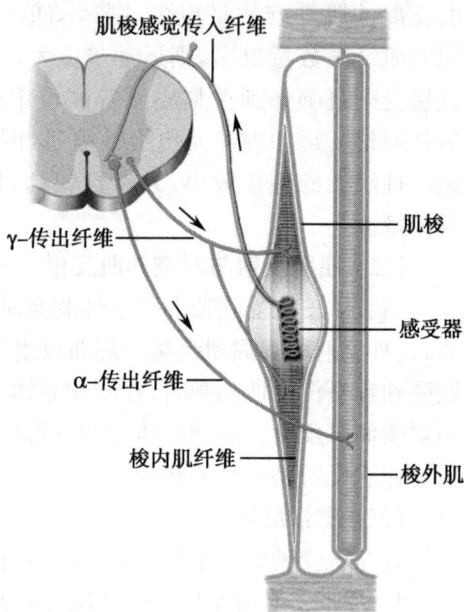

图 10-12　肌梭与腱器官及其
神经纤维联系模式图

二、脑干对肌紧张的调节

脑干对肌紧张有重要调节作用。用电刺激动物脑干网状结构发现两个区,即加强肌紧张的易化区和抑制肌紧张的抑制区。

(一)脑干网状结构易化区

脑干网状结构易化区的范围较广,包括延髓网状结构的背外侧部分、脑桥的被盖、中脑的中央灰质及被盖。下丘脑和丘脑中线核群对肌紧张也有易化作用,因此也包含在易化区的概念之内(图 10-13)。此外,延髓的前庭核、小脑前叶两侧部也协同易化区参与对肌紧张的易化作用。

动物实验发现,脑干网状结构易化区有自发放电现象,这种现象与进入脑干网状结构的感觉信息有关。这说明,脑干网状结构易化区正常活动的维持,除与其他易化区的功能联系有关外,进入脑干网状结构的感觉信息也有重要作用。脑干网状结构易化区加强肌紧张的作用是通过网状脊髓束向下与脊髓前角的 γ 运动神经元联系实现的,它使 γ 运动神经元传出冲动增加,梭内肌收缩,肌梭敏感性升高,从而增强肌紧张。此外,易化区对 α 运动神经元也有一定的易化作用。

(二)脑干网状结构抑制区

脑干网状结构抑制区位于延髓网状结构的腹内侧部分,面积较小(图 10-13)。皮质运动区、纹状

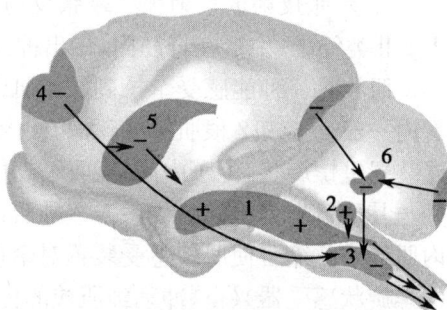

图 10-13　猫脑干网状结构下行
抑制和易化系统示意图
＋表示易化区　－表示抑制区
1. 网状结构易化区;2. 延髓前庭核;
3. 网状结构抑制区;4. 大脑皮质;
5. 尾状核;6. 小脑

体、小脑前叶蚓部等处,其抑制肌紧张的作用是通过加强脑干网状结构抑制区的活动来实现的。实验证明,脑干网状结构抑制区没有自发放电现象,其正常活动依赖于与皮质运动区、纹状体等区域的联系。脑干网状结构抑制区通过网状脊髓束抑制 γ 运动神经元,使肌梭敏感性降低,从而降低肌紧张。

(三) 去大脑强直

在动物中脑的上、下丘之间切断脑干后,动物立即出现四肢伸直、脊柱后挺、头尾昂起,呈角弓反张状态,这种现象称为**去大脑强直**。去大脑强直产生的原因是脑干网状结构抑制区失去了与皮质运动区和纹状体的联系,其活动减弱,而网状结构易化区的活动相对增强,造成牵张反射过度增强。当人类患某些脑部疾病(如脑干损伤)时,也可以出现头后仰、上下肢僵硬伸直等类似动物去大脑强直的现象。

三、小脑对躯体运动的调节

在生理学上,依据与小脑联系的传入和传出纤维情况,将小脑分为前庭小脑、脊髓小脑和皮层小脑三个主要的功能部分,它们对躯体运动的调节作用各有其特点。

(一) 前庭小脑

前庭小脑又称为古小脑,主要指绒球小结叶,其主要功能是维持身体的平衡。若此区受损或第四脑室肿瘤压迫绒球小结叶,患者会出现平衡失调、步态困难,表现为站立不稳、头和躯干摇晃不定、步态蹒跚、没有支撑不能行走等症状。绒球小结叶调节身体平衡的反射途径为:前庭器官→前庭神经核→前庭小脑→前庭神经核→脊髓运动神经元→肌肉。

(二) 脊髓小脑

脊髓小脑又称旧小脑,包括小脑前叶和后叶的中间带。其对肌紧张的调节具有易化和抑制双重作用。小脑前叶蚓部和两侧部,分别通过脑干网状结构抑制区和易化区的活动,实现抑制肌紧张和加强肌紧张的作用。在进化的过程中,前叶对肌紧张的易化作用占优势。脊髓小脑后叶中间带对肌紧张也有易化作用。此外,它还接受脑桥纤维投射,与皮质运动区有环路联系,有协调随意运动的作用。

(三) 皮层小脑

皮层小脑又称新小脑,主要是指小脑半球的外侧部。这部分小脑被认为与皮质运动区、联络区、基底神经节之间存在着联合活动,并共同参与了运动计划的形成和运动程序的编制过程。如在开始学习某种精巧运动的阶段,大脑皮质所发动的随意运动是不协调的,这是由于小脑还没有发挥其调节作用的缘故。在学习过程中,大脑皮质和小脑之间不断进行联合活动,同时小脑又不断接受感觉传入冲动的信息,逐步纠正运动过程中所发生的偏差,使运动逐步协调起来。在这一过程中,皮层小脑参与了运动计划的形成和运动程序的编制。当精巧运动逐步熟练完善后,皮层小脑就贮存了一整套程序。当大脑皮质发动精巧运动时,首先通过下行通路从皮层小脑中提取贮存的程序,并将程序回输皮质运动区,再通过皮质脊髓束和皮质脑干束发动运动,这时发动的运动可以是快速、协调、精巧的。小脑半球损伤的患者不能完成弹钢琴、打字一类的精巧活动。

临床上,小脑损伤的患者,随意运动的力量、方向及准确度将发生变化,动作不是过度就是不及,行走摇晃,步态蹒跚,这种小脑损伤后的动作性协调障碍称为小脑性共济失调。小脑损伤时,还可出现肌肉意向性震颤、肌张力减退和肌无力等症状。

四、基底神经节对躯体运动的调节

基底神经节是指大脑基底部的一些核团,包括尾(状)核、壳核、苍白球以及丘脑底核、中脑的黑质和红核。尾核、壳核和苍白球合称纹状体,其中,苍白球是较古老的部分,称为旧纹状体;尾核和壳核进化较新,称为新纹状体。基底神经节各部分之间有广泛的神经纤维联系,其中苍白球是纤维联系的中心。

基底神经节有重要的运动调节功能。它与随意运动的稳定、肌紧张的调节、本体感受传入冲动信息的处理等都有关系。另外,基底神经节可能还参与运动的设计和程序的编制。基底神经节损伤的临床表现可分为两大类:一类是运动过少而肌紧张增强,例如帕金森病(震颤麻痹);另一类是运动过多而肌紧张降低,例如舞蹈病。研究资料表明,中脑黑质是多巴胺能神经元存在的主要部位,纹状体内则有胆碱能神经元和 γ-氨基丁酸能神经元,它们之间有着密切的功能联系,构成如图 10-14 所示的环路。帕金森病和舞蹈病的产生即与此环路的功能受损有关。

帕金森病的主要症状是:全身肌紧张增高、肌肉强直、随意运动减少、动作缓慢、面部表情呆板、常出现静止性震颤(多见于手部)等。关于帕金森病产生的机制,目前认为,与患者中脑黑质发生病变有关。由黑质上行抵达新纹状体的多巴胺递质系统的功能,在于抑制新纹状体 ACh 递质系统的活动(图 10-14)。由于黑质病变,其多巴胺递质系统的功能受损,不能正常抑制新纹状体 ACh 递质系统的活动,导致 ACh 递质系统的功能亢进,出现一系列帕金森病的症状。使用左旋多巴以增加多巴胺的合成,或应用 M 型受体阻断剂(阿托品和东莨菪碱等)阻断胆碱能神经元的作用,均对帕金森病有治疗作用。

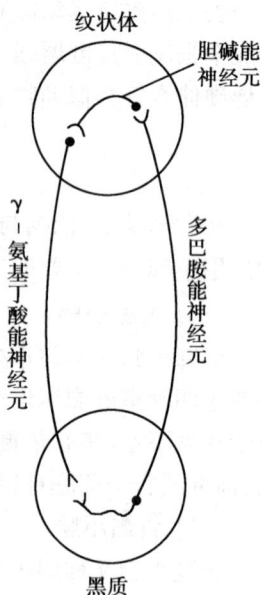

图 10-14 黑质纹状体环路示意图

帕金森病(PD)的主要病因

1817 年,英国学者 James Parkinson 首先描述了帕金森病。临床上以静止性震颤、肌强直、运动减少和姿势障碍为特征,是中老年人的常见病。目前,我国老年 PD 患者估计已超过 130 万人。其主要病因有:①进展性老化因素:正常人随着年龄增长,黑质中多巴胺能神经元不断有变性、丢失,当多巴胺能神经元丢失 80% 以上,出现 PD 症状;②遗传因素:有人认为,PD 与常染色体显性遗传、多基因遗传、线粒体 DNA 突变有关;③环境因素:如工业污染等。

五、大脑皮质对躯体运动的调节

大脑皮质是调节躯体运动的最高级中枢。其信息经下行通路最后抵达位于脊髓前角和脑干的运动神经元来控制躯体运动。

(一) 大脑皮质的运动区

人类的大脑皮质运动区主要在中央前回。它们接受来自肌肉、肌腱和关节等处的感觉信息,以感知身体在空间的位置、姿势以及身体各部分在运动中的状态,并据此来控制全身的运动。它们对躯体运动的控制具有下列特征:①交叉性控制:即一侧皮质运动区支配对侧躯体的骨骼肌,但在头面部,除下部面肌和舌肌主要受对侧支配外,其余部分均为双侧性支配;②功能定位精细、呈倒置排列:即运动区的不同部位管理躯体不同部位的肌肉收缩,其总的安排与体表感觉区相似,为倒置的人体投影分布,但头面部代表区的内部安排仍为正立分布;③运动代表区的大小与运动的精细程度有关:运动愈精细、愈复杂的部位,在皮质运动区内所占的范围愈大。如手和五指所占的代表区几乎与整个下肢所占的代表区大小相等(图10-15)。

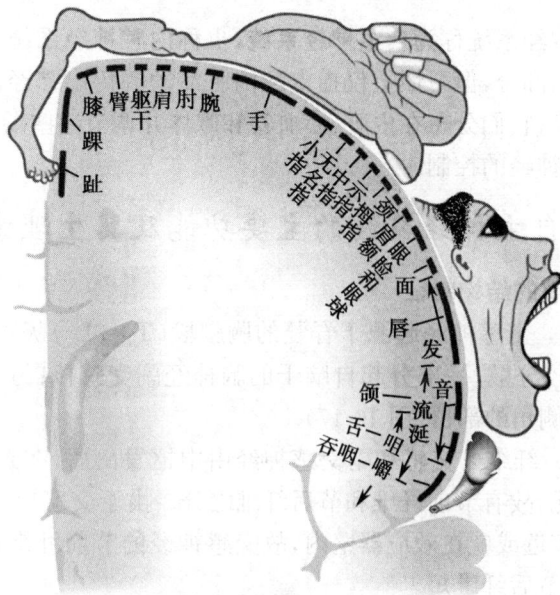

图 10-15 大脑皮质的运动区示意图

(二) 运动信号下行通路

大脑皮质运动信号下行通路长期以来被分为锥体系与锥体外系两大部分。

1. 锥体系 由皮层神经元发出并经延髓锥体抵达对侧脊髓前角的皮质脊髓束和抵达脑神经运动核的皮质脑干束称为**锥体系**(图10-16)。锥体系的生理功能主要有:①加强肌紧张:若切断猴的延髓锥体,动物将出现弛缓性麻痹(软瘫);②发动随意运动:通过皮质脊髓束的下传冲动,可直接兴奋α运动神经元引起肌肉收缩活动,也可兴奋γ神经元引起梭内肌收缩,调整肌梭的敏感性,以协调配合运动。去除哺乳类动物的大脑皮质或损伤锥体皮质脊髓束,即可使动物随意运动丧失,出现肌肉运动瘫痪。

2. 锥体外系 锥体系以外的影响和控制躯体运动的一切传导路径称为**锥体外系**,包括皮质起源的锥体外系和旁锥体系(图10-16)。皮质起源的锥体外系是指由大脑皮质下行,通过皮质下核团(基底神经节、红核等)接替,最后经

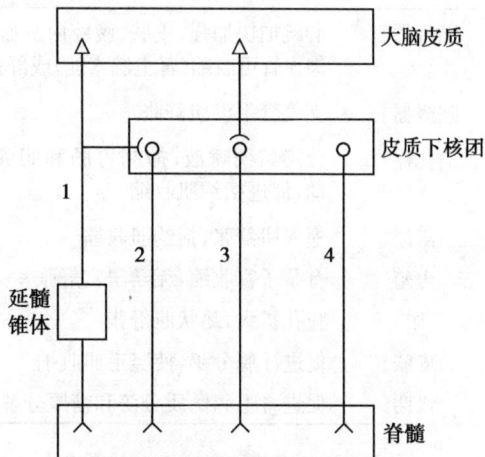

图 10-16 锥体系和锥体外系示意图
1. 锥体系;2. 旁锥体系;3. 皮质起源的锥体外系;4. 锥体外系

网状脊髓束、顶盖脊髓束、红核脊髓束及前庭脊髓束下达脊髓,控制脊髓运动神经元活动的锥体外系统。锥体外系的皮质起源比较广泛,并与锥体系的皮质起源有许多是重叠的。锥体外系的主要功能是调节肌紧张(抑制作用)和协调肌群的运动,也参与对随意运动的管理。实验中发现,完全切断延髓锥体的动物,随意运动并不完全消失。

第四节　神经系统对内脏功能的调节

调节内脏功能的神经系统称为**自主神经系统**,也称内脏神经系统。自主神经系统也有传入神经和传出神经两部分,但习惯上仅指支配内脏活动的传出神经部分。自主神经包括交感神经和副交感神经,它们分布在内脏、心血管和腺体并调节这些器官的功能。整体情况下,自主神经也受中枢神经的控制。

一、自主神经系统的主要功能及其生理意义

(一) 自主神经系统的结构特征

1. 中枢起源不同　交感神经起源于脊髓的胸腰段($T_1 \sim L_3$)灰质侧角的中间外侧柱。副交感神经的起源比较分散,一部分起自脑干的脑神经副交感核;另一部分起自骶段脊髓($S_2 \sim S_4$)灰质,相当于侧角的部位(图 10-17)。

2. 节前纤维和节后纤维　交感和副交感神经由中枢发出后,在到达效应器之前,均需进入外周神经节内换元,故有节前纤维和节后纤维之分。由于交感神经节远离效应器,副交感神经节则离效应器较近或就在效应器壁内,故交感神经的节前纤维短,节后纤维长;副交感神经的节前纤维长,节后纤维短。

(二) 自主神经系统的主要功能

自主神经系统的主要功能是调节心肌、平滑肌和腺体的活动。交感神经和副交感神经的主要功能见表 10-5。

表 10-5　自主神经系统的主要功能

器官	交感神经	副交感神经
循环器官	心跳加快加强,皮肤、腹腔内脏血管收缩,肌肉血管可收缩(肾上腺素能)或舒张(胆碱能)	心跳减慢,心房肌收缩力减弱,部分血管(如软脑膜动脉和外生殖器的血管等)舒张
呼吸器官	支气管平滑肌舒张	支气管平滑肌收缩
消化器官	分泌黏稠唾液,抑制胃肠和胆囊的收缩活动,促进括约肌收缩	分泌稀薄唾液,促进胃液、胰液分泌,促进胃肠运动和胆囊收缩,括约肌舒张
泌尿	逼尿肌舒张,括约肌收缩	逼尿肌收缩,括约肌舒张
生殖	有孕子宫收缩,无孕子宫舒张	
眼	瞳孔扩大,睫状肌舒张	瞳孔缩小,睫状肌收缩
皮肤	促进汗腺分泌,使竖毛肌收缩	
代谢	促进肾上腺髓质分泌和糖原分解	促进胰岛素分泌

(三) 自主神经系统的功能特征

1. 双重神经支配　人体多数器官接受交感和副交感神经双重支配。但肾上腺髓质、汗腺、竖毛肌、皮肤和骨骼肌血管只受交感神经支配。

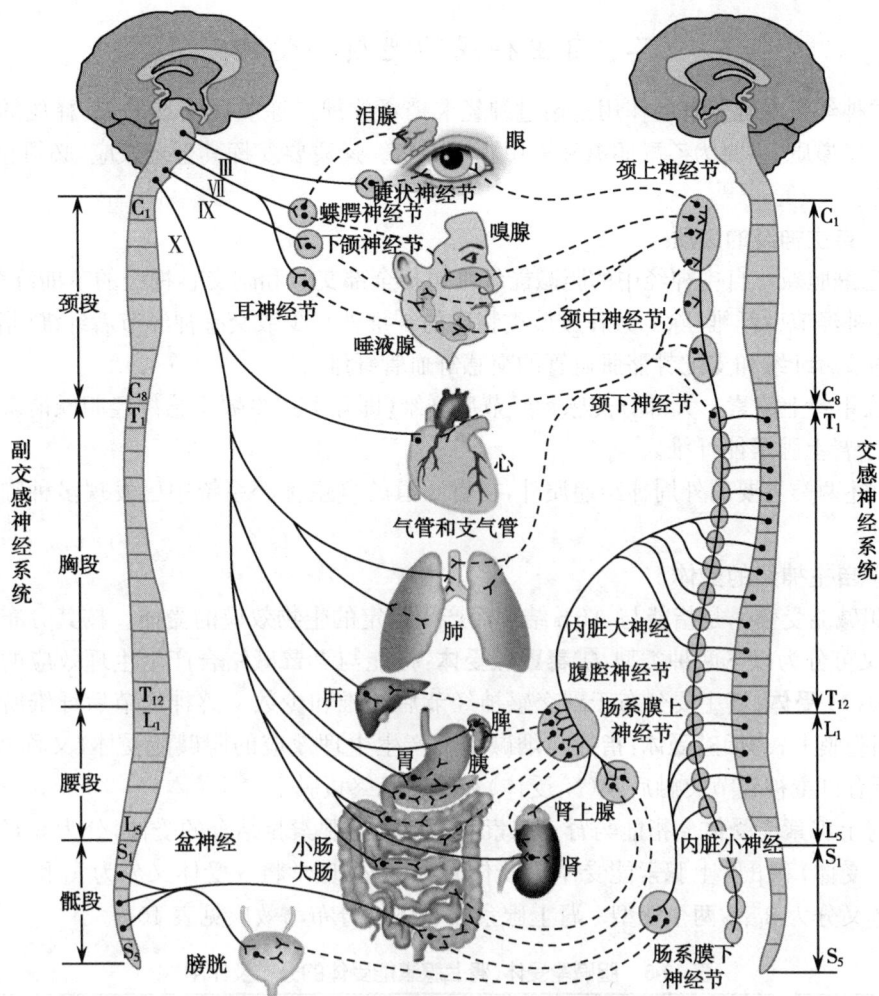

图 10-17 自主神经系统分布示意图
图中未显示支配血管、汗腺和竖毛肌的交感神经
——节前纤维 ……节后纤维

2. 功能多相互拮抗 交感神经和副交感神经对同一器官的作用是相互拮抗的。例如，迷走神经抑制心脏活动，而交感神经则兴奋心脏活动。但对唾液腺的分泌有协同作用，交感神经兴奋时，分泌的唾液较黏稠；副交感神经兴奋时，分泌的唾液较稀薄。

3. 紧张性作用 自主神经持续发放低频率神经冲动，使效应器经常维持一定的活动状态，称为紧张性作用。各种功能调节都是在紧张性活动的基础上进行的。交感神经和副交感神经都有紧张性。动物实验中发现，切断支配心脏的交感神经，交感紧张性作用消失，兴奋心脏的传出冲动减少，心率便减慢；反之，切断支配心脏的迷走神经，心率便加快。

4. 作用与效应器功能状态有关 例如，刺激交感神经对动物子宫运动的作用明显受子宫功能状态的影响，对有孕子宫增强其运动，而对无孕子宫则抑制其运动。

5. 对整体生理功能的意义 交感神经系统是一个应急系统，在环境急骤变化或机体遭到严重威胁时，如缺氧、剧痛、寒冷、失血或紧张等情况时，交感活动增强，使心率加快、血压升高、血糖增高，以动员机体的潜在力量适应环境的骤变。副交感神经系统的主要功能在于保护机体、休整恢复、促进消化吸收、积蓄能量、加强排泄和生殖功能等。

二、自主神经的递质和受体

自主神经对内脏器官的作用是通过神经末梢释放神经递质而实现的,其释放的递质属于外周神经递质,主要为乙酰胆碱和去甲肾上腺素。递质要发挥其生理效应,必须和相应的受体结合。

(一) 自主神经的递质

1. 乙酰胆碱　自主神经中的胆碱能纤维包括全部交感和副交感神经的节前纤维、大多数副交感神经节后纤维(除少数释放肽类物质的纤维外)、少数交感神经节后纤维(指支配汗腺的交感节后纤维和支配骨骼肌血管的交感舒血管纤维)。

2. 去甲肾上腺素　大部分交感神经节后纤维(即除上述少数交感神经胆碱能节后纤维外)都属于肾上腺素能纤维。

除上述两类主要的外周神经递质外,在胃肠道的自主神经系统中已发现多种嘌呤类和肽类递质。

(二) 自主神经的受体

1. 胆碱能受体　是指能与 ACh 结合而产生特定的生物效应的受体。按其分布和效应的不同,又可分为以下两种类型:①**毒蕈碱受体**:指能与毒蕈碱结合产生生理效应的胆碱能受体,又称 **M 受体**,其主要分布于副交感神经节后纤维和少数交感神经节后纤维所支配的效应器细胞膜上;②**烟碱受体**:指能与烟碱结合产生生理效应的胆碱能受体,又称 **N 受体**,存在于所有自主神经节突触后膜(N_1受体)和骨骼肌终板膜上(N_2受体)。

2. 肾上腺素能受体　指能与肾上腺素和去甲肾上腺素相结合的受体,分为 α 肾上腺素能受体(α 受体)和 β 肾上腺素能受体(β 受体)两种。生理学将 α 受体又分为 $α_1$ 和 $α_2$ 两个亚型;β 受体又分为 $β_1$、$β_2$ 两个亚型。肾上腺素能受体的分布与效应见表 10-6。

表 10-6　胆碱能受体、肾上腺素能受体的分布及作用

效应器官		胆碱能受体		肾上腺素能受体	
		受体类型	作用	受体类型	作用
心脏	窦房结	M	心率减慢	$β_1$	心率加快
	传导系统	M	传导减慢	$β_1$	传导加快
	心肌	M	收缩力减弱	$β_1$	收缩力加强
血管	冠状血管	M	舒张	$α_1$	收缩
				$β_2$	舒张(主要)
	皮肤黏膜血管	M	舒张	$α_1$	收缩
	骨骼肌血管	M	舒张	$α_1$	收缩
				$β_2$	舒张(主要)
	脑血管	M	舒张	$α_1$	收缩
	腹腔内脏血管	M		$α_1$	收缩(主要)
				$β_2$	舒张
呼吸器官	支气管平滑肌	M	收缩	$β_2$	舒张
	支气管腺体分泌	M	促进分泌		
消化器官	胃平滑肌	M	收缩	$β_2$	舒张
	小肠平滑肌	M	收缩	α	舒张

续表

效应器官		胆碱能受体		肾上腺素能受体	
		受体类型	作用	受体类型	作用
泌尿生殖器官	括约肌	M	舒张	α	收缩
	胃腺	M	促进分泌	α	抑制分泌
	唾液腺	M	促进分泌	α	分泌
	膀胱逼尿肌	M	收缩	β_2	舒张
	内括约肌	M	舒张	α	收缩
	妊娠子宫平滑肌	M	收缩	α_1	收缩
	未孕子宫平滑肌	M	舒张	β_2	舒张
皮肤	竖毛肌			α	收缩
	汗腺	M	促进分泌		
眼	瞳孔括约肌	M	收缩(瞳孔缩小)		
	瞳孔开大肌			α	收缩(瞳孔开大)
代谢	胰岛	M	促进分泌	α	抑制分泌
				β_2	促进分泌
	脂肪分解代谢			β_1	增加
	糖酵解代谢			β_2	增加
其他	自主神经节	N_1	兴奋		
	肾上腺髓质	N_1	促进分泌		
	骨骼肌	N_2	收缩		

三、内脏活动的中枢调节

(一) 脊髓

脊髓内有血管运动、排尿、排便、发汗和勃起反射等初级中枢,调节这些内脏活动的交感神经及部分副交感神经节前神经元位于脊髓胸、腰、骶段。临床上观察到,脊休克恢复期,患者的上述内脏反射可以逐渐恢复,说明脊髓对内脏活动的确具有一定的调节能力,但由于失去了高位脑中枢的控制,这些反射远不能适应正常生理需要。

(二) 脑干

脑干具有许多重要的内脏活动中枢。如延髓有心血管运动、呼吸运动、胃肠运动、消化腺分泌等基本反射中枢。若延髓被压迫或受损,可迅速引起呼吸、心跳等生命活动停止,造成死亡。因此,延髓历来被认为是生命中枢的所在部位。此外,脑桥有呼吸调整中枢和角膜反射中枢;中脑有瞳孔对光反射中枢等。

(三) 下丘脑

下丘脑内有许多调节内脏活动的神经核团,不仅是交感或副交感神经中枢,而且还能把内脏活动、内分泌活动和躯体活动三者联系起来,以实现对机体的摄食、水平衡、体温、内分泌和情绪反应等许多重要生理功能的"全方位"调节。因此,下丘脑是调节内脏活动的较高级中枢。

1. 对摄食行为的调节　动物实验证实,下丘脑内有摄食中枢和饱中枢。一般情况下,摄食中枢与饱中枢之间有交互抑制作用。如毁坏下丘脑外侧区,动物拒绝摄食;用电流刺激此区时,动物食量大增。如毁坏腹内侧核,则动物饮食量增大,逐渐肥胖;刺激下丘脑腹内侧核,动物将停止摄食活动。

2. 对水平衡的调节　人体对水平衡的调节包括饮水与排水两个方面。实验证明,下丘脑内控制饮水的区域在外侧区,在摄食中枢附近。破坏此区后,动物除拒食外,饮水量也明显减少。另外,下丘脑内存在着渗透压感受器,通过影响抗利尿激素的分泌来调节排水量。

3. 对体温的调节　视前区-下丘脑前部存在着体温调节的基本中枢,可感受温度变化的刺激,调节机体的产热与散热活动,维持体温的相对恒定(详见第七章)。

4. 对腺垂体及其他内分泌功能的调节　下丘脑内有些神经元,可合成多种调节腺垂体功能的肽类物质,对人体的内分泌功能调节有十分重要的作用(详见第十一章)。

5. 对情绪反应的影响　人们的喜、怒、哀、乐等情绪实际上是由于事件、情景或观念所引起的心理反应,并伴有一系列生理变化,包括内脏功能和躯体运动变化,称为情绪反应。下丘脑对于情绪反应有重要的调节作用。如在间脑以上水平切除猫的大脑,只保留下丘脑以下结构完整,将会引起类似于人类发怒时的一系列反应,称为"假怒";若损伤整个下丘脑,则"假怒"就不再出现。临床上,人类的下丘脑疾病也常出现一些不正常的情绪反应。

6. 对生物节律的控制　生物体内的功能活动按一定时间顺序呈现周期性变化的节律称为生物节律。根据周期的长短,可划分为日节律、月节律、年节律等,其中日节律表现尤为突出。一些重要的生理功能多呈现昼夜的周期性波动,称为**日节律**,例如动脉血压、体温、血细胞数、某些激素的分泌等。据研究,日节律的控制中心可能在下丘脑的视交叉上核。

(四) 大脑皮质

近年来,随着医学模式由生物医学模式向生物-心理-社会医学模式的转变,人们愈来愈重视社会心理因素对人体功能的影响。研究表明,社会心理因素的刺激主要通过神经系统、内分泌系统和免疫系统来影响各器官的功能,其中神经系统起主导作用。大脑皮质是社会心理因素影响人体健康的门户。大脑皮质对内脏活动的调节主要是通过新皮层和边缘系统来实现的。

1. 新皮质　新皮质是指进化较新、分化程度最高的大脑半球的外侧面。电刺激动物的新皮质,除能引起躯体运动外,也能引起内脏活动的改变,如血压、呼吸、胃肠运动等变化。切除大脑新皮质,除有关感觉、躯体运动丧失外,很多内脏功能也发生异常,说明大脑新皮质既是感觉和躯体运动的最高级中枢,也是调节内脏功能的高级中枢。

2. 边缘系统　边缘系统包括边缘叶以及与其有密切关系的皮质和皮质下结构。边缘叶是指大脑半球内侧面皮质下围绕在脑干顶端周围的一些结构,如海马、海马回、扣带回、胼胝体回等。边缘系统是调节内脏活动的重要中枢,参与对血压、心率、呼吸、胃肠、瞳孔、竖毛、体温、汗腺、排尿、排便等活动的调节,故有人称其为内脏脑。此外,边缘系统还与情绪、食欲、生殖、防御、学习和记忆等活动有密切关系。

第五节　脑电活动及觉醒和睡眠

一、脑电活动

应用电生理学方法,可在大脑皮质记录到两种不同形式的脑电活动,一种是在无明显外来刺激的情况下,大脑皮质经常性自发地产生节律性的电位变化,称为自发脑电活动;另一种是在外加刺激引起的感觉传入冲动激发下,大脑皮质某一区域产生的较为局限的电位变化,称为皮层诱发电位。临床上,使用脑电图机在头皮表面用双极或单极导联记录法,所描绘出的脑细胞群自发性电位变化的波形,称为**脑电图**(EEG)。如果将颅骨打开,直接在皮质表面安放引导电极,所记录出的脑电波称为皮层电图。

(一) 正常脑电图的波形

正常脑电图的波形不规则,一般主要依据频率的不同,分为四种基本波形(表 10-7,图 10-18)。

表 10-7　正常人脑电图的基本波形

	频率(次/秒)	波幅(μV)	主 要 特 征
α波	8~13	20~100	慢波,呈梭形;清醒、安静、闭目时出现;睁眼或进行紧张性思维或接受其他刺激时消失(α阻断);枕叶显著
β波	14~30	5~20	快波;觉醒、睁眼、兴奋、激动、注意力集中时出现;额叶、顶叶较显著
θ波	4~7	100~150	慢波;睡眠、深度麻醉及婴儿期出现;颞叶、顶叶较显著
δ波	0.5~3	20~200	慢波;睡眠、困倦时出现;颞叶、顶叶较显著

一般情况下,脑电波随大脑皮质不同的生理情况而变化。当有许多皮质神经元的电活动趋于一致时,就出现低频率高振幅的慢波,这种现象称为同步化;当皮层神经元的电活动不一致时,就出现高频率低振幅的快波,称为去同步化。一般认为,脑电波由高振幅的慢波

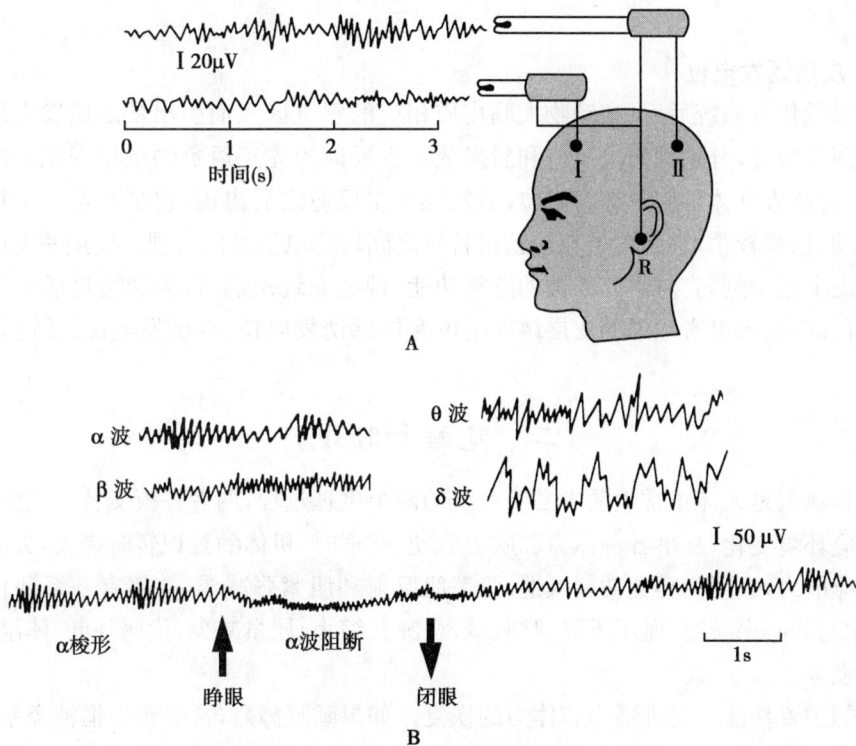

图 10-18　正常脑电图的描记和几种基本波形
A. 脑电波的描记方法:参考电极放置在耳壳(R),由额叶(Ⅰ)电极导出的脑电波振幅低,由枕叶(Ⅱ)导出的脑电波振幅高、频率较慢;B. 正常脑电图的基本波形

转化为低振幅的快波时，表示兴奋过程的增强；反之，由低振幅的快波转化为高振幅的慢波时，则表示抑制过程的加深。

（二）脑电波形成的机制

研究表明，脑电波主要是由皮层细胞的突触后电位总和所形成的，即是由胞体和树突的电位变化形成的，而不是神经元所发生的动作电位的总和。因此，单个神经元的突触后电位不可能导致皮层表面的电位变化，只有大量神经元同时产生突触后电位（包括 EPSP 和 IPSP），才能引起皮层表面出现明显的电位变化。

脑电图对某些疾病，如癫痫、脑炎、颅内占位性病变等，有一定的诊断意义，尤其对癫痫有较重要的诊断价值。癫痫患者脑电图可出现异常波形，即使在发作间歇期，亦有异常脑电活动出现。

脑电图检查与癫痫

脑电图是研究大脑功能状态的一种无痛、无创、便捷且经济的电生理检查方法。癫痫是由多种原因引起的慢性脑功能障碍临床综合征，是大脑神经细胞群反复超同步放电所引起的发作性、突然性、反复性、短暂性脑神经系统功能紊乱。因其是脑功能异常改变的疾病，其诊断、治疗及预后判断主要依赖脑电图的检查。癫痫的脑电图表现为特异性的痫样放电，根据异常波形出现的形式、部位及其他参数，在临床上对确定是否为痫性发作、诊断癫痫、判断癫痫类型、用药判断及患者的预后评估都具有重要的意义，并且已经成为癫痫患者的手术定位、术中监测的必要手段。

（三）皮层诱发电位

刺激感觉传入系统后，可在动物大脑皮质相应的感觉区表面引出皮层诱发电位。该电位主要有两个成分，分别称为主反应和后发放。主反应为先正后负的电位变化，波幅较大，一般认为，它是大锥体细胞的综合电位；后发放在主反应之后出现，它是一系列正相的周期性电位波动，波幅较小，它是皮层与丘脑接替核之间环路电活动的表现。皮层诱发电位也可在人体头皮上记录到，它对研究人类的感觉功能、神经系统疾病、行为和心理活动等有一定的价值。目前，临床上常记录的皮层诱发电位有体感诱发电位、视诱发电位、听诱发电位等几种。

二、觉醒和睡眠

觉醒和睡眠是人体正常生活中必不可少的两个生理过程，两者昼夜交替。觉醒时，机体能迅速适应环境变化，从事各种体力和脑力劳动；睡眠时，机体的意识暂时丧失，失去对环境的精确适应能力，表现为感觉功能减退，骨骼肌反射和肌紧张减弱，并伴有一系列自主神经功能的改变，如心率减慢、血压下降、呼吸减慢、瞳孔缩小、尿量减少、代谢降低、体温下降、发汗功能增强等。

睡眠的主要功能是促进精力和体力的恢复。如果睡眠障碍，常导致中枢神经系统（特别是大脑皮质）活动的失常，发生幻觉、记忆力和工作能力下降等。每天所需要的睡眠时间，依年龄、个体而不同。一般而言，成年人每天所需睡眠时间为 7～9 小时；老年人需 5～7 小时；儿童需要睡眠时间为 10～12 小时；新生儿需 18～20 小时。

(一) 觉醒状态的维持

觉醒状态有行为觉醒和脑电觉醒两种状态。行为觉醒状态是指动物出现觉醒时的各种行为表现；脑电觉醒状态是指脑电图波形呈去同步化快波。脑干网状结构上行激动系统对觉醒状态的维持发挥着重要作用。行为觉醒状态的维持与黑质的多巴胺递质系统有关；脑电觉醒状态的维持与蓝斑上部的去甲肾上腺素递质系统和脑干网状结构上行的乙酰胆碱递质系统有关。

(二) 睡眠的时相

根据睡眠过程中脑电波的特征不同，可将睡眠分为慢波睡眠和快波睡眠两个时相。快波睡眠也称为异相睡眠或快速眼球运动睡眠。

1. 慢波睡眠　睡眠期间，脑电图特征为同步化慢波称为**慢波睡眠**。慢波睡眠期间，表现为：人体的嗅、视、听、触等感觉功能暂时减退，骨骼肌反射活动和肌紧张减弱，心率和呼吸频率减慢，血压下降，代谢降低，体温下降，尿量减少，胃液分泌增加但唾液分泌减少，发汗功能增强等一系列自主神经功能的改变。在慢波睡眠期间，机体能量消耗减少，生长激素释放明显增多，恢复体力和促进儿童生长发育。

2. 快波睡眠　睡眠期间，脑电图特征为去同步化快波称为**快波睡眠**。快波睡眠时期，表现为：睡眠更深，感觉功能进一步减退，唤醒阈增高；肌肉运动和肌紧张也进一步减弱，肌肉几乎完全松弛，但可有部分肢体抽动和发生快速的眼球转动；自主神经系统功能可出现不规则的波动，如出现阵发性呼吸加快、心率加快、血压增高等。梦的发生也多在此时相。在快波睡眠时期，脑组织的蛋白质合成增加，促进机体精力的恢复，并对幼儿神经系统的发育、成熟和对成年人建立新的突触联系以及增强记忆有重要的意义。

睡眠过程中，慢波睡眠和快波睡眠是不断相互转换的，而且均可直接转入觉醒状态。成年人睡眠，一开始首先进入慢波睡眠，持续 90～120 分钟后便转入快波睡眠，持续 20～30 分钟后又转入慢波睡眠，在一夜睡眠中，可反复 3～4 次。

(三) 睡眠产生的机制

睡眠产生的机制仍不完全清楚，但一般认为睡眠是中枢神经系统内的一个主动过程。有人发现，脑桥下部和延髓的中缝核、孤束核以及间脑的一些区域与睡眠密切相关，这些区域发出的神经纤维除与脑干网状结构有广泛的联系外，还向上与下丘脑、丘脑、边缘系统乃至新皮质联系，向下抵达脊髓灰质后角。睡眠是中枢的上行冲动作用于大脑皮质，对抗了脑干网状结构上行激动系统维持觉醒状态的作用，使动物从觉醒转为睡眠，这一系统被称为网状结构上行抑制系统。睡眠的产生与中枢内某些神经递质有密切的关系。慢波睡眠与脑内 5-羟色胺递质系统有关；快波睡眠主要与脑内 5-羟色胺和去甲肾上腺素递质系统有关。

第六节　脑的高级功能

人类的大脑皮质高度发达，除了在产生感觉、调节躯体运动和内脏活动中发挥重要作用以外，还涉及许多更为复杂的功能，如学习、记忆、思维、语言等，这些功能统称为脑的高级功能。它们与条件反射有着密切的联系。

一、条件反射

条件反射是机体在后天生活过程中，在非条件反射的基础上，于一定条件下建立起来的一类反射。

（一）条件反射的形成

条件反射的形成实验是巴甫洛夫首创的。在实验中，给狗喂食会引起唾液分泌，这是非条件反射，食物是非条件刺激。在平时，灯光不会使狗分泌唾液，因为灯光与唾液分泌无关，故称为无关刺激。如果喂食前先出现灯光，然后再给食物，经多次重复后，当灯光出现，即使不给狗食物，狗也会分泌唾液，这样就建立了条件反射。在这种情况下，灯光不再是无关刺激，它成为进食的信号，即变成了条件刺激。由条件刺激引起的反射称为条件反射。在日常生活中，任何无关刺激只要多次与非条件刺激结合，都可能转变成条件刺激而引起条件反射。如铃声、食物的形状、颜色、气味、进食的环境、喂食的人等，若经常与食物伴随出现，都可成为条件刺激而引起唾液分泌。由此可见，条件反射形成的基本条件，是无关刺激与非条件刺激在时间上的结合，这个结合过程称为强化。

有些条件反射比较复杂，动物必须通过自己完成一定的动作或操作，才能得到非条件刺激的强化，这样建立起来的条件反射称为操作式条件反射。例如，将大白鼠放在实验箱内，只要它在走动中偶然踩在内设的杠杆上，即给予食物，经多次重复，大白鼠即可学会为获得食物而主动去踩杠杆。

（二）条件反射的分化和消退

在条件反射建立的过程中，可以看到另一种现象。当一种条件反射建立后，给予和条件刺激相近似的刺激，也能同样获得条件反射的效果，这种现象称为条件反射的泛化。如果以后只对原来的条件刺激给予强化，而对与它近似的刺激不予强化，经多次重复后，与它近似的刺激就不再引起条件反射，这种现象称为条件反射的分化。分化的形成是由于近似刺激得不到强化，使皮质产生了抑制过程，这种抑制称为分化抑制。分化抑制的出现对大脑皮质完成分析功能具有重要的意义。

条件反射建立后，如果只反复给予条件刺激，不再用非条件刺激强化，条件反射效应将会逐渐减弱乃至消失，这称为条件反射的消退。巴甫洛夫认为，条件反射的消退并不是条件反射的丧失，而是条件刺激由原来引起兴奋效应转变为引起抑制效应。

（三）人类条件反射的特点

用上述方法同样可以在人类建立条件反射。但人类由于从事社会性的生活与生产实践，促进了大脑皮质的高度发展，也促进了语言的发生和发展，因此，人类还能以语言建立条件反射。

条件反射是由刺激信号引起的。信号分为两类：一类是第一信号，即现实的具体信号，如灯光、铃声、食物的形状、气味等；另一类是第二信号，即抽象信号，如语言和文字。巴甫洛夫认为，能对第一信号发生反应的大脑皮质功能系统称为第一信号系统，是人类和动物所共有的；而能对第二信号发生反应的大脑皮质功能系统称为**第二信号系统**，这是人类所特有的，也是人类区别于动物的主要特征。

第二信号系统是在第一信号系统活动的基础上建立的，是个体在后天发育过程中逐渐形成的。人类有了第二信号系统活动，就能借助于语言和文字来表达思维，并通过抽象思维进行推理，极大地提高了认识世界和改造世界的能力。从医学角度来看，第二信号系统对人体心理和生理活动都能产生重要影响。作为医务工作者，不仅要注意自然环境因素对患者的影响，还应注意语言、文字对患者的作用。临床实践表明，语言运用恰当，可以收到治疗疾病的效果；而运用不当，则可能成为致病因素，甚至使病情恶化，给患者带来不良后果。

二、学习与记忆

学习与记忆是两个有着密切联系的神经活动过程。学习是指人或动物接受外界信息获得新的行为习惯(即经验)的神经活动过程;记忆则是将学习中获得的信息在脑内贮存和"读出"的神经活动过程。

(一) 学习的分类

学习的分类方法有多种,按学习的形式通常分为非联合型学习和联合型学习两大类。

1. 非联合型学习 非联合型学习不需要在刺激和反应之间形成某种明确的联系,属于简单学习行为,包括习惯化和敏感化。习惯化是指一种不产生伤害性效应的刺激反复地出现,机体对该刺激的反射效应逐渐减弱以至消退的过程。例如,人们对运转的机器发出噪声的适应过程,其意义在于使机体去除那些无意义信息的应答。敏感化是指机体反射反应加强的过程。例如,在一个较强的伤害性刺激过后,机体对另一个弱刺激的反应也增强了。

2. 联合型学习 指两个事件在时间上很靠近地重复发生,最后在脑内逐渐形成联系,如上述的条件反射的建立过程就属于这种类型的学习。

(二) 记忆的过程和机制

人类的记忆过程可以分为感觉性记忆、第一级记忆、第二级记忆和第三级记忆四个阶段(图 10-19)。其中,前两个阶段属于短时性记忆;后两个阶段属于长时性记忆。①感觉性记忆:又称瞬时记忆,是指通过感觉获得的信息在脑的感觉区内贮存的阶段。信息在此阶段贮存的时间不超过 1 秒,如没有经过注意和处理,很快就会消失。②第一级记忆:指对信息只作几秒到几分钟的记忆,其特点是瞬时有效性。如在连续拨打几个生疏电话号码时,当查看、拨打某一电话号码后,可在短时内记住它,而接着查看、拨打另一电话号码后,原来电话号码就忘记了,即所记忆的信息大多只有即时应用的意义。③第二级记忆:通过反复学习运用,信息在第一级记忆循环,可转入第二级记忆中。第二级记忆持续时间较长,可记忆数分钟至数年。④第三级记忆:是一种深深刻在脑中的记忆,记忆可持续终身,如对自己的名字、每天操作的手艺的记忆等。

有关学习和记忆的机制尚未研究清楚。海马环路结构可能与近期记忆功能有关;突触前末梢递质释放量的增减可能与敏感化和习惯化的发生有关;神经元之间的环路联系可能

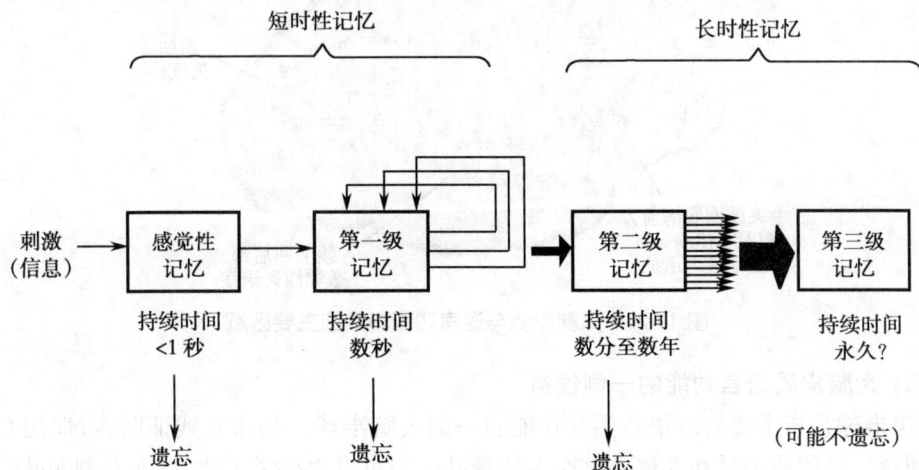

图 10-19　人类脑记忆过程示意图

是第一级记忆的基础；长时性记忆可能与新的突触联系的建立及脑内蛋白质合成有关。

(三) 遗忘

遗忘是伴随着学习和记忆的一种正常生理现象。进入人脑的信息只有很少部分能被较长期地记忆，不能进入记忆的信息也就被遗忘。遗忘并不意味着记忆痕迹的完全消失，因为复习已遗忘的信息或知识总比学习新的信息或知识容易。正常的生理性遗忘具有适应性保护作用，有利于脑内贮存更有用的信息。

临床医学所指的遗忘症是由于疾病所致的记忆功能障碍，包括顺行性遗忘症和逆行性遗忘症。顺行性遗忘症指不能保留新近获得的信息，即对近事遗忘而不影响远时性记忆。它常见于慢性酒精中毒患者，其机制可能是由于信息不能从第一级记忆转入第二级记忆，与海马及其环路的功能被破坏有关。逆行性遗忘症指脑功能发生障碍之前的一段时期内的记忆均已丧失。它常见于车祸造成的脑震荡患者，不能记起发生车祸前一段时间内的事情，但对自己的名字仍能记得，发生的机制是第二级记忆发生了障碍，而第三级记忆不受影响。

三、大脑皮质的语言活动功能

(一) 大脑皮质语言中枢的分区

人类大脑皮质某些区域的损伤可引起具有不同特点的语言功能障碍，可见，人类大脑皮质的语言功能具有一定的分区。例如，中央前回底部前方受损的患者不会讲话（并非与发音有关的结构受损），但能看懂文字，也能听懂别人的讲话，此即运动性失语症。该现象首先由布罗卡(Broca)发现，故该区被称为布罗卡皮层区（图 10-20）。如果损伤额中回后部接近中央前回手部代表区的部位，则会出现失写症，这种患者能听懂别人的讲话和看懂文字，也会说话，手的功能也正常，但却丧失了书写的功能。如果颞上回后部损伤，则会产生感觉性失语症，患者能讲话、书写、看懂文字，也能听见别人的发音，但听不懂别人讲话内容的含义。如果角回损伤则可引起失读症，患者视觉正常，但看不懂文字的含义。可见，语言功能与大脑皮质一定区域的活动有关，人体语言的功能完整有赖于大脑皮质各区域活动的密切联系。

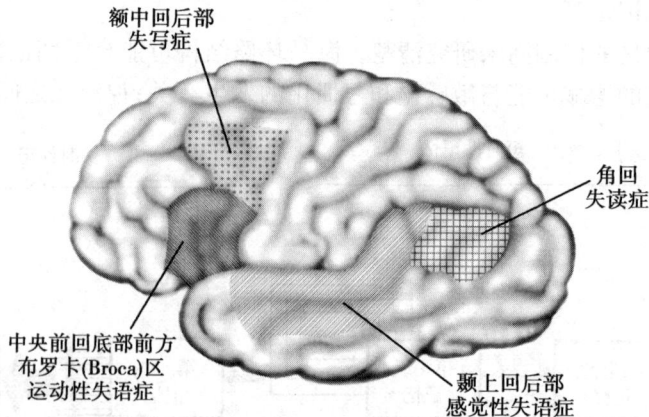

图 10-20　大脑皮质与语言功能有关的主要区域

(二) 大脑皮质语言功能的一侧优势

优势半球是指主要管理语言活动功能的一侧大脑半球。临床实践证明，习惯用右手的人（右利者），其优势半球在左侧，因此，左侧颞叶受损可发生感觉失语症，而右侧颞叶受损不会发生此病。这种一侧优势的现象仅为人类特有，它的出现虽与一定的遗传因素有关，但主要是在后天生活实践中逐渐形成的,与人类习惯运用右手进行劳动有密切关系。

一侧优势的现象充分说明,人类两侧大脑半球的功能是不对称的。左侧半球在语言活动功能上占优势,而右侧半球则在非语词性认识功能上占优势,例如对空间的辨认、对深度知觉和触觉的认识以及音乐欣赏等。但是,这种优势也是相对的,左侧半球有一定的非语词性认识功能,右侧半球也有一定的简单的语词活动功能。

思 考 题

1. 简述特异投射系统与非特异投射系统的概念、特点及功能。
2. 简述内脏痛的特点。
3. 何谓脊休克? 脊休克的产生和恢复说明了什么?
4. 简述牵张反射的概念、类型及特点。
5. 试述突触传递的分类及过程。
6. 试比较兴奋性突触后电位和抑制性突触后电位的异同。
7. 何谓自主神经系统? 试述其功能特征。

(王加真)

第十一章

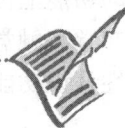

内 分 泌

1902 年,英国的两位著名生理学家贝利斯(Bayliss)和施他林(Starling)在狗的空肠黏膜上发现了一种促进胰液分泌的化学物质——促胰液素,这是有史以来被人们发现的第一个激素,这个发现在生理学发展史上是一个具有开拓性的贡献。因为他们不仅是发现了一种新的化学物质,更是提出了机体体液调节的新概念,开辟了内分泌学研究的新领域。

第一节 概 述

内分泌系统由内分泌腺和分散存在于某些器官组织中的内分泌细胞组成。人体内主要的内分泌腺有垂体、甲状腺、甲状旁腺、肾上腺、胰岛和性腺等;散在的内分泌细胞分布非常广泛,如消化道黏膜、心、肺、肾、下丘脑和胎盘等器官组织的某些细胞均具有内分泌功能。由内分泌腺或内分泌细胞分泌的生物活性物质称为**激素**,它们是通过体液传递信息的化学信使。内分泌系统的所有调节功能都是通过激素实现的。

内分泌系统也是体内一个重要的功能调节系统,对机体的基本生命活动,如新陈代谢、生长发育、生殖、内环境稳态的维持等,发挥重要的调节作用。在整体情况下,许多内分泌腺都直接或间接地接受神经系统的控制,同时激素也能影响中枢神经系统的功能。因此,内分泌系统与神经系统之间存在着密切的联系和相互作用,它们相互配合、共同调节机体的各种功能活动,使机体更好地适应内外环境的变化。

一、激素的分类

人体内的激素,按其化学性质可分为含氮激素和类固醇激素两类。

(一) 含氮激素

含氮激素主要包括蛋白质、肽类和胺类激素。体内多数内分泌腺分泌的激素属于此类,如胰岛素、肾上腺素、神经垂体激素、腺垂体激素、甲状腺激素、胃肠激素等。这类激素易被消化酶破坏(甲状腺激素例外),作为药物使用时不宜口服。

(二) 类固醇激素(甾体激素)

类固醇激素(甾体激素)主要包括肾上腺皮质激素(如皮质醇、醛固酮)和性激素(如雌激素、孕激素、雄激素),这类激素不易被消化酶破坏,可口服应用。

二、激素作用的一般特征

尽管激素的种类很多、化学结构各异,但它们在发挥调节作用的过程中,表现出共同的特征。

(一) 特异性

某些激素只选择性地作用于某些靶器官或靶细胞,这种特性称为激素作用的特异性。这一特性与靶器官或靶细胞上存在的特异性受体有关。大多数激素都有固定的靶器官或靶细胞,如腺垂体分泌的促甲状腺激素主要作用于甲状腺,促肾上腺皮质激素主要作用于肾上腺皮质,互不干扰;有的激素所作用的靶器官、靶细胞数量较多,这并非没有特异性,而是由于与该激素发生特异性结合的受体分布广泛的缘故,如生长激素、甲状腺激素等。

(二) 信息传递作用

激素在发挥调节作用过程中,作为一种传递信息的化学物质,只是调节靶细胞原有的生理生化过程,增强或减弱其反应和功能活动,而不能使靶细胞添加新的功能,也不能提供额外能量。激素在完成信息传递后便被分解失活。

(三) 高效性

激素在血液中的浓度很低,但其作用十分强大。因为激素与受体结合后,能在细胞内发生一系列的酶促反应,形成一个效能极高的生物放大系统。如果某内分泌腺分泌的激素稍有过量或不足,便可引起相应的功能异常,临床上分别称为该内分泌腺的功能亢进或功能减退。

(四) 相互作用

虽然激素的作用具有特异性,但在发挥作用时,各种激素之间却相互联系、相互影响,主要表现在:①协同作用:如生长激素、胰高血糖素等,虽然作用于物质代谢的环节不同,但都可使血糖升高;②拮抗作用:如胰岛素能降低血糖,而胰高血糖素能升高血糖;③允许作用:指某种激素本身对特定的器官或细胞并没有直接的作用,但它的存在却是另一种激素发挥效应的必要条件或支持因素。如糖皮质激素本身并不能引起血管平滑肌收缩,但只有它存在时,去甲肾上腺素才能充分发挥其缩血管作用。

三、激素的作用机制

(一) 细胞膜受体介导的激素作用机制

细胞膜受体介导的激素作用机制是建立在"第二信使学说"基础上。第二信使学说是 Sutherland 学派于 1965 年提出来的,其主要内容是:①携带调节信息的激素作为第一信使,先与靶细胞膜上的特异性受体结合;②激素与受体结合后,激活细胞内腺苷酸环化酶;③在 Mg^{2+} 存在的情况下,腺苷酸环化酶催化 ATP 转变成 cAMP;④cAMP 作为第二信使,激活细胞内无活性的蛋白激酶系统,使蛋白质磷酸化,最终引起靶细胞各种生理效应。目前已知,含氮激素主要是通过细胞膜受体介导的机制发挥调节作用的。膜受体主要有 G 蛋白耦联受体、酶联型受体等(详见第二章)(图 2-7)。

(二) 细胞内受体介导的激素作用机制

细胞内受体介导的激素作用机制是建立在"基因表达学说"基础上的。基因表达学说认为,类固醇激素是脂溶性小分子物质,可直接进入细胞内,先与胞质受体结合形成激素-胞质受体复合物,再进入细胞核内形成激素-核受体复合物,通过调控 DNA 的转录和表达,促进或抑制 mRNA 的形成,诱导或减少某种蛋白质(酶)的合成,进而引起相应的生理效应(图 11-1)。

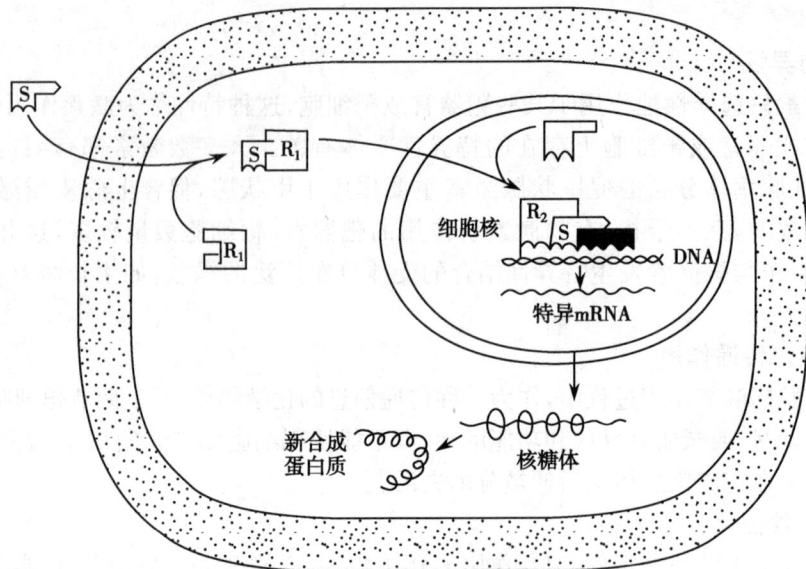

图 11-1   细胞内受体介导的激素作用机制

S:激素；R_1:胞质受体；R_2:核受体

第二节   下丘脑与垂体

一、下丘脑与垂体的功能联系

下丘脑中许多核团的神经元兼有内分泌细胞的作用。垂体按其结构和功能分为腺垂体和神经垂体两部分。下丘脑与这两部分有密切的联系,分别构成下丘脑-腺垂体系统和下丘脑-神经垂体系统。

(一) 下丘脑-腺垂体系统

下丘脑与腺垂体之间没有直接的神经联系,但有一套特殊的血管系统,即垂体-门脉系统,始于下丘脑正中隆起的初级毛细血管网,然后汇集成几条小血管下行,经垂体柄进入腺垂体,再形成次级毛细血管网(图 11-2)。下丘脑的神经元能合成多种神经激素,即下丘脑调节肽,经垂体门脉系统运至腺垂体,调节腺垂体的活动,构成了下丘脑-腺垂体系统。目前,已知的下丘脑调节肽有 9 种,详见表 11-1。

(二) 下丘脑-神经垂体系统

下丘脑与神经垂体有着直接的神经联系。下丘脑视上核和室旁核神经元的轴突下行到神经垂体,构成下丘脑垂体束(图 11-2)。视上核和室旁核神经元合成的抗利尿激素和催产素,通过下丘脑-垂体束的轴浆运输到神经垂体贮存。当机体需要时,这两种激素由神经垂体释

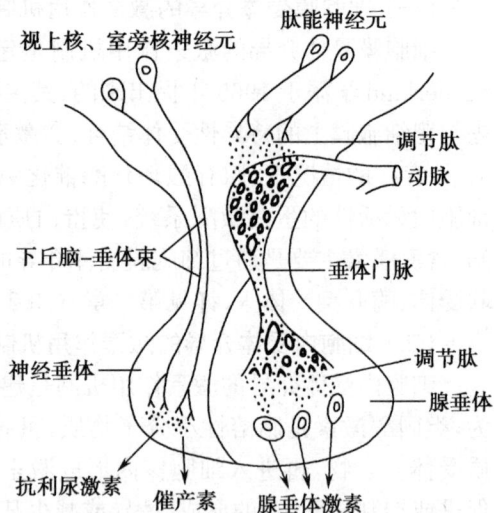

图 11-2   下丘脑与垂体功能联系示意图

放入血,构成了下丘脑-神经垂体系统。

表 11-1　下丘脑调节肽的种类和主要作用

种　类	缩　写	主　要　作　用
促甲状腺激素释放激素	TRH	促进促甲状腺激素的分泌
促性腺激素释放激素	GnRH	促进黄体生成素、卵泡刺激素的分泌
生长激素释放激素	GHRH	促进生长激素的分泌
生长抑素	GHIH	抑制生长激素的分泌
促肾上腺皮质激素释放激素	CRH	促进促肾上腺皮质激素的分泌
催乳素释放因子	PRF	促进催乳素的分泌
催乳素释放抑制激素	PIH	抑制催乳素的分泌
促黑激素释放因子	MRF	促进促黑激素的分泌
促黑激素释放抑制因子	MIF	抑制促黑激素的分泌

二、腺　垂　体

腺垂体是体内十分重要的内分泌腺,共分泌 7 种激素。

(一) 生长激素

生长激素(GH)具有种属特异性,除猴的 GH 外,从其他动物垂体提取的 GH 对人类均无效。近年来,利用 DNA 重组技术已能大量生产 GH,供临床使用。

1. 生长激素的主要生理作用

(1) 促进机体生长:GH 能促进机体各组织器官的生长,尤其是对骨骼、肌肉及内脏器官的作用最为显著,是调节机体生长的关键激素。实验证明,人幼年时期如缺乏 GH,将出现生长停滞,身材矮小,但智力正常,称为侏儒症;如果幼年时 GH 分泌过多,则导致巨人症;成年后,如果 GH 分泌过多,因骨骺已钙化闭合,长骨不再增长,而肢端短骨、面骨及软组织可受刺激而增生,出现手足粗大、下颌突出,内脏器官(如肝、肾等)也增大,称为肢端肥大症。

(2) 调节物质代谢:①蛋白质代谢:GH 能促进氨基酸进入细胞,并可加速 DNA 和 RNA 的合成,从而促进蛋白质合成,抑制蛋白质分解;②糖代谢:GH 可抑制外周组织摄取和利用葡萄糖,减少葡萄糖的消耗,使血糖升高;③脂肪代谢:GH 能加速脂肪的分解,增强脂肪酸氧化,使组织的脂肪含量减少。由于脂肪分解为机体提供了能量,所以减少了糖的利用,使血糖升高,因此,GH 分泌过量可引起"垂体性糖尿"。

2. 生长激素的调节　生长激素的分泌受下丘脑生长激素释放激素和生长抑素的双重调节。生长激素释放激素促进生长激素分泌,而生长抑素则抑制其分泌。通常情况下,生长激素释放激素作用占优势。除此以外,还受其他因素影响,如低血糖、饥饿、运动、应激性刺激、慢波睡眠等都可引起 GH 的分泌,其中低血糖是最有效的刺激。

(二) 催乳素

催乳素的作用十分广泛,主要有:①对乳腺的作用:催乳素可促进乳腺发育,分娩后可引起并维持泌乳;②对性腺的作用:催乳素可促进排卵,促进黄体生成并分泌孕激素与雌激素。

(三) 促黑激素

促黑激素可促进皮肤、虹膜及毛发等处的黑素细胞合成黑色素,使皮肤、虹膜和毛发等颜色变深。

（四）促激素

腺垂体分泌的促激素包括促甲状腺激素（TSH）、促肾上腺皮质激素（ACTH）和促性腺激素。促性腺激素有卵泡刺激素（FSH）和黄体生成素（LH）两种。促激素分别与下丘脑及靶腺形成了下丘脑-腺垂体-甲状腺轴、下丘脑-腺垂体-肾上腺皮质轴、下丘脑-腺垂体-性腺轴，构成激素分泌调节的轴心。这些促激素对各自的靶腺均有促分泌和促增生双重作用。靶腺激素还可通过反馈联系分别对腺垂体和下丘脑起调节作用，从而使血中各相关激素的浓度保持相对稳定（图 11-3）。

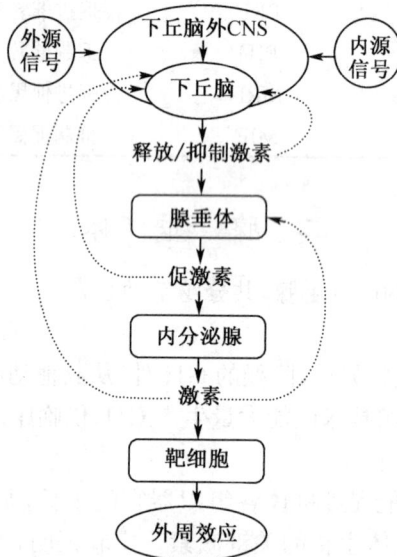

图 11-3　促激素分泌的调节轴
──→促进作用途径；┈┈▶反馈作用途径

三、神　经　垂　体

神经垂体本身不能合成激素，只是贮存和释放下丘脑视上核和室旁核合成和分泌的两种激素，即抗利尿激素和催产素。

（一）抗利尿激素

生理剂量的抗利尿激素（ADH）主要是促进远曲小管和集合管对水的重吸收而发挥抗利尿作用（详见第八章）。大剂量的抗利尿激素，可引起血管（特别是内脏血管）广泛收缩，从而使血压升高，故又称血管升压素（VP）。在失血时，ADH 释放增多，对维持动脉血压起一定作用。

（二）催产素

催产素（OXT）又称缩宫素（OT），主要靶器官是子宫和乳腺，其基本作用是刺激子宫平滑肌和乳腺肌上皮细胞收缩。催产素对非孕子宫的作用较弱，而对妊娠子宫的作用较强。在分娩过程中，胎儿刺激子宫颈可反射性地引起催产素分泌增加，促使子宫收缩增强，有助于分娩。临床上，可将催产素用于引产及产后出血。催产素能使哺乳期的乳腺肌上皮细胞收缩，促使乳汁排出。

第三节　甲　状　腺

甲状腺是人体最大的内分泌腺,主要由许多甲状腺滤泡构成。滤泡上皮细胞能合成和释放甲状腺激素。滤泡腔内充满胶状物质,是甲状腺激素的贮存库。甲状腺激素主要有两种,一种是四碘甲腺原氨酸(T_4),又称甲状腺素;另一种是三碘甲腺原氨酸(T_3)。T_4的含量较T_3多,约占总量的90%,但T_3的生物学活性较T_4强约5倍。

一、甲状腺激素的合成与代谢

甲状腺激素合成的主要原料是碘和甲状腺球蛋白(TG)。碘主要来源于食物,人每天从食物中摄取的碘约有1/3进入甲状腺。因此,各种原因的碘缺乏,都可导致甲状腺激素合成减少。甲状腺球蛋白由甲状腺滤泡上皮细胞分泌,其酪氨酸残基碘化后即合成为甲状腺激素。甲状腺激素的合成过程包括以下三个步骤:

(一) 甲状腺滤泡聚碘

碘由肠道吸收入血,在血浆中以I^-的形式存在。甲状腺摄取碘的能力很强,其浓度高出血浆30倍。因此,I^-从血液转运入滤泡上皮细胞内,是逆电化学梯度的主动转运过程,其机制至今尚不十分明了。甲状腺的强大聚碘能力已成为临床上用放射性碘测定甲状腺功能的依据。

(二) I^-的活化

由滤泡上皮细胞摄取的I^-并不能与酪氨酸结合,首先需要在过氧化酶(TPO)的作用下氧化成具有活性的碘,即活化碘(碘原子),这一活化过程称为碘的活化。

(三) 酪氨酸碘化与甲状腺激素的合成

甲状腺球蛋白的部分酪氨酸残基上的氢原子被碘原子取代的过程称为酪氨酸碘化。碘化后的酪氨酸首先形成一碘酪氨酸残基(MIT)和二碘酪氨酸残基(DIT),然后一分子 MIT 和一分子 DIT 耦联成T_3,两分子 DIT 耦联成T_4。

以上I^-的活化、酪氨酸碘化以及耦联,都是在 TPO 催化下完成的。因此,能抑制 TPO 活性的药物,如硫氧嘧啶,有阻断T_3、T_4合成的作用,临床上可用于治疗甲状腺功能亢进。

甲状腺激素合成后,以甲状腺球蛋白的形式贮存在滤泡腔内,其特点是贮存量非常大,大约可供机体利用2~4个月。在促甲状腺激素的作用下,经溶酶体蛋白水解酶的作用,将甲状腺球蛋白分子上的T_3、T_4水解出来并释放入血液。

进入血液的甲状腺激素,绝大部分与血浆蛋白结合运输,小部分以游离形式存在,并且只有游离的甲状腺激素才能发挥生理作用。结合型与游离型甲状腺激素可以相互转换,正常情况下,两者保持动态平衡。

二、甲状腺激素的生理作用

甲状腺激素的作用十分广泛,其主要作用是:促进物质代谢与能量代谢;促进机体生长及发育过程。

(一) 对代谢的影响

1. 能量代谢　甲状腺激素可提高大多数组织的耗氧量,具有显著的生热效应,使基础代谢率(BMR)增高。因此,甲状腺激素分泌过多的患者,因产热量增多而多汗、喜凉怕热,

BMR 升高;甲状腺功能减退的患者,因产热量减少而喜热畏寒,BMR 降低。

2. 物质代谢   甲状腺激素对三大营养物质的合成与分解均有影响。①蛋白质代谢:生理剂量的甲状腺激素能促进蛋白质合成,有利于机体的生长发育。如果分泌过多,则加速蛋白质分解,特别是骨和骨骼肌的蛋白质分解,导致血钙升高、骨质疏松以及肌肉消瘦和乏力;如果分泌过少,则蛋白质合成减少,这时,组织间的黏蛋白增多,结合大量的正离子和水分子,引起一种特殊的、指压不凹陷的水肿,称为黏液性水肿。②糖代谢:甲状腺激素能促进小肠黏膜对葡萄糖的吸收,增强肝糖原分解,抑制肝糖原合成,并能增强肾上腺素、胰高血糖素、生长激素等激素的升糖作用,使血糖升高;同时,也促进外周组织对葡萄糖的利用而使血糖降低。但升高血糖的作用较强,因此,甲状腺功能亢进时常有血糖升高,甚至出现糖尿。③脂肪代谢:甲状腺激素既能促进脂肪和胆固醇的合成,又能加速脂肪的动员、分解,促进肝将胆固醇降解,但总的效应是分解大于合成。因此,甲状腺功能亢进患者血中胆固醇含量低于正常;反之,甲状腺功能减退患者血中胆固醇含量升高。

(二) 对生长发育的影响

甲状腺激素是人体正常生长、发育不可缺少的激素,特别是对脑和长骨的发育尤为重要。胚胎时期甲状腺激素合成不足或出生后甲状腺功能低下,可导致脑和长骨的发育明显障碍,表现为智力低下、身材矮小,称为呆小症(克汀病)。

(三) 其他作用

甲状腺激素能提高中枢神经系统的兴奋性。因此,甲状腺功能亢进的患者,常有烦躁不安、多言多动、喜怒无常、失眠多梦等症状;甲状腺功能减退的患者,则有言行迟缓、记忆减退、表情淡漠、少动嗜睡等表现。甲状腺激素还可直接作用于心肌,使心脏活动增强。甲状腺功能亢进的患者,心肌收缩力增强,心率加快,心输出量增加;同时,由于组织耗氧量增多,致使小血管扩张,外周阻力下降,故收缩压升高,舒张压正常或稍低,脉压增大。

三、甲状腺功能的调节

甲状腺功能主要受下丘脑-腺垂体-甲状腺轴的调节。此外,还可根据碘的供应进行一定程度的自身调节。

(一) 下丘脑-腺垂体-甲状腺轴的调节

下丘脑分泌的 TRH 通过垂体门脉系统作用于腺垂体,促进 TSH 的合成和释放。TSH 作用于甲状腺,刺激甲状腺合成和分泌甲状腺激素,并促进腺体增生。当血液中甲状腺激素浓度升高时,可反馈性地抑制 TSH 和 TRH 的分泌,继而使甲状腺激素的释放减少。这种负反馈作用是体内甲状腺激素浓度维持生理水平的重要机制(图 11-3)。

(二) 甲状腺的自身调节

这是甲状腺本身对饮食中碘供应量增减的一种适应。当饮食中缺碘时,甲状腺摄取碘的能力增强,使甲状腺激素的合成与释放不致因碘供应不足而减少;相反,当饮食中碘过多时,甲状腺对碘的摄取减少,甲状腺激素的合成也不致过多。这是一种有限度的、缓慢的自身调节机制。

地方性甲状腺肿——"大脖子病"

地方性甲状腺肿,俗称"大脖子病",是因为某些地区饮食中长期缺碘,造成甲状腺激素合成及分泌减少,甲状腺激素对腺垂体的负反馈作用减弱,致使腺垂体 TSH 分泌量增多,TSH

刺激甲状腺滤泡增生,导致甲状腺肿大,临床上称为地方性甲状腺肿或单纯性甲状腺肿。

第四节　肾　上　腺

肾上腺由皮质和髓质两部分组成。两者合成、分泌激素的种类不同,实际上是两个独立的内分泌腺。

一、肾上腺皮质

肾上腺皮质由三层不同的细胞组成,从外向内分别为球状带、束状带和网状带。其中,球状带分泌盐皮质激素,主要为醛固酮;束状带分泌糖皮质激素,主要是皮质醇;网状带分泌性激素,以雄激素为主,也有少量雌激素。

关于醛固酮的生理作用和分泌调节在第八章已经介绍,有关性激素的内容将在第十二章介绍,这里着重讨论糖皮质激素。

(一) 糖皮质激素的生理作用

1. 在应激反应中的作用　**应激反应**是指机体受到伤害性刺激(如缺氧、创伤、寒冷、饥饿、疼痛、紧张、恐惧等)时,出现以血中促肾上腺皮质激素(ACTH)和糖皮质激素分泌增加为主的反应,可大大增强机体对有害刺激的耐受力,提高生存适应性。在应激反应中,伴随ACTH和糖皮质激素增高的还有生长激素和催乳素;同时,交感-肾上腺髓质系统也兴奋,血中的儿茶酚胺也相应增加,说明应激反应是多种激素共同参与的一种非特异性全身反应。但应该强调的是,在应激反应中,下丘脑-腺垂体-肾上腺皮质轴的功能活动增强是主要环节。如果切除动物的肾上腺髓质,保留肾上腺皮质,则不影响动物的生命;相反,切除动物的肾上腺皮质,保留肾上腺髓质,就不能耐受伤害性刺激,易导致死亡。

2. 对物质代谢的影响　①糖代谢:糖皮质激素具有抗胰岛素的作用,能抑制外周组织对葡萄糖的利用,还能促进糖异生,使血糖升高。因此,糖皮质激素过多时,则血糖升高,甚至出现糖尿。②蛋白质代谢:糖皮质激素能促进肝外组织(特别是肌肉组织)的蛋白质分解,促使氨基酸转移到肝脏,生成肝糖原。因此,糖皮质激素分泌过多或长期使用糖皮质激素,可出现肌肉和淋巴组织萎缩,骨质疏松,皮肤菲薄。③脂肪代谢:糖皮质激素能促进脂肪的分解,增强脂肪酸在肝内的氧化过程,有利于糖异生。糖皮质激素过多时,可导致脂肪组织由四肢向躯干重新分布,形成所谓的"向心性肥胖"。

3. 对其他组织器官的作用　①血细胞:糖皮质激素能增强骨髓造血功能,使血中红细胞和血小板数目增多;能促进附着在血管壁的中性粒细胞进入血液循环,使中性粒细胞增多;能抑制淋巴细胞分裂和促进淋巴细胞凋亡,使血中淋巴细胞减少;能增加肺和脾对嗜酸性粒细胞的滞留,使血中嗜酸性粒细胞减少。因此,常用糖皮质激素治疗贫血、血小板减少性紫癜、中性粒细胞减少症、淋巴肉瘤或淋巴性白血病等。②消化系统:糖皮质激素能增加胃酸和胃蛋白酶原的分泌。若长期大量使用糖皮质激素,可诱发胃溃疡。③允许作用:糖皮质激素对血管无直接作用,但能提高血管平滑肌对儿茶酚胺的敏感性,从而提高儿茶酚胺的缩血管效应,有利于维持正常的动脉血压。

大剂量的糖皮质激素还具有抗炎、抗过敏、抗免疫排斥反应和抗休克等药理作用。

(二) 糖皮质激素分泌的调节

糖皮质激素的分泌主要受下丘脑-腺垂体-肾上腺皮质轴的调节。

下丘脑分泌的促肾上腺皮质激素释放激素(CRH)通过垂体门脉系统作用于腺垂体,使ACTH的合成与释放增加。ACTH不但能刺激肾上腺皮质束状带分泌糖皮质激素,也能刺激束状带与网状带细胞的增生。血液中的糖皮质激素还可以反馈作用于下丘脑和腺垂体,抑制下丘脑CRH和腺垂体ACTH的分泌,从而维持体内糖皮质激素水平的稳态(图11-3)。此外,ACTH对CRH的分泌也有负反馈调节作用。由于存在上述负反馈机制,因此,长期大量使用糖皮质激素的患者,会引起肾上腺皮质萎缩,分泌功能降低。如果突然停药,将引起急性肾上腺皮质功能减退的症状,甚至危及生命。因此,停药时应逐步减量,缓慢停药;或在用药期间间断给予ACTH,以防止肾上腺皮质发生萎缩。

糖皮质激素分泌的昼夜节律

因受生物钟的控制,下丘脑CRH的分泌呈现昼夜节律,因此,腺垂体ACTH的分泌和肾上腺糖皮质激素的分泌也具有相应的节律性。一般在清晨醒来前,血中糖皮质激素的浓度最高,以后逐渐下降,白天维持在较低水平,午夜时最低。清晨ACTH和糖皮质激素分泌达高峰,有利于机体在新的一天开始为脑和其他活动提供足够的能量。由此可知,外源性糖皮质激素对下丘脑-腺垂体-肾上腺皮质轴的影响,在早晨最小,午夜最大。故可将一日或两日的总药量在隔日早晨一次性给予,此时正值糖皮质激素正常分泌的高峰,对肾上腺皮质功能的抑制较少。

二、肾上腺髓质

肾上腺髓质主要分泌肾上腺素(E)和去甲肾上腺素(NE)两种激素。

(一) 肾上腺髓质激素的生理作用

肾上腺髓质激素的作用广泛,几乎对全身各系统均有作用。现将其主要作用列表11-2比较如下:

表 11-2　肾上腺素与去甲肾上腺素的生理作用比较表

	肾 上 腺 素	去甲肾上腺素
心脏	心率加快,心肌收缩力增强,心输出量增加	心率减慢(减压反射的作用)
血管	皮肤、胃肠、肾血管收缩;冠状动脉、骨骼肌血管舒张,总外周阻力降低	冠状动脉舒张;其他血管均收缩,总外周阻力明显升高
血压	升高(心输出量增加)	明显升高(外周阻力增大)
支气管平滑肌	舒张	稍舒张
代谢	增强	稍增强

肾上腺髓质直接受交感神经节前纤维支配,两者关系密切,组成了交感-肾上腺髓质系统。机体在紧急状态时,这一系统的活动显著增强,肾上腺髓质激素大量分泌,可提高中枢神经系统兴奋性,使机体处于警觉状态,反应灵敏;同时,心率增快,心肌收缩力增强,心输出量增多,血压升高;内脏血管收缩,骨骼肌血管舒张,血液重新分配,以保证重要器官(如心、脑和骨骼肌等)血液供应;呼吸深快,肺通气量加大以增加组织供氧量;代谢增强、产热量增多、血糖升高等,以提供更多的能源供机体利用。机体在紧急情况下通过交感-肾上腺髓质系统活动增强所发生的适应性变化称为**应急反应**,其意义在于充分调动机体的潜在能力,应

付紧急情况。

需要注意的是,引起应急反应的各种刺激实际上也是引起应激反应的刺激。"应急"与"应激"既有区别又有联系,前者重在动用潜能,适应骤变;后者则是应对有害刺激,增强耐受。在完整机体内,两者相互联系、相辅相成,使机体的适应能力更加完善。

（二）肾上腺髓质激素分泌的调节

1. 交感神经的作用 交感神经兴奋时,其节前纤维末梢释放 ACh,使肾上腺髓质激素分泌增加。

2. ACTH 的作用 有直接和间接两种作用方式,即 ACTH 可直接刺激肾上腺髓质激素的合成,或通过糖皮质激素间接促进肾上腺髓质激素的分泌。

第五节　胰　岛

胰腺兼有外分泌和内分泌双重功能。胰腺的内分泌功能主要由胰岛来完成。胰岛是散在于胰腺腺泡之间的一些如同岛屿一样的内分泌细胞群。根据形态和染色特点,人类胰岛细胞可分为 A 细胞和 B 细胞等。其中,B 细胞最多,占胰岛细胞总数的 60%～70%,分泌胰岛素;A 细胞约占 20%,分泌胰高血糖素。

一、胰　岛　素

胰岛素是由 51 个氨基酸组成的小分子蛋白质。1965 年,我国科学家首先运用化学方法,人工合成了具有高度生物活性的结晶胰岛素,成为人类历史上的伟大创举之一。正常人空腹状态下,血清胰岛素的浓度为 35～145pmol/L。胰岛素的半衰期只有 5～6 分钟,在肝内灭活。

（一）胰岛素的生理作用

胰岛素是促进机体合成代谢的激素。

1. 对糖代谢 胰岛素是生理状态下唯一能降低血糖的激素,也是调节血糖浓度的关键激素。胰岛素一方面促进全身组织对葡萄糖的摄取和利用,加速葡萄糖合成为肝糖原,并促进葡萄糖转变为脂肪酸,即增加血糖的去路;另一方面抑制糖原分解和糖异生,即减少血糖的来源,因而使血糖浓度降低。

2. 对脂肪代谢 胰岛素能促进脂肪的合成与贮存,同时抑制脂肪的分解,使血中游离脂肪酸减少。

3. 对蛋白质代谢 胰岛素能加速细胞对氨基酸的摄取,促进蛋白质的合成,并抑制蛋白质的分解,因而促进机体的生长。对机体的生长来说,胰岛素与生长激素发生协同作用,只有两者共同作用时才能发挥明显的促生长效应。

（二）胰岛素分泌的调节

1. 血糖浓度 血糖浓度是调节胰岛素分泌的基本因素。胰岛 B 细胞对血糖水平的变化十分敏感,血糖浓度升高时,可直接刺激胰岛 B 细胞,使胰岛素分泌增多;相反,血糖降低时,则抑制胰岛素的分泌,从而维持血糖水平的相对稳定。

2. 激素作用 ①胃肠激素均有促进胰岛素分泌的作用;②胰高血糖素、生长激素、甲状腺激素、糖皮质激素等都可通过升高血糖间接地刺激胰岛素分泌;③肾上腺素可抑制胰岛素的分泌。

3. 神经调节 胰岛素受交感神经和迷走神经双重支配。迷走神经兴奋可促进胰岛素分泌;交感神经兴奋则抑制胰岛素分泌。

二、胰高血糖素

胰高血糖素是促进机体分解代谢的激素。

(一) 胰高血糖素的主要作用

胰高血糖素的靶器官主要是肝,它能促进糖原分解、糖异生,使血糖明显升高。胰高血糖素还能促进脂肪分解,并促进脂肪酸氧化,使酮体生成增多。药理剂量的胰高血糖素可增强心肌收缩力。

(二) 胰高血糖素分泌的调节

血糖浓度也是调节胰高血糖素分泌的主要因素。血糖浓度降低,可促进胰高血糖素分泌;反之,血糖浓度升高时,胰高血糖素分泌减少。因胰岛素能降低血糖,故能间接促进胰高血糖素的分泌。

糖 尿 病

胰岛素分泌不足引起的广泛代谢障碍称为糖尿病。患者血糖水平升高,当超过肾糖阈时,出现糖尿,并引起渗透性利尿;由于体内丢失过多的水分,使血浆晶体渗透压增高,引起口渴而多饮;由于蛋白质分解增强,患者身体消瘦,体重减轻,伤口不易愈合;由于脂肪的贮存减少、分解增强,血脂升高,可引起动脉硬化,进而导致心、脑血管疾病;由于脂肪酸分解增多,生成大量酮体,严重时可出现酮血症和酸中毒,甚至昏迷;由于糖代谢障碍,细胞内能量供应不足,可产生饥饿感而多食。

第六节 甲状旁腺激素、降钙素和维生素 D_3

甲状旁腺激素(PTH)由甲状旁腺分泌;降钙素(CT)由甲状腺 C 细胞分泌;而胆钙化醇(维生素 D_3)是在皮肤、肝和肾等器官的联合作用下形成的。它们共同参与机体钙与磷代谢的调节,是控制血钙和血磷稳态的三种基础激素。

一、甲状旁腺激素

(一) 甲状旁腺激素的主要作用

甲状旁腺激素能升高血钙、降低血磷,是体内调节血钙浓度的最主要激素。骨和肾是甲状旁腺激素的主要靶器官。

1. 对骨的作用 甲状旁腺激素能破坏骨组织内的贮存钙与血浆游离钙的动态平衡,加强溶骨过程,动员骨钙入血,使血钙浓度升高。血钙是维持神经、肌肉正常兴奋性的必要物质。临床上行甲状腺手术时,若不慎误将甲状旁腺摘除,可引起严重的低钙血症,导致手足搐搦,严重时因呼吸肌痉挛而窒息。

2. 对肾的作用 PTH 能促进远曲小管对钙的重吸收,使尿钙减少,血钙升高;同时,还能抑制近端小管对磷的重吸收,使尿磷增多,血磷降低。

此外,甲状旁腺激素对肾的另一重要作用是激活 1,25-羟化酶,使无活性的维生素 D_3 转变为有活性的维生素 D_3,后者可促进小肠对钙的吸收,使血钙升高。

(二)甲状旁腺激素分泌的调节

血钙浓度是调节甲状旁腺激素分泌的最主要因素。血钙浓度降低时,甲状旁腺激素分泌增加;反之,血钙浓度升高时,则甲状旁腺激素分泌减少。因此,若长期缺钙,会引起甲状旁腺增生。如佝偻病患儿,因血钙长期偏低,往往出现甲状旁腺增大。

二、降 钙 素

(一)降钙素的生理作用

降钙素的主要生理作用是降低血钙和血磷。降钙素可抑制破骨细胞的活动,使溶骨过程减弱;同时,能加强成骨过程,增加钙、磷在骨的沉积,因而使血钙和血磷降低。此外,降钙素能抑制肾小管对钙、磷、钠及氯的重吸收,增加这些离子在尿中的排出量。

(二)降钙素分泌的调节

降钙素的分泌主要受血钙浓度的调节。当血钙浓度升高时,降钙素分泌增多;反之则分泌减少。

三、维 生 素 D_3

维生素 D_3（VD_3）不是内分泌细胞合成的激素,而是胆固醇的衍生物,可由皮肤中的7-脱氢胆固醇经日光中紫外线照射转变而成,也可从动物性食物中获得。维生素 D_3 需要经过羟化酶的催化才具有生物活性。

维生素 D_3 的主要作用是:①促进小肠黏膜对钙的吸收,使血钙升高;②能增加成骨细胞的活动,促进骨钙的沉积和骨的形成,是骨更新重建的重要调节因素;③当血钙降低时,能增强破骨过程,动员骨钙入血,使血钙升高;④能促进近端小管对钙、磷的重吸收。若维生素 D_3 缺乏,在儿童可引起佝偻病;在成人则可引起骨软化症。

思 考 题

1. 比较甲状腺激素与生长激素对生长发育作用的异同点及其不足时引起的病症。
2. 饮食中缺碘为什么会引起甲状腺肿大?
3. 试分析临床上长期大量使用糖皮质激素的患者会出现哪些表现?为什么不能突然停药?
4. 调节机体钙磷代谢的激素有哪些?它们是如何维持体内钙磷平衡的?

(柳海滨)

第十二章

生　殖

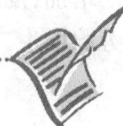

生殖是生物种系繁衍后代的生理功能,是两性配子(即精子和卵子)的产生及其结合(即受精)、妊娠和分娩从而产生新的子代个体的生理过程。生殖功能受下丘脑-腺垂体-性腺轴的神经和内分泌系统调控。

随着生长发育的成熟,到青春期后,生物体具有产生与自己相似子代个体的能力,这种功能称为**生殖**。它是维持生命延续和种系繁衍的重要生命活动。高等动物的生殖是通过两性生殖器官的活动实现的,这一复杂的过程包括生殖细胞(精子和卵子)的形成、交配与受精、着床、胚胎发育以及分娩等重要环节。人类的生殖不仅是生物学行为,而且还与政治、经济、教育、环境、伦理等有关。进入 21 世纪后,世界卫生组织提出了"2004 年人人享有生殖健康"。因此,学习和掌握好生殖生理基本知识,对于指导临床工作和生殖健康有着十分重要的意义。

第一节　男性生殖

男性的主性器官是睾丸,附性器官包括附睾、输精管、前列腺、精囊、尿道球腺和阴茎等。睾丸具有产生精子和分泌雄激素的功能。本节主要介绍青春发育期后的睾丸功能。

一、睾丸的功能

睾丸主要由生精小管和间质细胞组成。生精小管是精子的生成部位,其管壁由生精细胞和支持细胞构成。间质细胞存在于生精小管间的结缔组织内,具有合成和分泌雄激素等功能。

(一) 睾丸的生精作用

精子是由生精细胞发育形成的。最原始的生精细胞为精原细胞,由精原细胞发育为成熟的精子,其分化过程经历了精原细胞→初级精母细胞→次级精母细胞→精子细胞→精子几个阶段。在生精小管管壁中,生精细胞按发育的顺序自基膜向腔面依次排列镶嵌在支持细胞之间。从青春期开始,精原细胞分阶段持续不断地发育形成精子,进入管腔,整个生精过程约需两个半月。在精子生成的过程中,支持细胞对各级生精细胞起支持、保护和营养作用。支持细胞紧密连接形成的血-睾屏障可阻止某些物质进出生精上皮,形成有利于精子分化发育的"微环境";同时,还能防止生精细胞的抗原物质进入血液循环而引起免疫反应。精子生成还需要适宜的温度,阴囊内温度较腹腔温度低 2℃,适宜精子的生成。

精子在生精小管生成后,暂时贮存于附睾、输精管等处。在附睾内,精子进一步成熟,并获得运动能力。精子与附睾、精囊、前列腺和尿道球腺的分泌物混合形成精液,在性高潮时射出体外。精子也在输精管壶腹部、精囊等处贮存,故在输精管结扎术后的一段时间内,射出的精液中还有精子。正常男性每次射出的精液 3～6ml,每毫升精液含精子 2 000 万～4 亿个;少于 2 000 万个时,不易使卵子受精。

隐 睾 症

　　在胚胎发育期,如果某种原因导致睾丸未降入阴囊内而滞留在腹腔或腹股沟管内,称为隐睾症。2 岁以后,隐睾因处于腹腔内相对高温下会出现病变;6～10 岁开始轻度萎缩;11～15 岁时明显萎缩;16 岁以后则严重萎缩。双侧隐睾常可因精子异常或无精子而造成不育,这是男性不育症的原因之一。

(二)睾丸的内分泌作用

　　睾丸间质细胞可分泌雄激素,支持细胞分泌抑制素。

　　1. 雄激素　睾丸间质细胞可分泌三种雄激素,即睾酮、雄烯二酮和脱氢异雄酮,其中睾酮的活性最强。肾上腺皮质和卵巢也分泌少量睾酮。

　　睾酮的生理作用有:①促进男性附性器官的生长发育并使其维持于成熟状态。若切除睾丸后,男性的附性器官前列腺、精囊、阴茎等均萎缩,注射睾酮后可使其恢复。②促进男性副性征的出现并维持其正常状态。两性在青春期开始会出现一系列与性有关的特征,称为**副性征或第二性征**。男性表现为喉结突出、嗓音低沉、骨骼粗壮、肌肉发达、毛发呈男性型分布。若在青春期前切除睾丸,则男性副性征将不出现。可见,副性征和附性器官的发育有赖于主性器官的功能。③维持生精作用。睾酮进入生精小管可直接转变为活性更强的双氢睾酮,与生精细胞的雄激素受体结合,促进精子的生成。④维持正常的性欲。⑤促进蛋白质合成,特别是肌肉和生殖器官的蛋白质合成;促进骨骼生长及钙、磷沉积;参与水盐代谢,有利于水和 Na^+ 等电解质在体内的适度潴留。此外,还可刺激促红细胞生成素的生成,促进骨髓造血功能,使红细胞生成增多。

　　2. 抑制素　是睾丸支持细胞分泌的一种分子量为 32 000 的糖蛋白激素,由 α 和 β 两个亚单位组成。抑制素对腺垂体合成和分泌卵泡刺激素(FSH)有很强的抑制作用,而生理剂量的抑制素对黄体生成素(LH)的分泌无明显影响。此外,在性腺还存在与抑制素结构近似而作用相反的物质,称为激活素,其作用是促进腺垂体分泌 FSH。

　　3. 雄激素结合蛋白(ABP)　是睾丸支持细胞在 FSH 的作用下产生的一种对睾酮或双氢睾酮亲和性很强的蛋白质。ABP 与睾酮或双氢睾酮结合后,转运至生精小管内,提高并维持雄激素在生精小管的局部浓度,有利于生精过程。

二、睾丸功能的调节

　　睾丸的生精和内分泌功能主要受下丘脑-腺垂体-睾丸轴的调节(图 12-1)。此外,睾丸内还存在着复杂的局部调节机制。

　　1. 下丘脑-腺垂体对睾丸的调节　下丘脑分泌的促性腺激素释放激素(GnRH)经垂体门脉系统作用于腺垂体,促进腺垂体合成和分泌 FSH 和 LH。FSH 主要作用于生精细胞与支持细胞,促进精子的生成。LH 主要作用于间质细胞,刺激间质细胞的发育并分泌睾酮,所以 LH 也称为间质细胞刺激素。FSH 和 LH 对生精过程均有调节作用。LH 的作用是通过睾酮实现的。生精过程受 FSH 和睾酮的双重调控。大鼠实验表明,FSH 起着始动生精的作用,而睾酮则有维持生精的作用。切除脑垂体后,睾丸萎缩,生精过程停止,睾酮分泌受抑制。注射 FSH 可使生精过程恢复;注射 LH 可恢复睾酮的分泌。

2. 睾丸激素对下丘脑-腺垂体的负反馈调节　当血中睾酮增多达到一定浓度时,可抑制下丘脑分泌 GnRH,进而抑制腺垂体分泌 LH,通过负反馈调节作用,可使血中睾酮浓度稳定在一定水平。FSH 能刺激支持细胞分泌抑制素,而抑制素对腺垂体 FSH 的分泌有负反馈调节,从而稳定 FSH 的分泌,保证睾丸生精功能的正常进行。

3. 睾丸的局部调节　在睾丸局部,尤其是在支持细胞与生精细胞和间质细胞之间,还能通过旁分泌的方式,局部调节睾酮的分泌和生精的过程。如切除动物的垂体,可使生精过程中止;在睾丸局部植入睾酮,可维持生精功能;如注射大量雄激素而不给予 FSH,也可使生精过程恢复。

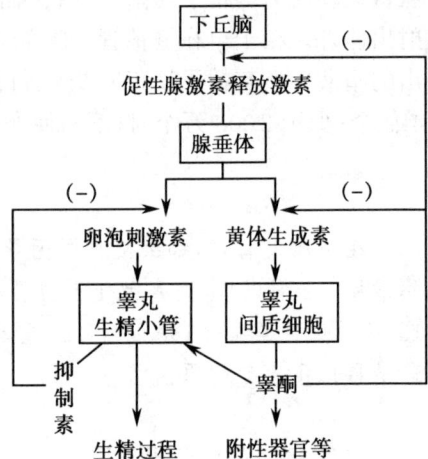

图 12-1　睾丸功能的调节示意图

第二节　女性生殖

女性的主性器官是卵巢;附性器官包括输卵管、子宫、阴道、外生殖器等。

一、卵巢的功能

卵巢由卵泡和结缔组织组成。卵泡是由一个卵细胞和包围其周围的卵泡细胞(颗粒细胞)所组成,是卵巢的基本结构和功能单位。卵巢具有生卵和内分泌功能。

(一)卵巢的生卵功能

卵子由卵巢内的原始卵泡逐渐发育而成。女性出生后,两侧卵巢约有数十万个原始卵泡。每个原始卵泡由一个初级卵母细胞及其周围的单层颗粒细胞构成。自青春期起,下丘脑 GnRH 神经元发育成熟,GnRH 的分泌促进腺垂体分泌 FSH 和 LH。在腺垂体促性腺激素的作用下,原始卵泡开始生长发育,经初级卵泡与次级卵泡阶段,最后发育为成熟卵泡。一般每月卵巢内有 15~20 个原始卵泡同时开始发育,但通常只有一个卵泡发育为优势卵泡并成熟,其他卵泡都在发育的不同阶段退化成为闭锁卵泡。故卵巢中可见到大小不等、处于各个不同发育阶段的卵泡(图 12-2)。在卵泡的成熟过程中,颗粒细胞不断增殖,由单层变为多层的颗粒细胞层,其间出现卵泡腔和卵泡液,内含有高浓度的雌激素。最后,初级卵母细胞完成第一次成熟分裂,形成一个次级卵母细胞及第一极体,并相继进行第二次成熟分裂,且停止于分裂中期,直到受精时才能完成第二次成熟分裂。

卵泡成熟后,卵泡壁破裂,次级卵母细胞与附着的透明带、放射冠等随同卵泡液排至腹腔的过程称为**排卵**。排卵后,残余的卵泡壁内陷,残留的卵泡细胞转变为黄体细胞而形成黄体。黄体维持的时间,取决于排出的卵子是否受孕。若排出的卵子未受孕,则黄体在排卵后第 9~10 天开始退化,此时称**月经黄体**,最后被结缔组织取代形成白体。月经黄体的寿命一般约为 14 天。若排出的卵子受孕,黄体则继续生长,称为**妊娠黄体**,一直维持到妊娠 12 周,以后便退化为白体。女性在生育期,卵巢内卵泡的生长发育、排卵及黄体形成呈现周期性变化,每月一次,周而复始,称为**卵巢周期**。卵巢平均约 28 天排卵一次,一般左、右卵巢交替排卵,每次只排出一个卵子,偶尔可见一次排出双卵或多个卵子。女性在一生中,两侧卵巢共能排出 300～400 个卵子。

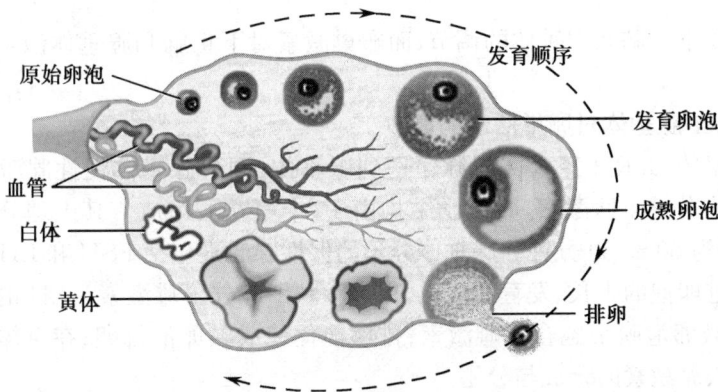

图 12-2　卵泡的发育示意图

(二) 卵巢的内分泌作用

卵巢主要分泌雌激素和孕激素,还可分泌抑制素和少量雄激素。雌激素由卵泡细胞和黄体细胞分泌,有雌二醇、雌酮和雌三醇等,其中雌二醇分泌量最大、活性最强。孕激素由黄体细胞分泌,以黄体酮作用最强。

1. 雌激素的生理作用

(1) 促进女性附性器官的生长发育及维持其正常功能:①促进卵泡细胞生长发育,诱导排卵前 LH 峰的出现,促进排卵。②促进子宫发育,使子宫内膜发生增殖期变化,内膜逐渐增厚,血管和腺体增生,但不分泌;促进子宫的收缩,并在分娩前,提高其对催产素的敏感性;还可使宫颈腺分泌大量稀薄的黏液,有利于精子穿行。③促进输卵管的运动,有利于精子和卵子的运行。④刺激阴道上皮细胞增生、角化并合成大量糖原,在乳酸杆菌作用下糖原分解,使阴道分泌物呈酸性,增强阴道抵抗细菌的能力。

(2) 促进副性征的出现:雌激素可刺激乳腺导管和结缔组织增生,促进乳腺发育,并使全身脂肪及毛发分布具有女性特征表现,如骨盆宽大、臀部脂肪肥厚、音调较高等。

(3) 对代谢的影响:①促进蛋白质合成,特别是促进生殖器官的细胞增殖与分化,促进生长发育;②影响钙和磷的代谢,增强成骨细胞的活动,加速骨的生长和钙盐沉积,促进骨骺的愈合,因而在青春早期女孩的生长一般较男孩快;③促进肾小管对水和 Na^+ 的重吸收,增加细胞外液的量,如某些妇女月经前水肿,可能与此有关。

2. 孕激素的生理作用　孕激素通常在雌激素作用的基础上发挥作用,主要作用在于保证受精卵的着床和维持妊娠。

(1) 对子宫的作用:①使子宫内膜进一步增生变厚,在增殖期的基础上出现分泌期的改变,腺体增生,且有腺体分泌,有利于受精卵着床;②使子宫平滑肌的兴奋性降低,从而抑制子宫收缩,保证胚胎有一个安静的生长环境;③减少宫颈黏液的分泌量,使黏液变稠,不利于精子穿透,以防止再孕。

(2) 对乳腺的作用:在雌激素作用的基础上,促进乳腺腺泡发育,为分娩后泌乳做准备。

(3) 产热作用：孕激素促进机体产热，使基础体温在排卵后升高 0.5℃ 左右。由于在排卵前体温较低，排卵后升高，故临床上常将这一基础体温改变作为判定排卵日期的标志之一。排卵后体温升高的原因可能与孕激素的代谢产物（主要是苯胆烷醇酮）的作用有关。

二、卵巢功能的调节

卵巢功能受下丘脑和腺垂体的调节，而卵巢激素对下丘脑和腺垂体激素的分泌又具有反馈作用。

（一）下丘脑-腺垂体对卵巢活动的调节

下丘脑分泌的 GnRH 经垂体门脉输送到腺垂体，调节腺垂体促性腺激素的合成和分泌。GnRH 是小分子多肽激素，其化学结构由 10 个氨基酸组成。其生理分泌呈持续性脉冲式，脉冲间隔为 60~120 分钟。腺垂体分泌的促性腺激素包括 FSH 和 LH。FSH 的主要生理作用是促进卵泡的生长、发育和成熟，促进颗粒细胞分泌雌激素。LH 的主要生理作用是在卵泡期刺激卵泡膜细胞合成雌激素；排卵前促使成熟卵泡排卵；在黄体期维持黄体功能，促进孕激素、雌激素的合成与分泌。

（二）卵巢激素对下丘脑-腺垂体的反馈作用

雌激素对下丘脑-腺垂体的反馈作用既有负反馈作用，又有正反馈作用。小剂量雌激素对下丘脑产生负反馈作用，抑制 GnRH 的分泌，减少垂体的促性腺激素分泌。高水平雌激素有正、负反馈双重作用。排卵前，卵泡发育成熟，大量分泌雌激素，刺激下丘脑 GnRH 和垂体 LH、FSH 的大量释放，形成排卵前 LH、FSH 峰。排卵后，血液中雌激素和孕激素水平明显升高，抑制 FSH 和 LH 的合成和分泌（图 12-3）。

三、月经周期及其形成机制

（一）月经周期

女性自青春期起，性激素的分泌和生殖器官的形态功能每月均发生周期性变化。其中，最明显的表现是每月一次的子宫内膜剥脱和出血的周期性变化，称为**月经周期**。月经周期历时 20~40 天，平均 28 天。一般 12~14 岁第一次来月经，称为**月经初潮**。50 岁左右月经周期停止，此后称为**绝经期**。月经周期中，由于卵巢激素的周期性分泌，子宫内膜功能层也发生周期性变化，其变化可分为三期。

1. **增殖期**　从月经停止起至排卵止，即月经周期的第 5~14 天，称**增殖期**。在此期内，卵泡不断发育并分泌雌激素。雌激素促使子宫内膜逐渐增殖，血管及腺体增生，但腺体尚不分泌。至此期末，卵巢内有一个卵泡发育成熟，出现排卵。

2. **分泌期**　从排卵后到下次月经前，即月经周期的第 15~28 天，称**分泌期**。排卵后的卵泡形成黄体，开始分泌孕激素与雌激素。在雌激素和孕激素的作用下，特别是在孕激素的作用下，使子宫内膜在增殖期的基础上进一步增生变厚、血管扩张、腺体迂曲并具有分泌功能，为受精卵着床和发育做好准备。在此期内，如果受孕，黄体则发育成妊娠黄体继续分泌孕激素和雌激素，使子宫内膜形成蜕膜；如未受孕，黄体萎缩，进入月经期。

3. **月经期**　从月经开始到出血停止，即月经周期的第 1~4 天，称**月经期**。在此期内，由于黄体开始退化、萎缩，血中孕激素和雌激素水平迅速下降。子宫内膜由于失去这两种激素的支持，使子宫内膜功能层的螺旋小动脉痉挛，导致内膜脱落与出血，即月经来潮。血量约 100ml，因其富含纤溶酶而不易凝固。月经期因子宫内膜剥落，表面形成创伤面，如果不

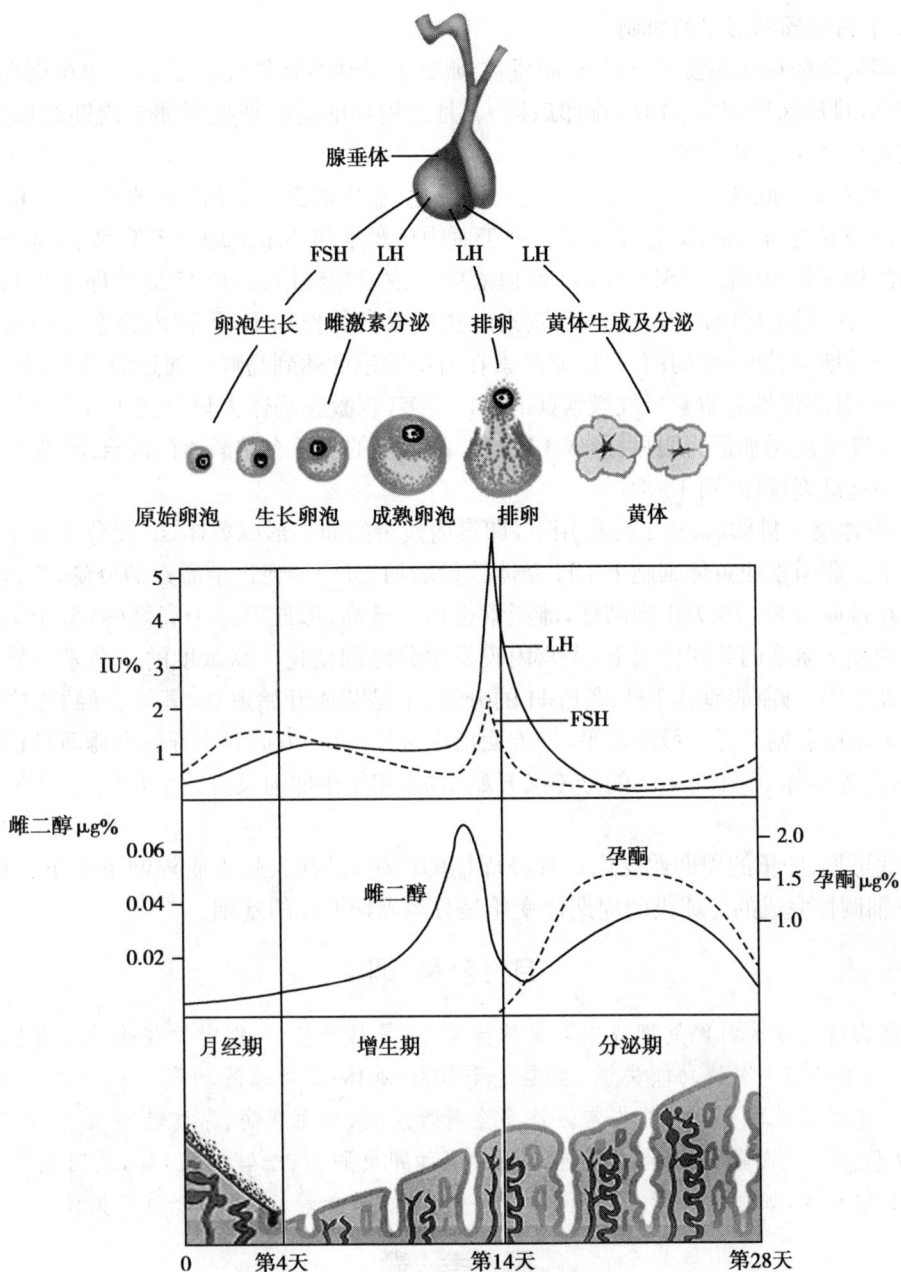

图 12-3　月经周期形成机制示意图

注意卫生,细菌容易侵入,并逆行而上,进入子宫腔内,引起子宫内的感染。故在月经期,应注意经期卫生。

闭　经

闭经是指女子年满 18 岁月经仍未来潮,或以往有过正常月经,现月经闭止超过 3 个月以上者。前者又称原发性闭经,后者称为继发性闭经。青春期前、妊娠期、哺乳期及更年期的停经及绝经均属生理现象,如卵子受精而怀孕,黄体继续分泌孕激素与雌激素,子宫内膜可不再脱落,不出现月经。正常生育期妇女,闭经往往是怀孕的信号。

（二）月经周期形成的机制

月经周期的形成主要是下丘脑-腺垂体-卵巢轴活动的结果（图12-3）。卵巢周期活动包括卵泡期（排卵前期）和黄体期（排卵后期）。月经周期的前两期处于卵巢周期的卵泡期，而分泌期则与黄体期相对应。

1. 卵泡期　此期开始时，由于卵巢黄体退化，血中雌激素、孕激素的水平迅速下降，导致子宫内膜脱落与出血，即月经来潮。由于血中雌激素和孕激素均处于低水平，对下丘脑和腺垂体的抑制作用解除，FSH和LH在血液中的浓度相继增加，FSH促使卵泡生长发育成熟，并与LH共同作用使卵泡分泌雌激素。在雌激素的作用下，子宫内膜发生增殖期的变化。在增殖期末，即排卵的前一日，雌激素在血中的浓度达到高峰。通过雌激素的正反馈作用，下丘脑分泌促性腺激素释放激素（GnRH）增多，刺激腺垂体大量分泌LH与FSH，尤其是血中LH浓度增加最为明显，形成**LH峰**。高浓度的LH在孕激素的配合下，使已经发育成熟的卵泡破裂排卵（图12-3）。

2. 黄体期　排卵后，在LH作用下，卵巢内残余的卵泡形成黄体，继续分泌大量孕激素和雌激素。雌激素使黄体细胞上LH受体数量增加，进一步促进孕激素的分泌，使黄体分泌孕激素在排卵后8～10天出现高峰，雌激素也再次升高，形成第二个高峰（略低于第一次）。在雌激素和孕激素的共同作用下，子宫内膜发生分泌期变化。高浓度的孕激素与雌激素通过负反馈作用，抑制腺垂体LH及FSH的分泌，于是黄体开始退化、萎缩，导致血中孕激素和雌激素浓度急剧下降至最低水平，一方面形成月经；另一方面对下丘脑和腺垂体的抑制作用解除，使腺垂体FSH与LH的分泌又开始增加，卵巢中卵泡又开始生长发育，重复新的月经周期。

由此可见，卵巢的周期性变化和月经周期的产生，是在大脑皮质控制下由下丘脑-腺垂体-卵巢轴调控完成的。卵巢的周期性变化是月经周期形成的基础。

月 经 失 调

月经失调表现为月经周期或出血量的异常，或是月经前、经期时的腹痛及全身症状。主要原因有：①神经内分泌功能失调，主要是下丘脑-垂体-卵巢轴的功能不稳定或有缺陷，即月经病。②器质性病变或功能失常。许多全身性疾病，如血液病、原发性高血压、肝病、内分泌病、流产、宫外孕、葡萄胎、生殖道感染、肿瘤（如卵巢肿瘤、子宫肌瘤）等，均可引起月经失调。③其他原因，如强烈的精神刺激、环境突然变化、节食等，也可引起月经失调。

思 考 题

1. 简述雄激素的生理作用。
2. 简述雌激素和孕激素的生理作用。
3. 睾丸的功能活动是如何调节和控制的？
4. 卵巢的分泌活动是如何调节和控制的？

（马　艳）

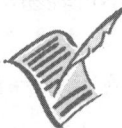

生理学实验指导

实 验 总 论

一、生理学实验目的与要求

(一) 实验目的

生理学属于自然科学的范畴,是一门重要的实验科学。任何关于机体功能活动的理论,都是从实际观察中得到的,并且经过设计合理的实验得到不断的检验、修正和发展。因而,生理学实验课是整个基础医学教学过程的重要环节。其主要的目的在于:通过有代表性的实验,使医学生初步掌握生理学实验的基本操作技术;熟悉基本方法;初步掌握分析、整理实验结果的能力;验证和巩固医学生理科学基本理论;通过设计性实验,培养学生严肃的科学态度、严谨的工作方法和实事求是、一丝不苟的工作作风,提高学生分析问题、解决问题和理论联系实际的能力,开发和培养医学生的创造性思维,为后续医学课程的学习打下坚实基础。

(二) 实验要求

1. 实验前

(1) 应仔细预习实验指导,了解实验内容,包括目的、原理、步骤、观察项目以及注意事项。

(2) 结合实验内容复习有关理论,力求提高实验课的学习效果,对实验可能出现的结果进行预测,并应用已知的有关理论知识予以解释。

(3) 注意并预估在实验过程中可能发生的误差。

2. 实验中

(1) 认真听实验指导教师的讲解和示教操作的演示。要特别注意教师所指出的实验过程中的注意事项。

(2) 实验所用的器材务必摆放整齐、布置适当、合理使用。

(3) 按照实验指导中所列出的实验步骤,严肃认真地循序操作,不可随意更改;不得擅自进行与实验内容无关的活动。在以人体为对象的实验项目,应格外注意人身安全;对实验动物要十分爱护,以保证动物能为实验工作做出应有的贡献。

(4) 实验小组成员在不同的实验项目中,应轮流担任各项实验操作,力求每人的学习机会均等。在做哺乳类动物等较大实验时,组内成员要明确分工、相互配合、各尽其职、统一指挥。

(5) 实验过程中,应自始至终地认真操作、仔细观察、分析思考。如发生了什么实验现象? 为什么会出现这些现象? 这些现象有何生理意义? 对没有达到预期结果的项目,要及时分析原因。

（6）在实验过程中，若遇到疑难之处，先要自己想方设法予以排除。如果一时解决不了，应立即向指导教师汇报情况，要求给予协助解决。对贵重仪器，在尚未熟悉其性能之前，不可轻易动用。

（7）在实验过程中，要注意节省动物和实验消耗品，爱护实验器材，充分发挥各种器材的作用，保证实验过程顺利进行，并取得预期效果。

3. 实验后

（1）实验结束后，按指导老师指定的地点集中存放动物尸体。

（2）将实验用具整理清洁后回归原位。如果发现器材和设备损坏或缺少，应立即向指导教师报告，并予以登记备案。

（3）值日生应做好实验室的清洁卫生工作，关好水、电、门和窗。

（4）仔细认真收集整理实验所得的记录和资料，对实验结果进行讨论并得出结论。认真填写实验报告，按时送交指导教师评阅。

二、实验报告的要求

1. 每位同学应独立完成实验报告，用统一格式书写。在规定的时间内，统一交给指导老师批阅。学期末，将全部实验报告交指导老师考核。

2. 实验报告的内容可按每个实验的具体要求来写，文字力求简洁、通顺，字迹要清楚、整洁。实验报告的要求如下：

（1）在报告本上应注明班级、组别、姓名、日期。

（2）写出实验题目、目的、原理和实验对象。

（3）填写实验用品和实验步骤。

（4）实验结果：实验结果是实验中最重要的部分，应将实验过程中所观察到的现象准确记录，不可单凭记忆，否则容易发生错误或遗漏。

（5）结果分析：实验结果分析是实验报告的另一重要部分，体现了学生运用所学知识分析问题的能力、想象能力、文字表达能力。结果分析不应盲目抄袭书本，要用自己的语言进行表述，鼓励学生根据实验结果提出自己的见解，也可提出一些改进实验的合理建议。

（6）结论：实验结论是从实验结果中归纳出的一般性的、概念性的判断，也就是这一实验所能验证的概念、原则或理论的简明总结。在实验中没有得到充分证明的理论不应写入结论当中。

三、实验室规则

1. 遵守纪律，提前 10 分钟到达实验室，因故外出或早退应向老师请假。进实验室必须穿白服，着装要整齐，不得穿拖鞋。实验时要严肃认真，不高声谈笑，不进行与实验无关的活动。养成良好的学习和工作作风。

2. 实验者必须先熟悉仪器使用要点。仪器损坏或失灵，应请老师修理或调换。严禁在计算机上玩游戏、建立个人文件、随意启动其他程序及损坏实验程序等与实验无关的活动。违章操作致使仪器损坏者，按学校有关规定赔偿。

3. 实验前由小组长负责，按仪器清单认真清点实验桌上的实验器材；如有实验器械缺少或损坏，应及时向老师报告，以便及时补充或更换；用后洗净擦干，如数归还；如有损坏或遗失，应及时报告，酌情赔偿。各小组之间，实验器材不得挪用或调换。

4．爱护公物，节约器材、药品，爱护实验动物。能重复利用的器材如纱布、方巾、缝合针、试管、插管、针头等，应洗干净再用。实验物品（包括实验动物）未经批准不得擅自带离实验室。

5．实验所得数据及实验记录，需经教师审核，否则不得结束实验。

6．实验时，必须严肃认真听取老师讲解，经老师同意后才可做实验。实验结束，应将实验器材、用品和实验台、仪器台收拾干净，清点好数量，摆放整齐；动物尸体及药品应放到指定地点；及时关闭实验计算机（注意关机顺序）。

7．实验室由各组轮流打扫，保持整洁。离开时，关闭水、电、门和窗，经老师检查后方能离开实验室。

四、常用手术器械及其使用方法

（一）蛙类动物手术器械

1．**手术剪刀**　粗剪刀用于剪蛙类骨骼、肌肉和皮肤等粗硬组织；眼科剪刀用于剪神经和血管等细软组织；组织剪刀用于剪肌肉等软组织。

2．**镊子**　圆头镊用于夹捏组织和牵拉切口处的皮肤（因圆头镊对组织的损伤小）；眼科镊用于夹捏细软组织。

3．**金属探针**　用于破坏脑和脊髓。

4．**玻璃分针**　用于分离神经和血管等组织。

5．**蛙心夹**　使用时，将一端夹住心尖，另一端借缚线连于张力换能器，以描记心脏活动。

6．**蛙板**　为 20cm×15cm 并有许多小孔的木板，用于固定蛙类以便进行实验。可用蛙钉或大头针将蛙腿钉在木板上。如果制备神经-肌肉标本时，可在木板上放一块适当大小的玻璃板，在玻璃板上先放少量任氏液，然后把去除皮肤的蛙后肢放在玻璃板上分离、制作标本。有些蛙板中央留有直径 2cm×2cm 的通光孔，进行微循环的观察。

7．**培养皿**　盛放任氏液，可将已做好的神经-肌肉标本置于此液中。

8．**蛙心插管**　蛙心插管有斯氏和八木氏插管两种。斯氏蛙心插管用玻璃制成，尖端插入蟾蜍或蛙的心室，突出的小钩用于固定离体心脏，插管内冲灌生理溶液。

（二）哺乳类动物手术器械

1．**手术刀**　包括刀柄和刀片，用于切开和解剖组织。持刀方法有四种：执弓式、执笔式、握持式和上挑式。前两种用于切开较长或用力较大的伤口；后两种用于较小的切口，如解剖血管、神经等组织。

2．**手术剪**　有直、弯两型，又分圆头和尖头两种。弯手术剪用于剪毛；直手术剪用于剪开皮肤和皮下组织、筋膜和肌肉等；眼科剪用于剪神经、血管或输尿管等。

3．**镊子**　夹捏较大或较厚的组织和牵拉皮肤切口时，使用圆头镊子；夹捏细软组织用眼科镊子。正确的持镊姿势是：拇指对示指与中指，把持二镊角的中部，稳而适度的夹住组织。

4．**止血钳**　除用于夹持血管或出血点起止血作用外，有齿的用于提起皮肤；无齿的分离皮下组织。蚊式止血钳较小，适于分离小血管和神经周围的结缔组织，也可用于分离组织、牵引缝线、协助拔针等。止血钳分为直、弯、全齿和平齿等不同类型。止血钳的使用方法基本同手术剪，但止血钳柄环间有齿，可以咬合锁住。放开时，插入钳柄环扣的拇指和环指相对挤压后，环指、中指向内，拇指向外，旋开两柄。

5．**持针器**　主要用于夹持缝合针来缝合组织，有时也用于器械打结，其基本结构与止血钳类似。持针器的前端齿槽床部短、柄长，钳叶内有交叉齿轮，使夹持的缝针稳定，不易滑脱。使用时,将持针器的尖端夹住缝针的中、后1/3交界处,并将缝线重叠部分也放于内侧针嘴内。若夹在齿槽床的中部,则容易将针折断。

6. **骨钳** 用于打开颅腔和骨髓腔,可按动物大小选择相应的型号。使用时,使钳头稍仰起咬切骨质。切勿撕拉、拧扭,以防残骨及损伤骨内组织。

7. **颅骨钻** 用于开颅钻孔,钻孔后用骨钳扩大手术范围。用法为:右手握钻,左手固定骨头,钻头与骨面垂直,顺时针方向旋转,到内骨板时要小心慢转,防止穿透骨板而损伤脑组织。

8. **咬骨剪与咬骨钳** 咬骨剪与咬骨钳用于打开颅腔、骨髓腔和暴露脊髓时咬剪骨质,以及开胸时修剪肋骨的断端。

9. **动脉夹** 用于阻断动脉血流。

10. **气管插管** 用于实验中保持动物呼吸畅通。使用时,先在气管上剪一倒"T"字形剪口,然后将其有斜面的一头朝肺的方向插入气管中,用手术线将其结扎固定于气管上防止滑出,并保持其在实验中始终与气管平行,以免阻塞呼吸。

11. **血管插管** 用于动脉、静脉插管。血管插管可用16号输血针磨平针头或用相应口径的输液器剪去针头留一斜切面代替。描记动脉血压时,将其中先注满肝素等抗凝剂,以保持实验中插管内无血凝块堵塞,以其有斜面的尖端经血管剪口处插入动脉;另一端开口借橡皮管连接于压力换能器或水银检压计,以测量和记录血压变化。插管插入动脉后,将其用手术线结扎固定于血管上,并保持插管在实验中始终与血管平行,以免其尖端刺破血管。

12. **三通开关** 可按实验需要改变液体流动方向,便于静脉给药、输液和描记动脉血压。

13. **注射器** 注射器有可重复使用的玻璃注射器和一次性塑料注射器,常用1～20ml的注射器。根据注射溶液量的多少,选用合适容量的注射器。注射器抽取药液时,应将活塞推到底,排尽针筒内的空气。安装针头时,注射器针头的斜面应与注射器容量刻度标尺在同一方向上,旋压紧针头。

实 验 各 论

实验一　坐骨神经-腓肠肌标本的制备

【实验目的】 熟悉蛙或蟾蜍的坐骨神经-腓肠肌标本的制备方法;初步掌握几项基本实验操作。

【实验对象】 蛙或蟾蜍

【实验用品】 蛙类手术器械、锌铜弓、培养皿、烧杯、任氏液、纱布、丝线等。

【实验步骤】

1. **破坏脑和脊髓** 取蛙或蟾蜍一只,用自来水冲洗干净,用探针从枕骨大孔垂直插入,折向前伸入颅腔,左右搅动捣毁脑组织;然后,将探针抽回至进针处,不要拔出,再向后插入椎管,上下提插捣毁脊髓,如果蛙呼吸停止、四肢松软表示脑和脊髓完全破坏;然后,沿两侧腹部将蛙横断为上、下两半,并将前半段弃去,保留后半段备用(实验图-1)。

2. **剥离皮肤** 先剪去尾椎末端及泄殖腔附近的皮肤,然后从脊柱的断端撕下皮肤,将其全部剥去,直至趾端。除去内脏,将标本放在滴有任氏液的蛙板上。将手及使用过的手术器械洗净。

3. **分离标本** 沿脊柱正中线将标本均匀地剪成左、右两半,一半浸入盛有任氏液的烧杯中备用;另一半做进一步制备。

4. 分离坐骨神经　在大腿背侧的半膜肌与股二头肌之间,用玻璃分针分离出坐骨神经。分离时,要仔细用剪刀剪断坐骨神经的分支,向上分离至基部,向下分离至腘窝。保留与坐骨神经相连的一小块脊柱,将分离出来的坐骨神经搭于腓肠肌上;去除膝关节以上的全部大腿肌肉,刮净股骨上附着的肌肉,保留的部分就是坐骨神经及股骨。

5. 分离腓肠肌　在跟腱下方穿线结扎,提起结线,剪断结线后的跟腱,腓肠肌即可分离出来。此时,在膝关节下方,将其他所有组织全部剪去。至此,带有股骨的坐骨神经-腓肠肌标本制备完成(实验图-2)。

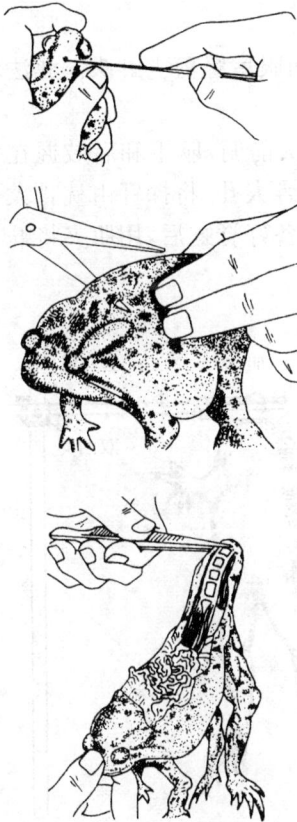

实验图-1　坐骨神经-腓肠肌标本制备(一)

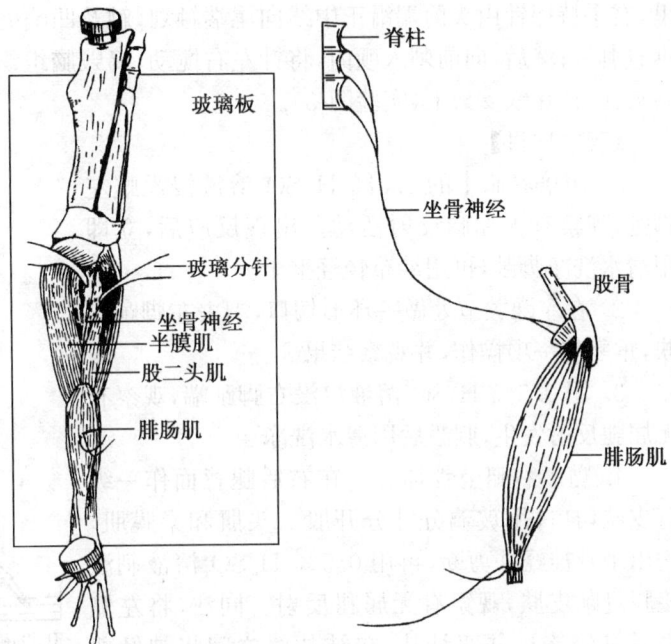

实验图-2　坐骨神经-腓肠肌标本制备(二)

6. 标本的检验　将坐骨神经-腓肠肌标本放置在蛙板上,用锌铜弓刺激坐骨神经。若腓肠肌迅速发生收缩反应,说明标本功能良好,制备成功,应及时移入盛有任氏液的培养皿中,供实验之用。

【注意事项】

1. 小心勿将蟾蜍液溅入眼内。

2. 制备标本时,切忌用金属器械牵拉或触碰神经干。

3. 分离肌肉时,应按层次剪切;分离神经时,必须将周围的结缔组织剥离干净。

4. 制备标本过程中,应随时用任氏液浸湿神经和肌肉,防止干燥。

5. 切勿让蛙的皮肤分泌物和血液等沾污神经和肌肉,也不能用水冲洗,否则会影响神经肌肉的功能。

实验二   反射弧分析

【实验目的】 通过实验分析组成反射弧的五个部分,观察反射弧的完整性与反射活动的关系。

【实验对象】 蛙或蟾蜍

【实验用品】 蛙类手术器械、铁支架、双凹铁夹、电子刺激器、小烧杯、培养皿、滤纸片、药用棉球、0.5%和1% H_2SO_4溶液、清水。

【实验准备】 脊蛙制备有以下两种方法:

1. 去脑法 左手紧握蛙体,右手将粗剪刀从口裂插入,沿两眼后缘剪去蛙头。此法较易操作,但出血较多。

2. 破坏脑 左手握住蛙体与前肢,用示指压蛙头前端,使头前俯,躯干和后肢握在手里;右手持探针由头前端沿正中线向尾端触划,触及凹陷处即枕骨大孔;将探针由枕骨大孔垂直刺入;然后,向前刺入颅内,将针左右搅动,捣毁脑组织。制备好脊蛙后,用肌夹将蛙下颌夹住,挂在铁支架上(实验图-3)。

【观察项目】

1. 用培养皿中的 0.5% H_2SO_4溶液浸没蛙左脚趾,观察有无屈腿反射活动。出现反应后,立即用清水洗净脚趾,再用纱布轻轻揩干。

2. 在左踝关节处做一环形切口,剥去左脚趾皮肤,重复前一项操作,并观察结果。

3. 用0.5% H_2SO_4溶液浸没右脚趾端,观察有无屈腿反射发生,刺激后用清水洗净。

4. 剪断右腿坐骨神经 在右后腿背面作一纵行皮肤切口,用玻璃分针分开股二头肌和半膜肌,钩出坐骨神经并剪断,再用 0.5% H_2SO_4溶液刺激该腿足趾皮肤,观察有无屈腿反射。同法,将左侧坐骨神经钩出并双结扎,在结扎线之间将神经剪断,再以 0.5% H_2SO_4溶液刺激左侧趾端,观察结果。

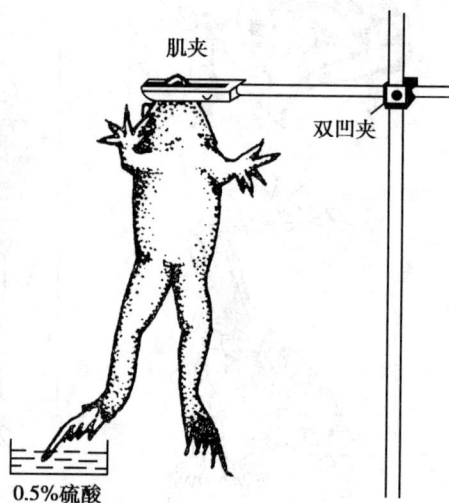

肌夹

双凹夹

0.5%硫酸

实验图-3   反射弧分析实验装置

5. 将浸泡1% H_2SO_4的纸片贴于蛙的腹部皮肤,观察四肢反应。

6. 破坏脊髓 用探针插入脊蛙椎管,捣毁脊髓,重复上述第5项实验,观察四肢反应。

7. 以电脉冲刺激左侧坐骨神经外周端,观察同侧腿有无反应。

8. 以电脉冲直接刺激腓肠肌,观察肌肉有无反应。

【注意事项】

1. 剥脱脚趾皮肤要完全,若剩留皮肤会影响实验结果。

2. 分离坐骨神经应尽量向上,并尽量剪断与其相连的分支。

(彭 波)

实验三　神经干动作电位的观察

【实验目的】　观察神经干动作电位的基本波形,了解神经干动作电位的引导方法;通过本实验加深对刺激、兴奋和传导等基本概念的理解。

【实验原理】　当神经干受到刺激产生兴奋后,兴奋部位的膜电位呈现外负内正的状态;当神经冲动通过后,兴奋处的膜电位又恢复到静息水平,神经干兴奋过程中所发生的这种膜电位的变化称为神经干动作电位。神经干动作电位与单根神经纤维的动作电位不同,它是由许多兴奋阈值、传导速度和幅度不同的神经纤维产生的动作电位综合而成的复合性电位变化,其电位幅度在一定范围内可随刺激强度的变化而变化。如果将两引导电极置于正常、完整的神经干表面,当神经干一端兴奋之后,兴奋波先后通过两个引导电极,可记录到两个方向相反的电位偏转波形,称为双相动作电位;如果两个引导电极之间的神经组织有损伤,兴奋波只能通过第一个引导电极,不能传导至第二个引导电极,则只能记录到一个方向的电位偏转波形,称为单相动作电位。

【实验对象】　蛙或蟾蜍

【实验用品】　蛙类手术器械、神经屏蔽盒、棉球、滤纸、普鲁卡因、任氏液、生物功能实验系统。

【实验方法】

1. 实验准备

(1)制备神经干标本:按照实验一制备坐骨神经-腓肠肌标本的方法分离坐骨神经,沿坐骨神经继续向下分离出胫、腓神经。在坐骨神经的脊柱端和胫、腓神经的末梢端分别扎线。提起扎线,将坐骨神经、胫神经和腓神经标本完全游离出来,放入任氏液中备用。

(2)连接实验装置(实验图-4)。

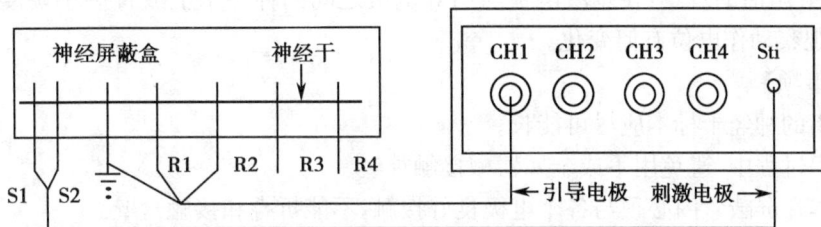

实验图-4　神经干动作电位引导实验装置示意图

(3)安放标本:用浸有任氏液的棉球擦拭所有电极后,把神经干标本的中枢端放在屏蔽盒内的刺激电极上,外周端放在引导电极上。用滤纸片吸去标本上过多的任氏液,以免电极之间短路影响实验结果。

(4)在生物功能实验系统软件主界面上,选择"实验项目"——"肌肉神经实验"——"神经干动作电位的引导"实验模块(实验图-5),软件将自动设置实验参数,并开始实验。

2. 实验观察

(1)双相动作电位的观察:用鼠标单击"刺激调节区"中的"启动/停止刺激"按钮发送刺激,在屏幕上会观察到神经干动作电位的波形(实验图-6)。用不同的刺激强度(由小逐渐增大),观察动作电位的产生和幅值的变化。

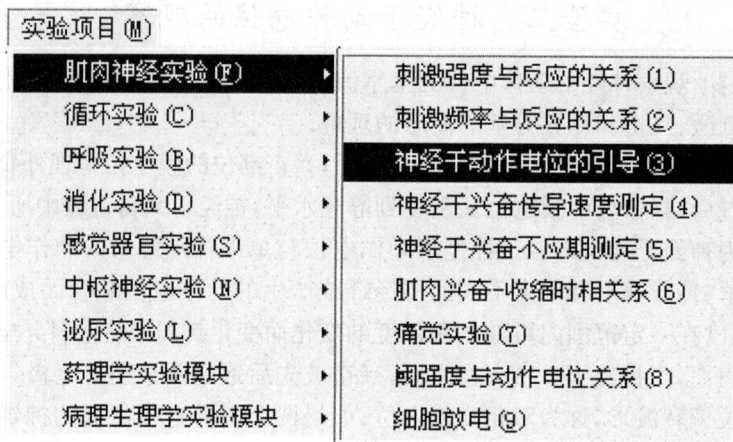

实验图-5　菜单选择

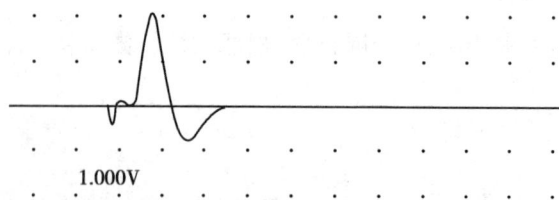

1.000V

实验图-6　神经干动作电位波形

（2）单相动作电位的观察：用镊子将两个引导电极之间的神经夹伤，观察动作电位的波形有何变化。

（3）传导阻滞的观察：在刺激电极与引导电极之间的神经干上放置一小块浸有普鲁卡因的棉花，观察动作电位有何变化。

【注意事项】

1. 分离的神经干标本应尽可能长。

2. 手术过程中，避免用手或金属器械接触神经。

3. 标本在屏蔽盒内必须与各个电极良好接触，不能折叠和接触盒壁。

【思考题】

1. 神经干动作电位的波形与单根神经纤维动作电位的波形有何不同？为什么？

2. 夹伤神经干后，动作电位波形为何变为单相？

实验四　骨骼肌的刺激与反应、单收缩和强直收缩

【实验目的】　学会制备神经肌肉标本；观察与分析不同刺激强度时骨骼肌的收缩反应；观察刺激频率对肌肉收缩形式和收缩力的影响。

【实验对象】　蛙或蟾蜍

【实验用品】　蛙类手术器械、刺激电极、铁支架、双凹夹、张力换能器、生物功能实验系统等。

【实验方法】

1. 制备坐骨神经-腓肠肌标本。

2. 按实验图-7 所示,将标本挂在张力换能器上,连接引导电极和刺激电极。

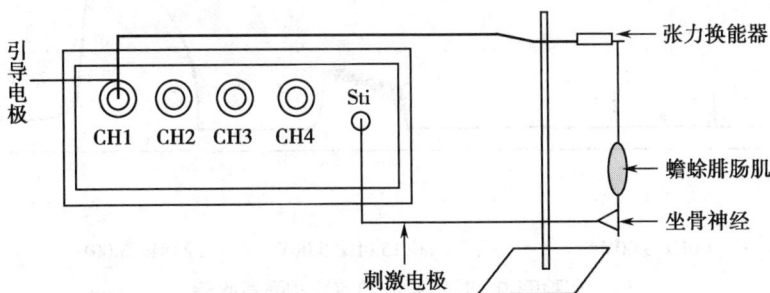

实验图-7　刺激与反应、单收缩和强直收缩示意图

3. 选择"实验项目"——→"肌肉神经实验"——→"刺激强度与反应的关系"实验模块,此时将弹出"设置刺激强度与反应的关系实验参数"对话框,选择相应参数,改变刺激强度,记录肌肉收缩张力曲线。

(1) 阈刺激:根据设置的刺激参数逐次放大刺激强度,刚能引起腓肠肌收缩的刺激强度为阈强度,该刺激为阈刺激。

(2) 最大刺激:刺激强度逐步增大,可记录到收缩曲线逐渐升高的曲线图,直到最后收缩曲线的幅度不再随刺激强度的增加而增加,即为最大收缩,达到最大收缩的最小刺激强度的刺激即为最大刺激。

4. 选择"实验项目"——→"肌肉神经实验"——→"刺激频率与反应的关系"实验模块,此时将弹出"设置刺激频率与反应关系实验参数对话框"(实验图-8),选择相应参数,改变刺激频率,记录肌肉收缩张力曲线(实验图-9)。

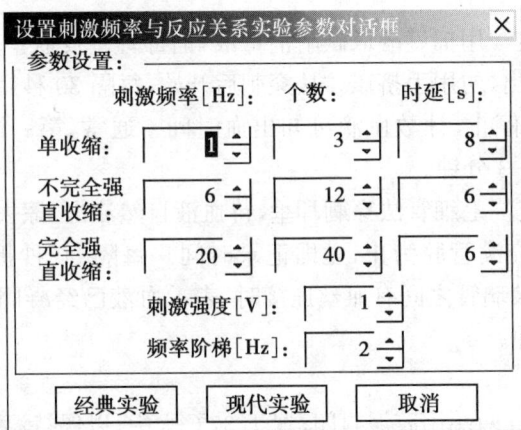

实验图-8　设置刺激频率与反应关系实验参数对话框

(1) 单收缩:用阈上刺激作用于坐骨神经,刺激频率较低时,描记出连续的单收缩曲线。

(2) 不完全强直收缩:随着刺激频率的增加,描记出锯齿状的不完全强直收缩曲线。

(3) 完全性强直收缩:继续逐次增加刺激频率,描记出平滑的完全性强直收缩曲线。

【注意事项】

1. 经常用任氏液润湿标本,使之保持良好的兴奋性。

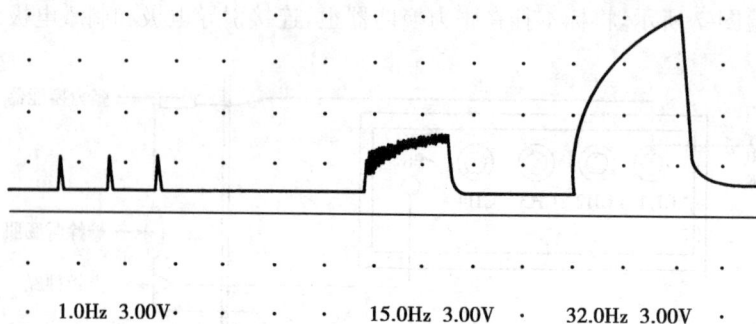

1.0Hz 3.00V　　　　　15.0Hz 3.00V　　　32.0Hz 3.00V

实验图-9　骨骼肌的单收缩和强直收缩

2. 每次刺激后,让标本休息一段时间(0.5～1分钟),以防标本疲劳。

(刘艳荣)

实验五　出血时间和凝血时间测定

【实验目的】　学习测定出血、凝血时间的方法。

【实验原理】　出血时间是指血液自然流出到自行停止时所需的时间,用以检查凝血过程是否正常。凝血时间是指血液流出体外起至出现纤维蛋白丝所需的时间,用以检查血凝过程的快慢。

【实验对象】　人

【实验用品】　采血针、秒表、小滤纸条、碘附消毒液、无菌棉签、胶泥、毛细玻璃管(长约10cm,内径0.8～1.2mm)。

【观察项目】

1. 出血时间的测定　用棉签蘸取碘附消毒液,消毒耳垂皮肤。用采血针刺入皮肤2～3mm深,待血液自然流出,勿用手挤压。从穿刺后开始,每隔30秒用滤纸吸去血滴一次(不要触及皮肤),直到血流停止,计数血滴可知出血时间。通常,第一滴血血迹直径应在1～2cm。此法正常值为1～3分钟。

2. 凝血时间的测定　毛细管法穿刺耳垂,待血液自然流出,擦去第一滴血,用毛细玻璃管吸入第二滴血,直至充满管腔为止,立即记录时间。每隔30秒折断毛细玻璃管一小段(5～10mm),直至两段玻璃管之间有血丝连接时,表示血液已经凝固,此段时间即为凝血时间。正常值为2～7分钟。

【注意事项】

1. 测定时,将毛细管两端用胶泥封闭,置于37℃水中,以保持温度恒定。

2. 皮肤必须严格消毒。

【思考题】

1. 血液从伤口流出,为什么会凝固?

2. 测定止血时间、凝血时间有何临床意义?

实验六　血液凝固和影响血凝的因素

【实验目的】　观察血液凝固现象,准确记录实验结果,分析各种因素对血液凝固的影响。

【实验对象】　家兔

【实验用品】　血浆、血清、试管、试管架、滴管、吸管、烧杯、水浴槽、冰块、棉花,秒表、石蜡油、兔脑浸出液、3％ $CaCl_2$ 溶液、0.9％ NaCl 溶液、3％ NaCl 溶液、肝素、枸橼酸钠。

【实验方法】

1. 制备血浆、血清、兔脑浸出液。

2. 取试管 4 支,标明号数,放置在试管架上,按实验表-1 加入各种液体,其中 3％ $CaCl_2$ 溶液应在最后加入并立即混匀,记下时间;然后,每隔 20 秒将试管倾斜 1 次;若液面不随着倾斜,则表示已凝固,分别记录各管凝固所需时间及是否凝固。

3. 取试管 6 支,标明号数,放置在试管架上,并按实验表-2 分别在试管中放入所需物品备用。分别取血液 1ml 于试管内,混匀后开始计时,每隔 20 秒倾斜试管一次,观察试管内血液是否发生凝固,准确记录凝固时间。

实验表-1　血液凝固

试　管　编　号	1	2	3	4
血浆(ml)	0.5	0.5	0.5	
血清(ml)				0.5
3％ NaCl 溶液	2 滴			
0.9％ NaCl 溶液	2 滴	2 滴		
兔脑浸出液			2 滴	2 滴
3％ $CaCl_2$ 溶液		2 滴	2 滴	2 滴
凝固时间(min)				

实验表-2　影响血凝的因素

试　号　编　号	实　验　条　件	凝　血　时　间
1	置棉花少许	
2	放石蜡油润滑试管内表面	
3	加血后试管置于 37℃水浴箱中	
4	加血后试管置于冰块间	
5	放肝素 8U,加血后摇匀	
6	放枸橼酸钠 3mg,加血后摇匀	

注:兔脑浸出液的制备:取兔脑,剥去血管和脑膜,称其重量,在乳钵中研碎,按每克脑组织加 10ml 的比例加入生理盐水,混匀后离心,取上清液冷藏备用。

【注意事项】

1. 试管口径的大小应一致。在血量相同的情况下,口径太大,凝血慢;口径太小,凝血快。

2. 各试管所加物品的量要准确。血浆、$CaCl_2$ 的量过少,兔脑浸出液的浓度过稀,均会影响血凝。

实验七　ABO 血型的鉴定

【实验目的】　学会用玻片法测定 ABO 血型,加深理解血型分型的依据。

【实验对象】　人

【实验用品】　A凝集素、B凝集素、双凹玻片、采血针、滴管、小试管、竹签、生理盐水、碘附消毒液、无菌棉签、显微镜、玻璃蜡笔、吸管。

【实验方法】

1. 取干净双凹玻片一块,用玻璃蜡笔在两端分别标明A、B字样。

2. 在A侧凹内滴加A凝集素1滴,B侧凹内滴加B凝集素1滴,注意不可混淆。

3. 用棉签蘸取碘附消毒液,消毒耳垂或指端后,以采血针刺破皮肤,滴1～2滴血液于盛有1ml生理盐水的小试管中混匀,制成红细胞混悬液。

4. 用吸管吸红细胞混悬液,在双凹玻片的A凝集素、B凝集素中各加一滴,分别用竹签使其充分混匀。放置10～15分钟后,用肉眼观察有无凝集现象;肉眼不易分辨者,用低倍显微镜观察。

5. 根据有无凝集现象鉴定血型(实验图-10)。

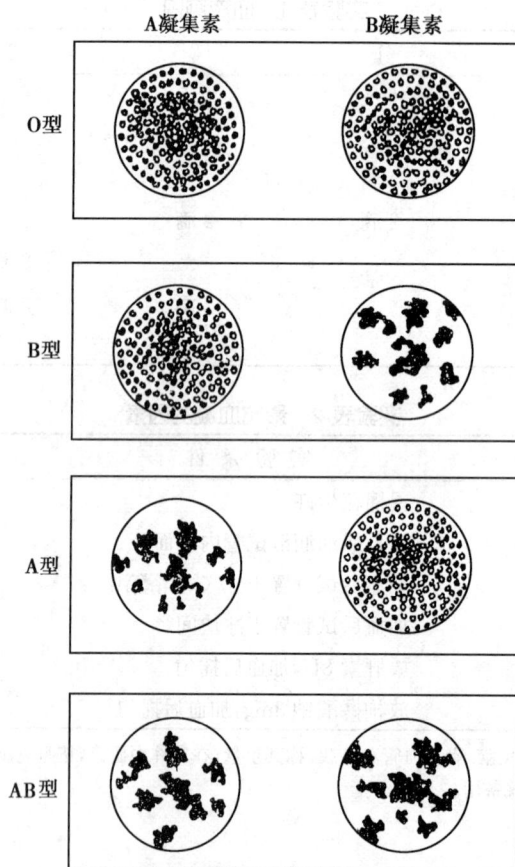

实验图-10　血型鉴定方法

【注意事项】

1. 皮肤必须严格消毒。

2. 制备红细胞混悬液不能过浓或过稀,以免造成假结果。

3. 滴加标准血清的滴管和竹签应专用。搅动血清时,切不可使A、B两种凝集素发生混合。

4. 注意凝集现象与红细胞叠连区别。红细胞凝集时,肉眼观察呈朱红色颗粒,且液体变得清亮。

(潘丽萍)

实验八　人体心音的听取

【实验目的】　学会心音的听取方法,了解正常心音的特点。

【实验对象】　人

【实验用品】　听诊器。

【实验方法】　将听诊器胸件置于受试者心前区的胸壁上即可听取心音。

1. 确定听诊部位

(1) 受试者解开上衣,面向亮处,静坐。检查者坐在对面。

(2) 观察(或用手触诊)受试者心尖搏动的位置和范围。

(3) 确定心音听诊的各个部位(实验图-11)。

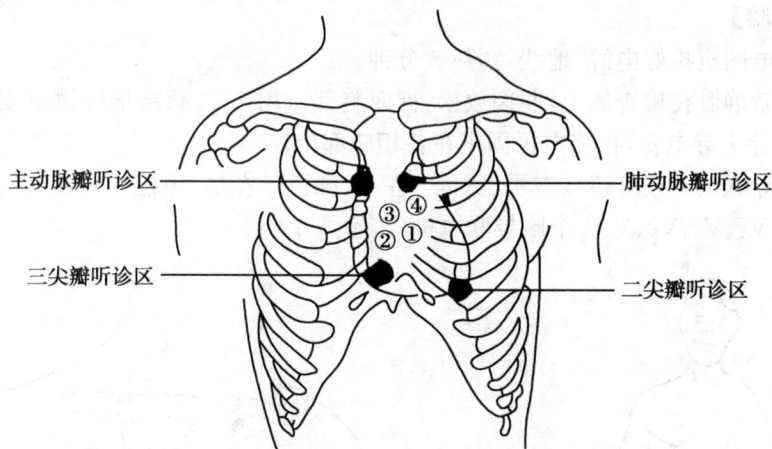

实验图-11　心音听诊部位

1) 二尖瓣听诊区:左侧第 5 肋间锁骨中线稍内侧(心尖搏动处)。

2) 三尖瓣听诊区:胸骨右缘第 4 肋间或胸骨剑突下。

3) 主动脉瓣第一听诊区:胸骨右缘第 2 肋间。

4) 肺动脉瓣听诊区:胸骨左缘第 2 肋间。

2. 听心音

(1) 检查者戴好听诊器,用右手的拇指、示指和中指轻持听诊器的胸件,紧贴受试者胸壁,以与胸壁不产生摩擦为度。按照上述听诊顺序依次进行听诊。

(2) 注意区分两个心音,比较在不同部位听诊时两心音的强弱。

(3) 听诊内容:心率、心律、区分收缩期和舒张期。

【注意事项】

1. 室内保持安静。

2. 听诊器耳件弯曲方向要与外耳道一致。

3. 听诊时,听诊器胸件按压要适度;橡皮管不要触及他物,以免相互摩擦产生杂音,影响听诊。

实验九　人体心电图描记

【实验目的】　学习人体心电图的描记和测量方法；了解正常人体心电图的基本波形及生理意义。

【实验原理】　人体是个容积导体，心脏兴奋时的生物电变化，通过心脏周围容积导体传导到体表，在体表的一定部位安放引导电极连接心电图机，可将心电位变化描记成曲线，即心电图。心电图反映了心脏兴奋的产生、传播及恢复过程中的规律性的生物电位变化。因引导电极位置和导联方式不同，心电图的波形可有所不同，但基本波形都包括 P 波、QRS 波群和 T 波及 P-R 间期、Q-T 间期。P 波代表心房去极化过程；QRS 波群反映了心室去极化过程；T 波则表示心室复极化过程；P-R 间期为心房兴奋传导至心室兴奋所需要的时间；Q-T 间期表示心室开始去极化到完成复极化，恢复到静息电位所需要的时间。

【实验对象】　人

【实验用品】　心电图机、检查床、分规、电极膏、75％酒精棉球。

【实验步骤】

1. 将心电图机接好电源、地线，预热 5 分钟。

2. 受试者静卧在检查床上，肌肉放松，裸露胸部。用 75％酒精棉球擦拭安放电极的局部皮肤，然后涂上导电膏，再将电极固定在各相应部位。

3. 连接导联线　按红色 - 右手、黄色 - 左手、绿色 - 左足、黑色 - 右足、白色 - 胸导线，安放 V_1、V_2、V_3、V_4、V_5、V_6 六个胸导联电极(实验图-12)。

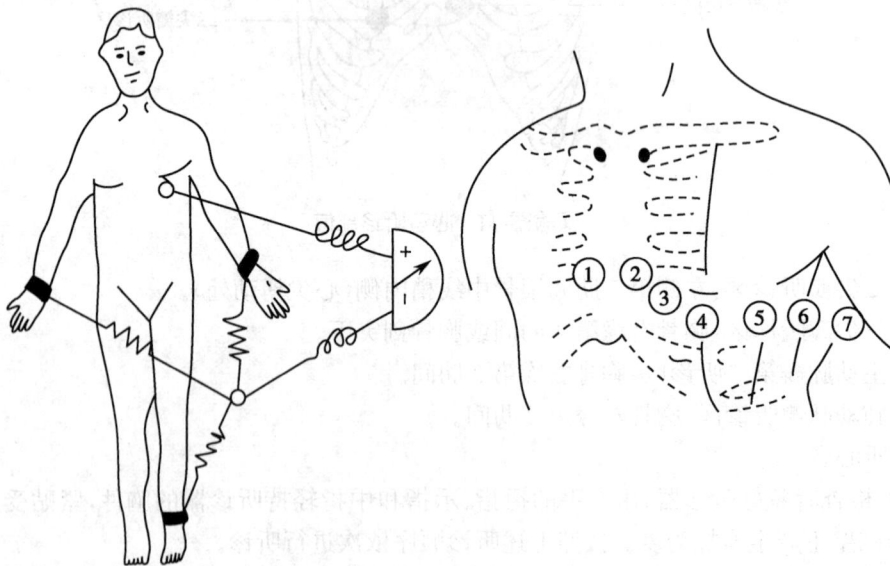

实验图-12　胸导联电极安放

【实验项目】

1. 校正输入信号电压放大倍数　1mV 标准电压使描笔振幅为 10mm(记录纸上纵坐标为 10 小格)，走纸速度定为 25mm/s。

2. 描记各导联心电图　先后描记标准肢体导联Ⅰ、Ⅱ、Ⅲ；加压单极肢导联 aVR、aVL、

aVF;胸导联 V_1、V_3、V_5。

3. 在心电图记录纸上,注明各导联名称和受试者姓名、性别、年龄及记录日期。

【结果分析】

1. 辨认波形　辨认心电图的 P 波、QRS 波群、T 波及 P-R 间期、Q-T 间期和 ST 段。

2. 测量波幅和时间　纵坐标表示电压,每小格代表 0.1mV。测量波幅时,向上的波形,其波幅应从基线的上缘量至波峰的顶点;向下的波形,其波幅应从基线的下缘测量至波谷底点。横坐标表示时间,走纸速度一般为 25mm/s,这时心电图纸上每小格代表 0.04 秒。

3. 测量 P 波、QRS 波群及 T 波的电压幅值和 P-R 间期、Q-T 间期时间。

4. 测定心率　将相邻两个心动周期的 R-R 间期测定值(或 P-P 间期)代入下述公式:心率=60/R-R 间期(次/分),求得心率。如心律不齐,应测量 5 个 R-R 间期,求其平均值,再代入公式计算心率。

5. 心律的分析　心律的分析包括主导节律、心律是否规整、有无期前收缩或异位节律。

【注意事项】

1. 描记心电图时,受试者呼吸应保持平稳、肌肉尽量放松、冬季应注意保暖等,避免心电受到干扰。

2. 记录心电图时,先将基线调至中央。变换导联时,须先关上输入开关,再操作导联选择开关。

3. 记录完毕,将电极擦干净,把心电图面板各控制旋钮转回原处,最后切断电源。

【思考题】

1. 正常心电图有哪些波段和间期?它们各有何生理意义?

2. 为什么不同导联引导出来的心电图波形有所不同?

实验十　人体动脉血压测定

【实验目的】　掌握间接测量人体动脉血压的方法和原理。

【实验原理】　间接法测量动脉血压的原理是:用血压计的袖带在所测动脉外施加压力,再根据血管音的变化来测定血压。通常,血液在血管内流动时,只能触到动脉搏动而听不到声音;但在血管外施加压力使血管变窄,血流通过狭窄处进入宽敞处时,可形成涡流而发出声音。测定人体肱动脉血压时,当缠于臂上血压计袖带内的压力超过收缩压时,完全阻断了肱动脉的血流,此时在肱动脉的远端(袖带下)听不到声音,也触不到肱动脉搏动;当徐徐放气减小袖带内压,在其压力低于肱动脉收缩压的瞬间,血液冲出被压迫变窄的肱动脉而形成涡流,此时能在肱动脉的远端听到声音和触到脉搏,此时袖带内压力的读数为收缩压;继续放气,袖带内压继续降低,越接近舒张压,通过的血流量也越多,血流持续时间越长,袖带下方听到的声音也越清晰;当袖带内压力等于或稍低于舒张压时,血管内血流由断续变为连续,此时声音突然由强变

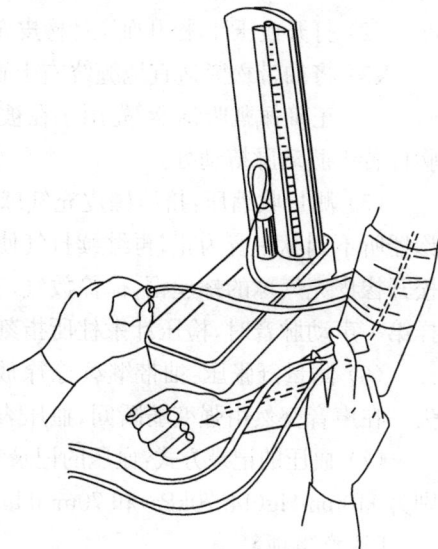

实验图-13　人体动脉血压测定

弱或消失,脉搏也随之恢复正常,此时袖带内压力的读数相当于舒张压(实验图-13)。

【实验对象】 人

【实验物品】 血压计、听诊器。

【实验步骤】

1. 熟悉血压计的结构 常用血压计有三种类型(实验图-14),即汞柱式血压计、弹簧式血压计和电子血压计。三种血压计均由检压计、袖带和橡皮充气球三部分组成。汞柱式血压计的检压计是一个标有 $0\sim40kPa(0\sim300mmHg)$ 刻度的玻璃管($1mmHg=0.133kPa$,$1kPa=7.5mmHg$),上端与大气相通,下端与水银槽相通;袖带是一个外包布套的长方形橡皮囊,借橡皮管分别和检压计的水银槽及橡皮充气球相通;橡皮充气球上有螺丝帽作开关,关紧阀门时打气,袖带内压力上升,松开阀门时袖带放气减压。

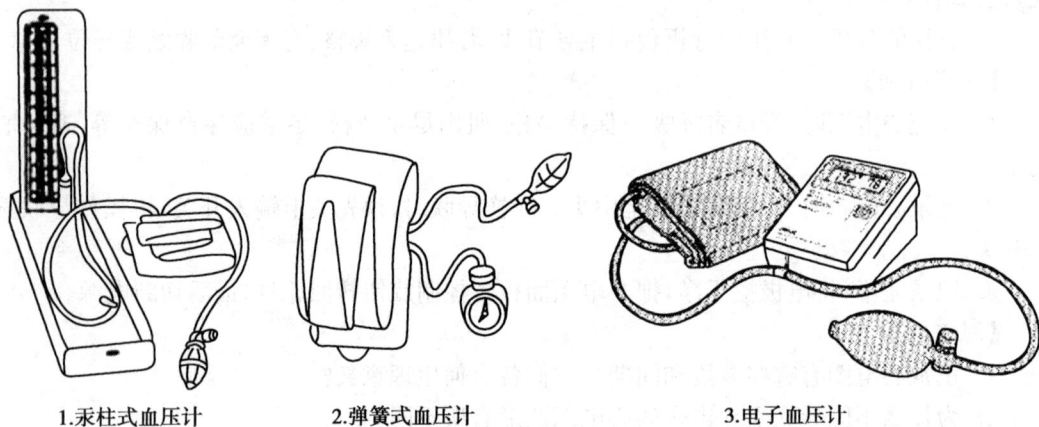

1.汞柱式血压计　　　2.弹簧式血压计　　　3.电子血压计

实验图-14　几种常用血压计

2. 听诊法测量动脉血压

(1) 受试者静坐 5 分钟后,脱去右臂衣袖,将前臂手掌向上平放在桌面上,使前臂、心脏与血压计"0"刻度基本处于同一水平上。

(2) 打开血压计,松开血压计橡皮充气球的螺丝帽,驱出袖带内残留气体后再拧紧螺丝帽。

(3) 将袖带松紧适宜地缠绕右上臂,袖带下缘应在肘关节上 2cm 处,开启水银槽开关。

(4) 正确佩戴听诊器:先用手在被测者肘窝内侧触及肱动脉搏动,然后用左手持听诊器胸件置于肱动脉搏动处。

(5) 测量收缩压:挤压橡皮充气球将空气打入袖带内,使血压表上水银柱逐渐上升到听诊器听不到脉搏音为止,再继续打气使水银柱再升 $20\sim30mmHg(2.7\sim4.0kPa)$,随即慢慢松开橡皮充气球的螺丝帽,徐徐放气,在观察水银柱缓缓下降的同时仔细听诊,当听到"嘣"样第一声动脉音时,检压计汞柱所指刻度即为收缩压。

(6) 测量舒张压:袖带继续徐徐放气,这时声音先逐渐增强,而后又突然减弱,最后消失。在声音突然由强变弱瞬间,血压表上所示水银柱高度代表舒张压。

(7) 血压的记录方式:血压的记录常以收缩压/舒张压 mmHg 表示,如收缩压和舒张压分别为 $110mmHg(14.70kPa)$ 和 $70mmHg(9.33kPa)$ 时,记为 $110/70mmHg(14.70/9.33kPa)$。

【注意事项】

1. 测量血压前,需嘱受试者静坐放松,以排除体力活动及精神紧张对血压的影响。

2. 室内务必保持安静,以利于听取声音。

3. 袖带缠绕及听诊器胸件安放都要松紧适度。

4. 需要连续测定 2~3 次,取其平均值。

5. 发现血压超过正常范围时,应将袖带解下,让受试者休息 10 分钟后再测。

6. 测量血压后,关闭水银槽,将袖带内气体驱尽、卷好、放置相应位置,以防玻璃管折断。

【思考题】

1. 正常成人的血压数值是多少?

2. 当袖带内充气达到一定压力后,放气速度为何不宜太快或太慢?

实验十一　蛙心搏动观察及心搏起源分析

【实验目的】　通过结扎方法和局部温度的变化,观察和分析蛙心起搏点及不同部位的自律性高低。

【实验原理】　哺乳动物心脏各部位自律组织的自律性不同。窦房结自律性最高,正常的心脏冲动每次都由窦房结发出,依次激动心房肌、房室交界、房室束、心室内传导组织和心室肌,引起整个心脏的兴奋和收缩。由于窦房结是控制正常心脏冲动的部位,故称正常起搏点;其他自律组织受窦房结的控制,本身的自律性表现不出来,只起传导兴奋作用,称为潜在起搏点。当窦房结的兴奋传导障碍时,潜在起搏点可取代窦房结控制心脏的活动。两栖类动物的起搏点是静脉窦,它产生的兴奋传到心房、心室引起收缩。用机械结扎的方法阻断心内传导组织的兴奋传导,有助于观察两栖类动物(如蟾蜍和蛙)心脏的正常起搏点和不同部位自律性的高低。

【实验对象】　蛙或蟾蜍

【实验用品】　蛙类手术器械一套、蛙板、蛙心夹、滴管、线、小离心管、任氏液。

【实验步骤】

1. 暴露心脏　用探针破坏蛙脑和脊髓后,将蛙仰卧固定于蛙板;在胸骨下方夹起皮肤,用粗剪刀剪一小口;再用镊子提起胸骨,将剪刀伸入胸腔内连同皮肤、肌肉和骨骼一起剪开,形成“V”字形开口;此时,可见心在心包内搏动,用眼科镊子夹起心包膜,用眼科剪刀将其剪开,充分暴露心脏。

2. 观察和辨认蛙心的结构　结合实验图-15(腹面观),认出心室、心室上方两心房、房室沟(房室之间的凹)。心室右上角连着动脉干,动脉干根部膨大部分称为动脉圆锥;动脉干向上分成左、右两支。用玻璃分针从动脉干背面穿过,将心尖翻向头侧。结合实验图-15(背面观),两心房下段为紫红色膨大部分即是静脉窦。静脉窦与心房之间的半月形白色条纹称窦房沟。

【实验项目】

1. 观察静脉窦、心房、心室的跳动次序,并记录它们在单位时间内的跳动次数。

2. 用盛有 35~40℃热水的小试管(或用加热的刺针柄)及用小冰块先后分别地接触心室、心房和静脉窦以改变它们的温度,并分别观察和记录心脏跳动频率的改变。

3. 斯氏第一结扎　记录正常心脏跳动后,用细镊子在主动脉干下穿一线备用;再用玻璃分针将心尖翻向头端,暴露心脏背面,找到窦房沟;然后将预先穿入的线沿着窦房沟进行结扎(实验图-16),以阻断静脉窦和心房间的传导,观察静脉窦、心房、心室是否还在跳动。

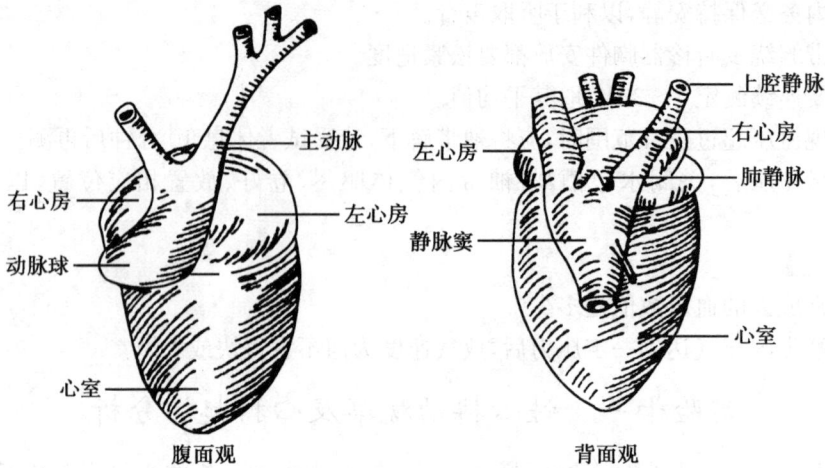

实验图-15　蛙心外形

待一段时间后,心房、心室又恢复跳动时,记录下静脉窦、心房、心室跳动的频率,并进行分析。

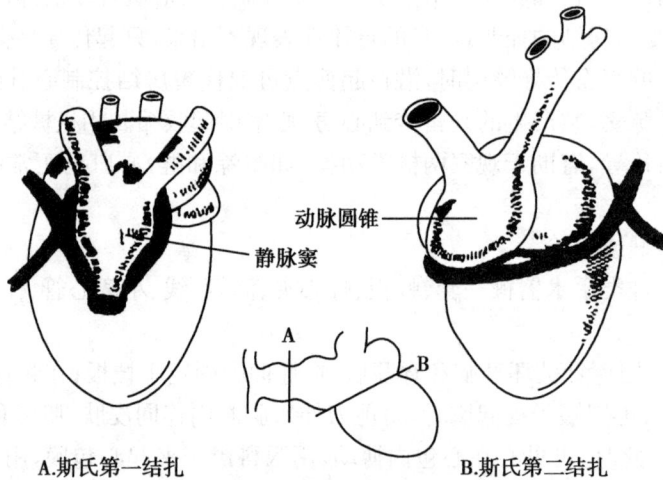

A.斯氏第一结扎　　　　　　　　　　　　　B.斯氏第二结扎

实验图-16　斯氏第一结扎

4. 斯氏第二结扎　心房、心室恢复跳动后,在房室沟作一结扎,观察心房、心室及静脉窦各自的跳动频率,并与结扎前比较是否相同。当心室停止跳动经若干时间后又恢复跳动,再观察记录下心房、心室跳动的频率填入实验表-3。

【注意事项】

1. 剪胸骨和胸壁时,剪刀要紧贴胸壁,以免损伤心脏和血管。

2. 剪开心包膜时要小心,切勿损伤心脏。

3. 在改变心脏局部温度操作中,接触部位要准确,时间不宜过长,尽量减少该局部温度变化过快波及其他部位而影响效果。

4. 结扎部位要准确,每次结扎不宜扎得过紧过死,以能刚阻断兴奋性传导为合适。

5. 实验过程中,应经常向心脏标本上滴任氏液以保持心脏湿润,防止干燥。

6. 记录静脉窦、心房及心室跳动频率,要求同步进行,避免误差。

实验表-3　温度与结扎对蛙心起搏的影响

实验条件		静脉窦(次/分)	心房(次/分)	心室(次/分)
正常状态				
心室	加温 35～40℃			
	冰块降温			
心房	加温 35～40℃			
	冰块降温			
静脉窦	加温 35～40℃			
	冰块降温			
斯氏第一结扎				
斯氏第二结扎				

【思考题】

1. 何谓窦性心律、异位心律？

2. 结扎后，心房为什么没有立即恢复跳动？但机械或电刺激后却可发生跳动，为什么？

实验十二　期前收缩和代偿性间歇

【实验目的】　学会在体蛙心跳动的记录方法；通过观察期前收缩和代偿性间歇，加深对心脏兴奋性呈周期性变化规律及特点的认识。

【实验原理】　心肌的兴奋性随心动周期发生系列性变化。心肌兴奋后，其兴奋性变化的显著特点是有效不应期长，相当于整个收缩期加舒张早期，此期任何强大刺激均不能引起心肌再兴奋收缩。随后，相继出现相对不应期和超常期，因这两期处于心肌舒张期内，其兴奋性逐渐恢复，故此期心肌可接受刺激而发生兴奋和收缩。正常情况下，窦房结每次兴奋传到心房或心室的时间都在它们前次兴奋的有效不应期之后，因此，整个心脏能按窦房结的节律而兴奋。如果心室在有效不应期之后受到人工的或窦房结以外的病理性刺激，则可引起一个提前出现的兴奋和收缩，称为期前收缩（早搏）。期前收缩也有自己的有效不应期，此时传来的窦房结的兴奋，恰好落在期前收缩的有效不应期内，则不能引起心室的兴奋和收缩，形成一次"脱失"。直到下一次窦房结的兴奋传到心室时，才能引起心室收缩。因此，在一次期前收缩之后，往往出现一段较长的心室舒张期，称为代偿性间歇。

【实验对象】　蛙或蟾蜍

【实验用品】　生物功能实验系统（或二道生理记录仪）、张力换能器、电子刺激器、刺激电极、蛙手术器械一套、铁支架、双凹活动夹、棉线、蛙板、蛙心夹、玻璃小烧杯、滴管、任氏液。

【实验步骤】

1. 暴露心脏　取蟾蜍或蛙一只，用探针破坏脑和脊髓后，将蛙仰卧固定在蛙板上，用粗剪刀于胸骨下方 2cm 处剪开胸骨表面皮肤，以镊子提起胸骨剑突，并用剪刀向胸骨上作一"V"字形之切口，剪断左、右锁骨，即可见心脏包在心包中，用眼科镊子提起心包，用眼科剪刀小心剪开心包膜，暴露出心脏。

2. 用连线的蛙心夹在心舒张期，夹住心尖约 1mm，将线连至张力换能器，再输入生物功能实验系统的生物信号输入接口（实验图-17）。

3. 电刺激装置　将刺激电极接触心脏，固定于铁支架上，使心室无论收缩或舒张均与刺激电极的两极接触;或将两电极分别夹在前肢肌肉和蛙心夹上,将电极连入生物功能实验系统的刺激输出接口。单击"启动刺激器按钮",选择单刺激,设置刺激参数。

4. **仪器调试** 打开计算机,进入生物功能实验系统操作界面,由菜单条实验项目→循环实验→期前收缩和代偿性间歇。

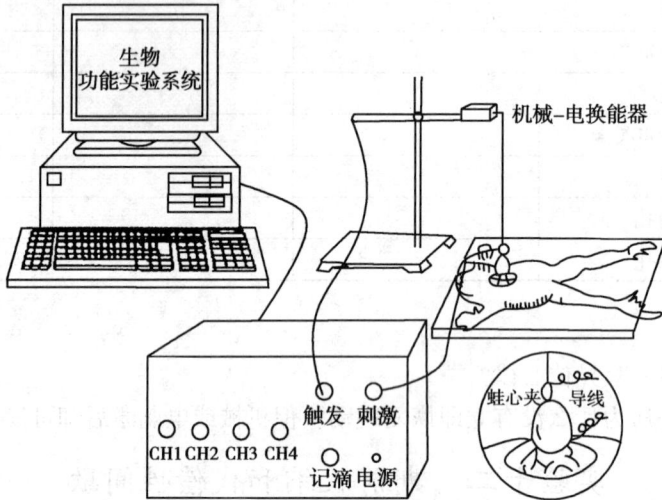

实验图-17 期前收缩装置示意图

5. 观察与记录

(1) 记录正常的心跳曲线,并辨认出曲线的收缩期和舒张期。

(2) 用中等强度的单个阈上刺激,分别在心室舒张期的早、中、晚期刺激心室,观察心跳曲线有何变化,注意能否引起期前收缩、代偿性间歇。

(3) 以上述同等刺激强度的电刺激,在心室收缩时给予心室一次刺激,观察心跳曲线是否有改变;若增加刺激强度,在心缩期再给予一次刺激,心跳曲线是否有改变,为什么?

【注意事项】

1. 实验中应经常用任氏液湿润心脏。

2. 每刺激一次心室后,要让心脏恢复 2～3 次正常搏动后,再进行下一次刺激。

3. 选择适当的阈上刺激强度时,可先用刺激电极刺激蟾蜍的腹壁肌肉,以检测强度是否适宜。

【思考题】

1. 试述期前收缩和代偿性间歇产生的原因。

2. 心肌有效不应期长有何生理意义?

实验十三 哺乳动物血压调节

【实验目的】 学习哺乳动物动脉血压的直接测量方法;观察心血管活动的神经和体液调节。

【实验原理】 动脉血压的相对稳定是通过神经和体液因素的调节实现的。颈动脉窦和主动脉弓的压力感受器反射是维持动脉血压相对稳定的重要机制。该反射传入神经分别是窦神经和主动脉神经;其传出神经为交感神经和迷走神经。交感神经兴奋,其末梢释放去甲肾上腺素,作用于心肌的 β_1 受体,引起心率变快、传导加速、收缩增强,导致心输出量增加,血压升高。交感缩血管神经兴奋时,末梢释放去甲肾上腺素,作用于血管平滑肌的 α 受体,引起血管收缩,外周阻力增大,血压升高;迷走神经兴奋时,末梢释放乙酰胆碱,作用于心肌的 M 受体,引起心率减慢、收缩力减弱、传导减慢,导致心输出量减少,血压下降。体液因素中以肾上腺素和去甲肾上腺素对心血管活动的影响最重要。两者均能使心血管活动加强,引起血压升高。由于作用的受体不同,两者作用亦有区别。肾上腺素主要引起心跳加快、传导加速、收缩力增强,使心输出量增加,血压升高;而去甲肾上腺素对血管作用较强,使血管平滑肌收缩、外周阻力增加,导致血压升高。

【实验对象】　兔

【实验用品】　生物功能实验系统、压力换能器、保护电极、动脉插管、动脉夹、三通管、哺乳动物手术器械、彩色丝线、纱布、20%氨基甲酸乙酯溶液、1 000U/ml 肝素、1∶10 000 肾上腺素、1∶10 000 去甲肾上腺素、生理盐水。

【实验步骤】

1. 麻醉及固定动物　按 5ml/kg 剂量,由兔耳缘静脉注射 20%氨基甲酸乙酯溶液将动物麻醉,仰卧位固定于手术台上。注意将颈部拉直,保持呼吸道通畅。

2. 分离颈部血管和神经　剪去颈部手术野的兔毛,沿正中线切开皮肤 5～7cm。用止血钳分离皮下组织和肌肉,暴露气管。用止血钳把气管两旁的肌肉拉开,即可在气管两侧找到与气管平行的左、右颈总动脉。同时,可见与动脉伴行的一束神经:其中,最粗的是迷走神经;较细的是交感神经;最细的是减压神经。仔细辨认后,将 3 条神经分离,在每条神经下穿不同颜色的丝线,以便区别、备用(实验图-18)。

3. 颈总动脉插管　钝性分离右侧颈总动脉,在近头端的甲状软骨上缘可见颈总动脉分成颈内和颈外动脉;在颈内动脉根部可见颈动脉窦。同样方法分离左侧颈总动脉,在其近心端夹一动脉夹,结扎远心端。动脉夹与结扎线之间的长度至

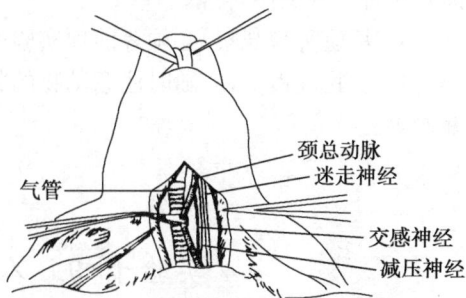

实验图-18　兔颈部血管、神经之间的关系

少达 3cm 左右。然后,用眼科剪在靠近结扎处作一斜行切口,向心方向插入动脉插管,用丝线扎紧插管,并把丝线残端缠缚于插管侧管上,以防插管从动脉滑出。

4. 心室搏动观察　装置针灸针柄上黏附一小三角形红纸,在胸骨柄下缘左侧将针垂直刺入,这时,如见到小红旗随心室搏动而节律性地活动,证明针灸针已刺入心室肌。

5. 全身肝素化　按 1 000U/kg 剂量给动物静脉注射肝素,使兔全身肝素化。

6. 实验装置连接　用双凹夹将压力换能器固定于铁支架上,使换能器位置与心脏大致在同一水平上,将换能器输入端连于生物功能实验系统信号输入插口。换能器的另一端经三通管与动脉插管相连,并向动脉插管内注入肝素(约 250U)和生理盐水。将生物功能实验系统输出端与保护电极相连接,连接完毕后备用。

7. 仪器调试　打开计算机,进入生物功能实验系统操作界面,由菜单实验项目点击:循环实验→动脉血压调节。慢慢放开动脉夹,旋动三通开关使动脉插管与换能器相通。

【实验项目】

1. 调试好生物功能实验系统,先记录一段血压曲线作为对照。

2. 夹闭一侧颈总动脉　用动脉夹夹闭右侧颈总动脉,持续 10 秒左右,作出标记,观察血压和心搏有何变化,并分析原因。

3. 刺激减压神经　持备用线轻轻提起右侧减压神经,将其搭在保护电极(刺激电极)上,然后启动连续刺激,刺激减压神经,观察血压、心搏的变化。

4. 刺激迷走神经　结扎右侧颈迷走神经并剪断,以适当强度刺激,刺激外周端,观察记录血压和心搏有何变化。

5. 观察颈交感神经对兔耳血管网的调节作用　先把兔耳对准灯光,观察和对照两耳血管网的数量和充血情况,可见双侧对称。然后结扎并剪断右颈交感神经,对比两耳血管网是否对称、血管口径有何变化。继而,再用中等强度的连续刺激,刺激右交感神经外周端,观察对照两耳血管网的数量和充血情况变化。撤除刺激后,稍等片刻再观察左耳血管网又出现何变化? 为什么?

6. 观察体液因素的影响　①从耳缘静脉注射 1/10 000 肾上腺素溶液 0.2～0.3ml,观察并记录血压和心搏的变化;②待血压、心率恢复后,再从耳缘静脉注入 1:10 000 去甲肾上腺素 0.2～0.3ml,对比观察血压、心搏与①结果有何异同? 为什么?

【注意事项】

1. 麻醉要求深浅适宜,过浅动物挣扎;过深则反射往往不易出现。

2. 手术过程一定要仔细,并及时止血,保持手术野清楚,避免损伤神经、血管。最先分离减压神经和交感神经。

3. 每项实验观察,必须等前项实验的血压和心搏恢复正常后,方可进行下一项实验。

4. 实验过程中,应随时注意动物的状态(如麻醉深度),动脉插管的位置是否扭转、有无漏血等。

(高明灿)

实验十四　人体肺通气功能的测定

【实验目的】　掌握测定人体肺通气功能的意义及与体育锻炼的关系,加深对肺容量及各组成部分的理解;学会肺量计的使用及测量方法。

【实验对象】　人

【实验用品】　简单肺量计、75％的酒精棉球、橡皮吹嘴、鼻夹、O_2、钠石灰、记录纸、记录笔。

【实验步骤】

1. 向肺量计外筒注入清水,调整"0"位调节螺帽,使浮筒不充气时记录笔尖处于零位(实验图-19)。

2. 向钠石灰筒内装入钠石灰。

3. 关闭三通阀门,由 O_2 接头向浮筒内充入约 7L 的纯 O_2,放下记录笔尖与记录纸相接触。

4. 将消毒过的橡皮吹嘴接在螺纹管端的三通阀门上。受试者将橡皮吹嘴衔于口中,薄橡

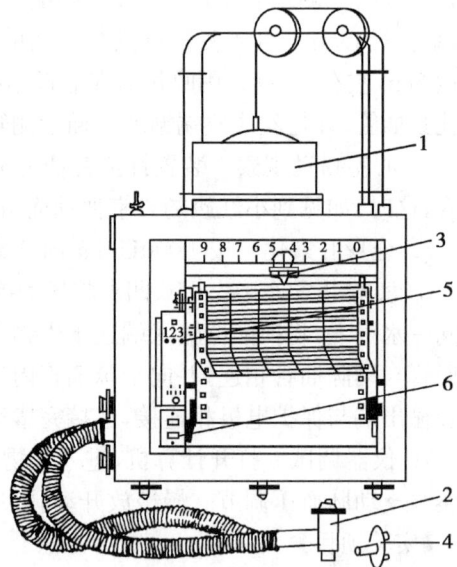

实验图-19　简单肺量计
1. 浮筒　2. 三通管　3. 记录笔　4. 橡皮口瓣
5. 变速器开关　6. 电源开关

胶片置于口腔前庭,用牙咬住上面的两个突起。

5. 用鼻夹夹鼻,使受试者只能用口经三通阀门呼吸外界空气。待适应后,在呼气末旋转阀门,使受试者呼吸浮筒内的 O_2,即可进行描记,变速器开关选择"3"。

【观察项目】

1. 潮气量　记录平静呼吸曲线约1分钟,多次呼出或吸入气体量(计算5次)的平均值即潮气量。

2. 补吸气量　让受试者在平静吸气末作一次最大限度的吸气,平静吸气末后,曲线的延长部分为补吸气量。

3. 补呼气量　稍待呼吸平静后,令受试者在平静呼气末作一次最大限度的呼气,平静呼气末后,曲线的延长部分为补呼气量。

4. 肺活量　令受试者进行一次用力吸气后,再做尽力呼气,描记出肺活量的变化曲线。重复2～3次,取最大一次的肺活量记录。

5. 用力肺活量　令受试者做最大限度的吸气,在吸气末屏气1～2秒,按下变速器"1",立即令受试者用最快的速度呼气,直至不能呼出为止,关闭记录开关,此期间纸速为每秒一大格,在纸上可读出呼气开始后第1秒末、第2秒末和第3秒末所呼出的气体量,计算它们各占全部呼出气量的百分数。

6. 每分最大通气量　变速器开关选择"2",此时记录纸每15秒前进一大格。令受试者在15秒内尽力作最深最快的呼吸,计算15秒内吸入或呼出气体的总量,乘以4,即每分最大通气量。关闭电源开关,取下橡皮吹嘴与鼻夹。根据记录纸进行分析和计算。

【注意事项】

1. 使用肺量计之前,要检查是否漏气、漏水;平衡锤的重量是否合适;皮管切勿扭转,保证气流通畅。

2. 钠石灰如有粉末可先过一下筛。

3. 测定应注意避免从鼻孔或口角处漏气。

4. 肺量计的吹嘴,使用后应严格消毒。

5. 每进行一项测量项目后,都须将指针调整到"0"位。

实验十五　呼吸运动的调节

【实验目的】　观察 PO_2、PCO_2 及 H^+ 浓度等若干因素对家兔呼吸运动的影响;加深理解这些因素的变化对呼吸运动的调节作用。

【实验对象】　家兔

【实验用品】　哺乳类动物手术器械、生物功能实验系统、Y形气管插管、张力换能器、兔手术台、钠石灰、CO_2气袋、20%氨基甲酸乙酯溶液、3%乳酸溶液、0.9% NaCl 溶液、纱布、丝线、长胶管、注射器。

【实验步骤】

1. 手术准备

(1)麻醉固定:家兔称重后,用20%氨基甲酸乙酯溶液麻醉(5ml/kg),由耳缘静脉缓慢注射,麻醉后将其仰卧固定于手术台上。

(2)手术:用粗剪刀剪去颈部的毛,在颈前正中切开皮肤,分离出气管做气管插管,并同时分离出两侧迷走神经,穿线备用,用温热生理盐水纱布覆盖术野。

2. 连接实验装置

（1）设置生物功能实验系统的参数（实验图-20），将张力换能器与第 1 通道相连，用张力换能器下端的金属钩钩住家兔胸骨的剑突部位。

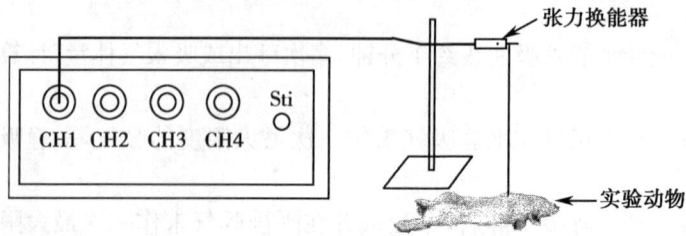

实验图-20　呼吸运动调节实验连接示意图

（2）选择"实验项目"——"呼吸实验"——"呼吸运动调节"实验模块，单击工具条上的"开始"按钮，开始实验。

【观察项目】

1. 描记正常呼吸运动曲线　启动生物功能实验系统的记录按钮，记录一段正常呼吸运动曲线。注意辨认吸气、呼气曲线的波形方向。

2. 增加吸入气中 CO_2　将气管插管侧端与 CO_2 气袋的橡皮口相对，打开 CO_2 气袋上的螺旋开关，使一部分 CO_2 进入气管内，观察呼吸运动有何变化？

3. 造成低氧　气管插管的侧端与盛有钠石灰的瓶相连，造成低氧环境，观察呼吸运动有何变化？

4. 增大无效腔　将气管插管侧端连接一长约 50cm 的胶管，使无效腔增大，观察其对呼吸运动的影响。

5. 增加血液中 H^+ 浓度　由耳缘静脉注射 3％乳酸溶液 0.2～0.5ml，观察呼吸运动的变化。

6. 迷走神经对呼吸运动的调节作用　先剪断一侧迷走神经，观察呼吸运动的改变；再剪断另一侧迷走神经，对比切断迷走神经前后呼吸频率、幅度的变化。以中等强度的电刺激，连续刺激一侧迷走神经中枢端，观察呼吸运动的变化。

【注意事项】

1. 每做完一项实验，都应等待动物呼吸恢复正常后，再做下一项实验。

2. 麻醉剂量要适度，尽量使动物保持安静，以免影响结果。

3. 当吸入 CO_2 引起呼吸运动明显变化时，应立即停止吸入。

（王　静）

实验十六　胃肠运动的观察

【实验目的】　观察胃和小肠的运动形式和胃肠运动的调节。

【实验对象】　家兔

【实验用品】　哺乳类动物手术器械一套、兔手术台、电子刺激器、保护电极、注射器、20％氨基甲酸乙酯溶液、1:100 000 乙酰胆碱、1:100 000 去甲肾上腺素、阿托品注射液、生理盐水。

【实验准备】

1. 麻醉　用 20％氨基甲酸乙酯溶液麻醉，由耳缘静脉缓慢注射（剂量略低于 5ml/kg）。

2. 将兔仰卧固定　将家兔固定在手术台上,剪去颈部的毛,沿正中切开皮肤与肌肉,分离气管,做气管插管。

3. 剪去腹部的毛　自剑突下沿腹部正中线切开腹壁,暴露胃和肠。在膈下食管的前方找出迷走神经前支,分离穿线,套以保护电极。

4. 用温生理盐水纱布将肠推向右侧,在左侧肾上腺上方分离出内脏大神经,穿线并套以保护电极。

5. 用温生理盐水(38～40℃)浸浴胃肠(或以手术台加温),保持腹腔内温度为37～38℃,并防止胃肠表面干燥。

【实验步骤】

1. 观察正常情况下的胃肠运动,包括胃、小肠的紧张性收缩、蠕动以及小肠的分节运动。

2. 用适宜频率和强度的电脉冲,刺激膈下迷走神经,观察胃肠运动的变化。可反复刺激直至出现明显反应。

3. 调节电刺激的频率、强度,刺激内脏大神经,观察胃肠运动的变化。

4. 在胃和小肠上各滴3～5滴1:100 000乙酰胆碱,出现反应后立即用温热生理盐水冲洗掉。

5. 在胃和小肠上各滴3～5滴1:100 000去甲肾上腺素,观察胃肠运动的变化,出现反应后立即用温热生理盐水冲洗掉。

6. 先以电刺激膈下迷走神经,当出现明显反应时,从耳缘静脉注射阿托品0.5～1.0mg,观察胃肠运动的变化;再直接电刺激胃和小肠,观察胃肠运动的变化。

【注意事项】

1. 麻醉用药不宜过量,要求浅麻醉;电刺激时,强度应适中。

2. 实验过程中,注意保温和防止器官干燥。

(王　勃)

实验十七　人体体温测量

【实验目的】　学会人体体温的测量方法;说明正常体温及其相对稳定的意义。

【实验对象】　人

【实验用品】　水银体温计(腋表、口表)、酒精棉球、干棉球。

【实验步骤】

1. 熟悉水银体温计的结构和原理　水银体温计有腋表、口表和肛表三种,均由标有刻度的真空玻璃毛细管和下端装有水银的玻璃球组成。腋表球部长而扁;口表的球部细而长;肛表的球部粗而短。水银受热膨胀后,沿着毛细管上升。在球部和管部连接处,有一狭窄部分,防止上升的水银遇冷下降。

2. 实验准备　将浸泡于消毒液中的体温计取出,用酒精棉球擦拭,并将水银柱甩至35℃以下。

3. 测量体温

(1) 腋窝测温法:受检者静坐数分钟,解开上衣,擦干腋下汗液。检查者将体温计水银端放于受检者腋窝深处紧贴皮肤,令受检者屈臂紧贴胸壁,夹紧体温计,10分钟后取出,检视记录。

(2) 口腔测温法:受检者静坐数分钟,检查者将口表水银端斜放于受检者舌下,令受检者闭口用鼻呼吸,勿用牙咬体温计,3分钟后取出,用干棉球擦干,检视记录。

（3）测量运动后体温：受检者去室外运动 5 分钟,立即回室内测量口腔和腋下温度各一次,检视记录,比较同一人、同一部位运动前后体温有何变化?

【注意事项】

1. 注意检查体温计是否完好无损。
2. 甩体温计时不可触及他物,防止碰碎。

（刘兴国）

实验十八　影响尿生成的因素

【实验目的】　观察若干因素对尿生成的影响,并分析其作用机制。

【实验对象】　家兔

【实验用品】　哺乳动物手术器材一套、二道生理记录仪或记纹鼓、压力换能器、水银检压计、电磁标、记滴器、电刺激器、保护电极、注射器、试管、试管夹、酒精灯、烧杯、纱布、线、细输尿管插管一对、膀胱插管、0.9％ NaCl 溶液、20％葡萄糖溶液、1.5％戊巴比妥钠、1∶10 000 去甲肾上腺素、神经垂体素、呋塞米、班氏糖定性试剂、3.8％枸橼酸钠溶液或肝素。

【实验准备】

1. 从耳缘静脉注入 1.5％戊巴比妥钠（30～40mg/kg）进行麻醉,麻醉后仰卧位固定在兔手术台上。

2. 颈部手术和血压描记与实验十三相同,分离右侧迷走神经,穿一线备用。

3. 尿液收集可采用膀胱插管法或输尿管插管法。

（1）**膀胱插管法**：在耻骨联合前方,沿正中线作长 2～3cm 的皮肤切口,沿腹白线剪开腹腔,将膀胱移出体外。在膀胱顶部做一个荷包缝合,在缝线中心作一小切口,插入膀胱插管,收紧缝线关闭其切口,膀胱插管通过橡皮管与记滴器相连。

（2）**输尿管插管法**：在耻骨联合上方,沿正中线作 4cm 的皮肤切口,沿腹白线剪开腹壁暴露膀胱,用手轻轻拉出膀胱,在其底部找出双侧输尿管,用线在双侧输尿管近膀胱处分别进行结扎。在结扎上方各剪一小口,将两根充满生理盐水的细输尿管插管向肾的方向分别插入输尿管,然后用线结扎固定。手术完毕,用 38℃热盐水纱布覆盖切口,将两根细插管并在一起与记滴器相连。

【实验步骤】

1. 调试好二道生理记录仪或记纹鼓,记录一段正常血压曲线和尿液滴数作对照。

2. 由耳缘静脉注入 37℃生理盐水 20ml,观察血压和尿量有何变化?

3. 剪断右迷走神经,用保护电极以中等强度的电刺激反复刺激其外周端,观察血压下降且维持在 50mmHg 左右约 30 秒,观察尿量有何变化?

4. 静脉注射 1∶10 000 去甲肾上腺素 0.5ml,观察血压和尿量有何变化?

5. 静脉注射神经垂体素 2U,观察血压和尿量有何变化?

6. 取尿液 2 滴,用班氏糖定性试剂作尿糖定性实验后,由耳缘静脉注入 20％葡萄糖溶液 5ml,观察血压和尿量的变化。待尿量明显变化后,再取尿 2 滴作尿糖定性试验。

7. 静脉注射呋塞米（5mg/kg）,观察尿量有何变化?

8. 分离一侧股动脉,插入动脉插管进行放血,使血压迅速降至 50mmHg 左右,观察尿量有何变化?

9. 从静脉迅速补充生理盐水 20～30ml,观察血压和尿量的变化。

【注意事项】

1. 手术操作应轻柔,避免出现损伤性尿闭。插管前,应先将家兔尿道夹闭。插管一定要插入管腔内,不要误入管壁的肌层与黏膜之间。

2. 本实验要作多次静脉注射,应注意保护耳缘静脉,静脉穿刺从耳尖开始,逐步移向耳根。

3. 每进行一项实验,均应等待血压和尿量基本恢复到对照值后再进行。

附:以生物功能实验系统为例做影响尿生成的因素的实验

【操作步骤】

1. 生物功能实验系统的 1 通道上接血压传感器,用于记录动脉血压;生物功能实验系统上专用的记滴输入口上连接记滴引导电极,用于记录尿滴(实验图-21)。

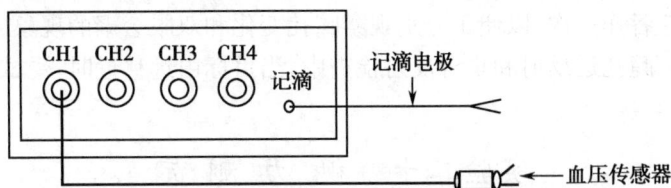

实验图-21 尿生成实验连接示意图

2. 选择"实验项目"——→"泌尿实验"——→"影响尿生成的因素"实验模块,软件将自动设置实验参数,并开始实验(实验图-22)。

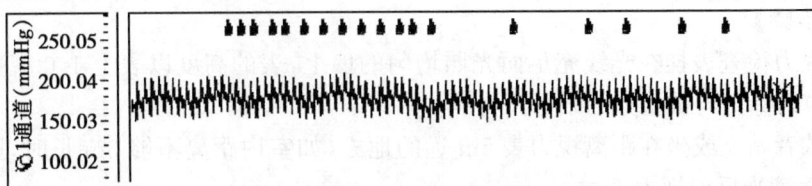

实验图-22 血压波与记滴图形

3. 可以选择"设置"——→"记滴时间"命令弹出"记滴时间选择"对话框,然后设定统计尿滴数的单位时间。

4. 在生物功能实验系统软件的专用信息显示区中,将统计"总滴数"和"单位时间滴数"。

5. 在显示通道 2 上将显示记滴趋势图。

6. 单击工具条上的"停止"实验按钮,停止实验。

(彭 波)

实验十九　视调节反射和瞳孔对光反射

【实验目的】 学会瞳孔对光反射的检查方法,观察瞳孔近反射和瞳孔对光反射。

【实验对象】 人

【实验用品】 手电、直尺、遮眼板。

【实验步骤】

1. 瞳孔对光反射

(1) 受试者坐在光线较暗处,检查者先观察其两眼瞳孔大小,用直尺测量并记录数值。

（2）直接对光反射：聚手电光圈，手电光由外向内移动，直接照射左侧瞳孔后，立即移开手电光，观察光照前后左侧瞳孔大小的变化，并记录测量数值。

（3）间接对光反射：用遮眼板将被检查者的两眼视野分开，两眼直视前方，检查者用手电筒照射一侧瞳孔，观察另一侧瞳孔大小是否也有变化，并记录测量数值。

（4）以同法检查右侧直接和间接对光反射，并比较两侧瞳孔变化是否相同。

2. 瞳孔近反射与集合反射

（1）观察正常瞳孔大小：在检查前，嘱受试者向 5m 外远视，但不可注视灯光，检查者观察其瞳孔大小。

（2）观察反射活动：检查者竖立手指（一般用示指），要求受试者目不转睛地注视，将竖立的手指由远移至眼前，观察瞳孔变化和双眼会聚的现象。但两者速度不同，观察瞳孔变化要求检查者较迅速由 1m 外移向眼前球，停留于距眼球 20cm 处；双眼会聚的观察则要求较慢移动。检查时应各作一次，以便于分别观察瞳孔变化和双眼会聚的现象。

【注意事项】　瞳孔近反射和集合反射检查中，当目标由远移近时，受试者眼睛必须始终注视目标。

实验二十　视 力 测 定

【实验目的】　初步学会视力（视敏度）的测定方法，理解视力测定原理。

【实验对象】　人

【实验用品】　国际标准视力表、遮眼板、指示棍、米尺。

【实验步骤】

1. 将视力检查表挂在光线充足而光照均匀的墙上，表的高度以表上 1.0 视力（对数视力表上 5.0）的标记与被检查的眼等高为准。

2. 受试者站立或坐在距离视力表 5m 远的地方，如室内距离不够 5m 长时，则在 2.5m 处，置一平面镜来反射视力表。

3. 用遮眼板将左眼遮蔽（勿压迫眼球），用右眼看视力表。检查者用指示棍自上而下、由大至小，依次向下逐行指示表上的符号，令受试者说出表上"E"或"C"的缺口方向，直到受试者完全不能辨认为止。受试者所能分辨的最后一行符号旁所标注数值，代表受试者的视力。

4. 用同法检查另一眼的视力。

5. 如受试者对最上一行符号（即视力值为 0.1）都无法辨认，则令受试者向前移动，直至能辨认最上一行为止，此时再测量受试者与视力表的距离，按下列公式计算其视力。

$$受试者视力＝0.1×距离(m)/5m$$

【注意事项】　在实验过程中，受试者可略休息，避免由于眼过于疲劳而影响实验结果。

实验二十一　色 盲 检 查

【实验目的】　学会检查色盲的方法。

【实验对象】　人

【实验用品】　色盲检查图。

【实验步骤】

1. 细读色盲检查图的说明。

2. 在明亮自然光线下，检查者翻开检查图，让受试者在距离 0.5m 处，尽快识读出图案中的数字或图形,注意回答正确与否。色盲检查图应放正,每一图不得超过 30 秒。读错或不能读出,细读检查图的说明,便能确定受试者有无色盲及属于何种色觉异常。

实验二十二　声波的传导途径

【实验目的】　学习听力检查方法;比较气导和骨导的听觉效果;了解听力检查的临床意义。

【实验对象】　人

【实验用品】　音叉(频率为 256Hz 或 512Hz)、橡皮锤、棉球。

【实验步骤】

1. 任内试验(又称气导、骨导对比试验)　比较同侧耳的气导和骨导。

(1) 室内保持安静,受试者闭目静坐。

(2) 任内试验阳性:受试者背对检查者而坐,检查者用橡皮锤敲响音叉后,立即将音叉置于受试者一侧颞骨乳突处(骨导)。当受试者表示听不见声音时,立即将音叉移至同侧的外耳道处(气导),询问受试者能否听到声音。然后,先将敲响的音叉置于外耳道口处,当受试者听不见声音时,立即将音叉移至同侧乳突部,询问受试者能否听到声音。如气导时间>骨导时间,称为任内试验阳性(实验图-23)。

(3) 任内试验阴性:用棉球塞住受试者一侧外耳道,模拟传音性耳聋。重复上述试验,观察结果。若气导时间≤骨导时间,临床上称为任内试验阴性。

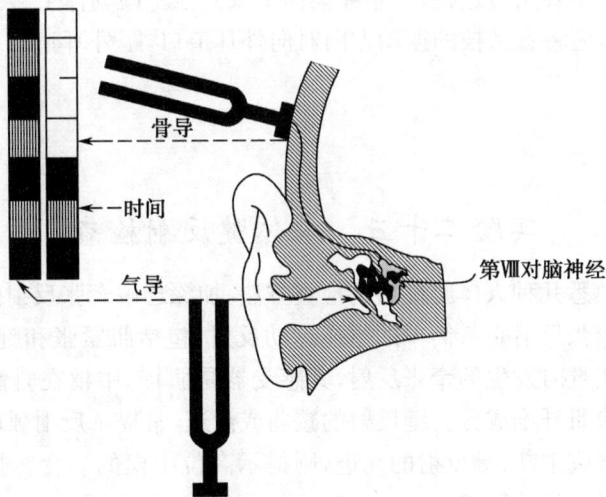

实验图-23　任内试验

2. 韦伯试验　又称骨导偏向试验,比较两耳骨导听力的强弱。

(1) 检查者取 C256 或 C512 振动的音叉,将柄底置于前额正中发际处,令其比较两耳听到的声音强度是否相等。

(2) 用棉球塞住受试者一侧外耳道,重复上述实验,询问受试者两耳听到的声音强度是否一样,偏向哪侧(实验图-24)?

临床上,根据上述任内试验和韦伯试验结果,大致可判断耳聋的性质,见实验表-4。

【注意事项】

1. 室内必须保持安静,以免影响听觉效果。

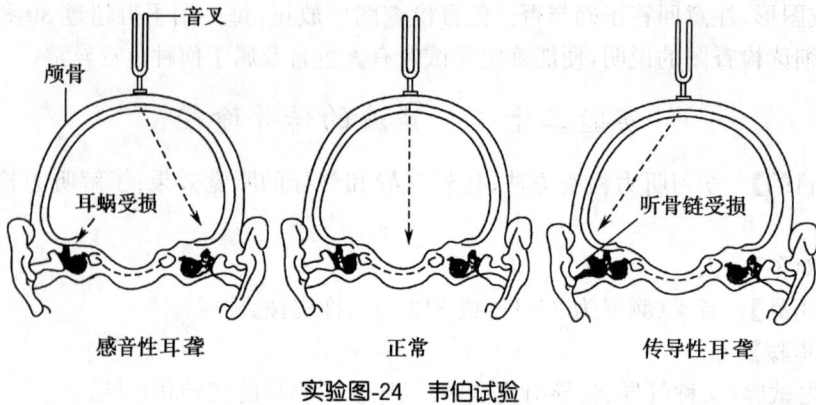

实验图-24　韦伯试验

实验表-4　声音传导测试结果判断

检 查 方 法	结　　果	临 床 判 断
任内试验	阳性（气导＞骨导）	正常耳
	阴性（气导≤骨导）	传音性耳聋
韦伯试验	两耳相同（两侧骨导相同）	正常耳
	偏向患侧（患侧气导功能减弱）	传音性耳聋
	偏向健侧（患侧感音功能障碍）	感音性耳聋

2. 叩击音叉时,不要用力过猛;切忌在桌面上或其他坚硬物体上敲打,以免损坏音叉。

3. 测定气导时,应将音叉枝的振动方向对向外耳道口,距外耳道口 1cm,并注意音叉枝勿触及耳廓及头发。

（黄霞丽）

实验二十三　人体腱反射检查

【实验目的】　熟悉几种人体腱反射的检查方法,加深理解牵张反射的作用机制。

【实验原理】　牵张反射是最简单的躯体运动反射,包括肌紧张和腱反射两种类型。腱反射是指快速牵拉肌腱时发生的牵张反射,其感受器是肌梭,中枢在脊髓前角,效应器主要是肌肉收缩较快的快肌纤维成分。腱反射的减弱或消退,常提示反射弧的传入、传出通路或脊髓反射中枢的损害或中断;腱反射的亢进,则提示高位中枢的病变。临床上,常通过检查腱反射来了解神经系统的功能状态。

【实验对象】　人

【实验用品】　叩诊锤。

【实验步骤】

1. 受试者应予以充分合作,避免精神紧张和意识性控制,四肢保持对称、放松。如果受试者精神或注意力集中于检查部位,可使反射受到抑制。

2. 肱二头肌反射（屈肘反射）　受试者端坐位,检查者用左手托住受试者右肘部,左前臂托住受试者的前臂,并以左手拇指按于受试者的右肘部肱二头肌肌腱上,然后用叩诊锤叩击检查者自己的左拇指。正常反应为肱二头肌收缩,表现为肘关节屈曲。

3. 肱三头肌反射（伸肘反射）　受试者上臂稍外展,臂及前臂半屈呈 90°。检查者以左手托住其右肘部内侧,然后用叩诊锤轻叩尺骨鹰嘴的上方 1～2cm 处的肱三头肌肌腱。正常反应为肱三头肌收缩,表现为肘关节伸直。

4. 膝反射　受试者取坐位,双小腿自然下垂悬空。检查者以右手持叩诊锤,轻叩股四头肌肌腱。正常反应为股四头肌收缩,表现为膝关节伸直。

5. 跟腱反射　受试者一腿跪于座椅上,下肢于膝关节部位呈直角屈曲,踝关节以下悬空。检查者用叩诊锤轻叩跟腱。正常反应为腓肠肌收缩,表现为踝关节跖屈。

【注意事项】

1. 检查者动作应轻缓,消除受试者紧张情绪,肢体肌肉要尽量放松。

2. 各项实验都须检查左、右两侧,比较两侧有无差异。

3. 用叩诊锤叩击肌腱时,叩击的部位要准确,叩击的力度要适中。

实验二十四　破坏动物一侧迷路的效应

【实验目的】　破坏动物一侧迷路,以观察迷路在维持姿势平衡及调节肌紧张的作用。

【实验原理】　内耳迷路中的前庭器官是感受头部空间位置与运动的器官,通过它可反射性地影响肌紧张,从而调节机体的姿势与平衡。当动物的一侧迷路被破坏后,其肌紧张协调发生障碍,在静止和运动时失去正常的姿势。

【实验对象】　蛙或蟾蜍

【实验用品】　蛙类手术器械一套、滴管、棉球、纱布、盆、乙醚等。

【实验步骤】

1. 观察正常蛙的跳跃、游泳活动,注意身体是否平衡,动作是否协调。

2. 用乙醚麻醉蛙后,将蛙的腹面朝上。用镊子夹住蛙的下颌并向下翻转,使其口张开。用手术刀或剪刀沿颅底骨切开或剪除颅底黏膜,可看到"十"字形的副蝶骨。副蝶骨左右两侧的横突即迷路所在部位,将一侧横突骨质剥去一部分,可看到粟粒大小的小白丘,是迷路位置的所在部位(实验图-25)。用探针刺入小白丘深约 2mm 破坏迷路。7～10 分钟后,观察蛙静止、爬行及游泳的姿势,与破坏前进行比较。

【注意事项】　破坏蛙迷路时,不可刺得太深(2mm 深即可),以免损伤中枢神经。

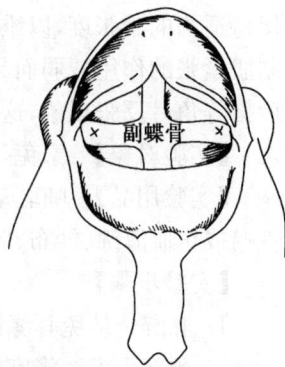

实验图-25　蛙迷路位置

实验二十五　毁损小鼠一侧小脑的观察

【实验目的】　学习毁损小鼠小脑的实验方法;观察不同的损伤程度对小脑躯体反应的影响。

【实验原理】　小脑具有维持身体平衡、调节肌紧张和协调肌肉运动等功能。当小脑损伤后,随着破坏程度的不同,可表现出不同程度的肌紧张失调及平衡失调。

【实验对象】　小白鼠

【实验用品】　哺乳动物手术器械一套、大头针、麻醉口罩、乙醚、棉球等。

【实验步骤】

1. 将小白鼠放入装有乙醚棉球的烧杯里麻醉(呼吸变慢则表示动物已麻醉)。

2. 将麻醉后的小白鼠俯位固定在蛙板上,沿头顶正中线剪开皮肤直达耳后部,将颈肌向下剥离。透过透明的颅骨即可看清小脑的位置,用大头针刺穿颅骨,直达小脑(1～2mm),搅毁该侧小脑(实验图-26)。

3. 待小白鼠清醒后,可见其向一侧旋转或翻滚。如损伤较轻,小鼠向健侧旋转;当损伤重时,则向损伤侧翻滚。

4. 将实验用完的小白鼠拉断颈椎处死后弃之。

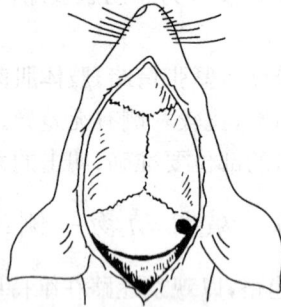

实验图-26　小鼠小脑位置示意图
(图中黑点示刺入处)

实验二十六　去大脑强直

【实验目的】　学习去大脑的方法;观察去大脑强直现象。

【实验原理】　中枢神经系统对肌紧张具有易化和抑制作用,通过两者的作用使骨骼肌保持适当的紧张度,以维持机体的正常姿势。若在中脑上、下丘之间离断动物的脑干,则抑制肌紧张的作用减弱而易化肌紧张的作用相对加强,动物将出现四肢伸直、头尾昂起、脊柱后挺等角弓反张现象,这就是去大脑强直。

【实验对象】　家兔

【实验用品】　哺乳动物手术器械一套、骨钻、咬骨钳、竹刀、3％戊巴比妥钠、生理盐水、骨蜡或止血海绵、纱布、脱脂棉。

【实验步骤】

1. 麻醉　从兔耳缘静脉按 1ml/kg 体重的量缓慢注入 3％戊巴比妥钠。

2. 颈部手术　将麻醉后的家兔仰卧固定在手术台上,剪去颈部及头顶的毛,于颈部正中线切开皮肤,分离肌肉、暴露气管后做气管插管。找出气管左、右两侧的颈总动脉,均穿线以备结扎。

3. 横断脑干　将兔转为俯卧位,四肢固定。用手托住头部,由两眉连线中点上方至枕部将头皮纵行切开,用刀柄向两侧剥离肌肉与骨膜。兔头水平放置,在旁开矢状缝 0.5mm左右的颅顶处用骨钻开孔,再用咬骨钳将创口扩大,暴露整个大脑上表面。手术过程中,若颅骨出血可用骨蜡止血,剪开硬脑膜,结扎两侧颈总动脉。将动物的头托起,用切脑刀柄从大脑半球后缘轻轻翻开枕叶,即可见到四叠体(上丘较大、下丘较小),在上、下丘之间用切脑刀片与水平呈 60°果断向颅底横切,将脑干完全切断。

4. 松绑四肢,几分钟后,可见兔的四肢伸直、头后仰、尾上翘,呈角弓反张状态。

附:非开颅法去大脑强直的实验方法

家兔麻醉、皮肤切开同开颅法。暴露人字缝、矢状缝和冠状缝,在人字缝与冠状缝连线

（即矢状缝）的前 2/3 和后 1/3 交界处,向左或向右旁开 5mm 为穿刺点。用探针在穿刺点上钻一小孔,在颅顶呈现水平状态时,用 7 号注射针头自小孔垂直插入颅底并左右划动,完全横断脑干。数分钟后,可见动物四肢慢慢伸直、头后仰、尾上翘,呈角弓反张状态。如效果不明显,可将针略向前倾斜,再次重复横断脑干动作,即可出现去大脑强直现象。

【注意事项】

1. 麻醉不要过深。

2. 手术过程中,在兔颅骨开孔向对侧扩展时,勿伤及颅骨内壁的矢状窦,以免大出血。

3. 切断脑干处的定位要准确,若切割部位太低,可损伤延髓呼吸中枢,引起呼吸停止;反之,横切部位过高,则可能不出现去大脑强直现象。

实验二十七　兔大脑皮层运动区功能定位

【实验目的】　学习哺乳动物的开颅方法;观察大脑皮层运动区的刺激效应。

【实验原理】　大脑皮层运动区是躯体运动的高级中枢,它通过锥体系和锥体外系下行通路,控制脑干和脊髓运动神经元的活动,从而控制肌肉运动。皮层运动区对肌肉运动的支配呈有序的排列状态,且随动物的进化逐渐精细,鼠和兔的大脑皮层运动区功能定位已具有一定的雏形。电刺激大脑皮层运动区的不同部位,能引起特定的肌肉或肌群的收缩运动。

【实验对象】　家兔

【实验用品】　电刺激器、刺激电极、哺乳类动物手术器械一套、小骨钻、小咬骨钳、3％戊巴比妥钠(或者 20％氨基甲酸乙酯溶液)、生理盐水、液体石蜡、骨蜡(或止血海绵)、纱布。

【实验步骤】

1. 仪器装置　按操作规程连接实验用的电刺激器和刺激电极。

2. 麻醉　用 3％戊巴比妥钠以 1ml/kg 从耳缘静脉注射,轻度麻醉。

3. 手术　将动物俯卧位固定,剪去头部的毛,从眉间至枕部矢状线切开皮肤及骨膜,用刀柄向两侧剥离肌肉并刮去颅顶骨膜。用小骨钻小心钻开颅骨,勿损伤硬脑膜。用小咬骨钳扩大创口,暴露一侧大脑表面,勿伤及矢状窦。需要时用骨蜡(或明胶海绵)止血。小镊子夹起硬脑膜并仔细剪掉,暴露出大脑皮层,滴上少量温热液体石蜡,以防皮层干燥(实验图-27)。

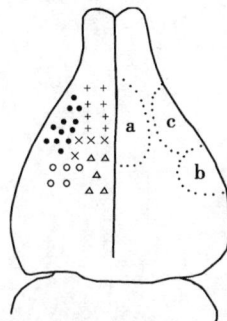

实验图-27　刺激兔大脑皮层的运动效应

a. 中央后区；b. 脑岛区；c. 下颌运动区；
○动头；●动下颌；△动前肢；
＋动颜面肌和下颌；×动前肢和后肢

4. 术毕解开动物固定绳,以便观察动物躯体的运动效应。打开刺激器,选择适宜的刺激参数(波宽 0.1～0.2 毫秒,频率 20～50Hz,刺激强度 10～20V,每次刺激时间 5～10 秒,每次刺激间隔约 1 分钟)。用双芯电极接触皮层表面,逐点依次刺激大脑皮层运动区的不同部位,观察躯体运动反应,并将结果标记在大脑半球侧面观的示意图上。

【注意事项】

1. 麻醉不要过深。

2. 开颅术中应随时止血,注意勿损伤大脑皮层。

3. 使用双极电极时,为防止电极对皮层的机械损伤,刺激电极尖端应烧成球形。

4. 刺激大脑皮质时,刺激不宜过强,刺激的强度应从小到大进行调节,否则影响实验结果;每次刺激应持续 5～10 秒。

（王加真）

实验二十八　胰岛素引起低血糖的观察

【实验目的】　观察过量胰岛素引起的低血糖反应;掌握胰岛素的生理作用。

【实验对象】　小白鼠

【实验物品】　1ml 注射器、鼠笼、胰岛素、50％葡萄糖溶液。

【实验步骤】

1. 取禁食 1～2 天小白鼠 2 只,皮下注射胰岛素 2～5U/只。

2. 注射胰岛素 2 小时之内,观察动物是否出现抽搐、翻滚、惊厥等低血糖反应;如果不出现抽搐,可敲打动物,促使抽搐发生。

3. 反应出现后,一只立即腹腔注射 50％葡萄糖溶液 0.5～1ml,观察反应是否消失;另一只则不注射葡萄糖溶液,观察低血糖休克时的表现。

【注意事项】

1. 腹腔注射一般选取小白鼠左下腹,避免针头刺破肝脏。

2. 动物发生惊厥时,要注意避免从实验台跌落摔伤。

（柳海滨）

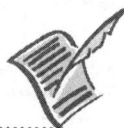

1. 彭波. 生理学. 北京:人民卫生出版社,2003

2. 朱大年. 生理学. 第 7 版. 北京:人民卫生出版社,2008

3. 白波. 生理学. 第 6 版. 北京:人民卫生出版社,2009

4. 顾承麟. 生理学. 第 2 版. 北京:科学出版社,2008

5. 郭争鸣. 生理学. 北京:人民卫生出版社,2008

6. 朱大诚. 生理学实验教程. 北京:人民军医出版社,2009

7. 王志均. 生命科学今昔谈. 北京:人民卫生出版社,1998

8. 姚泰. 生理学. 第 6 版. 北京:人民卫生出版社,2005

9. 范少光. 人体生理学. 第 2 版. 北京:北京医科大学出版社,2000

10. 朱文玉. 人体生理学. 第 2 版. 北京:北京医科大学出版社,2001

附 录

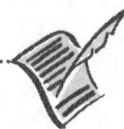

中英文名词对照

A

暗适应	dark adaptation

B

靶细胞	target cell
白细胞	white blood cell
白细胞渗出	diapedesis
本体感觉	proprioception
补呼气量	expiratory reserve volume
补吸气量	inspiratory reserve volume
不感蒸发	insensible evaporation

C

超常期	supranormal period
超极化	hyperpolarization
超射	overshoot
潮气量	tidal volume
成分输血	transfusion of blood components
出血时间	bleeding time
传导性	conductivity
传入侧支性抑制	afferent collateral inhibition
雌二醇	estradiol
刺激	stimulation

D

单纯扩散	simple diffusion
单收缩	twitch
胆碱能纤维	cholinergic fiber
胆盐的肠-肝循环	enterohepatic circulation of bile salt
等长收缩	isometric contraction

等渗溶液	iso-smotic solution
等张收缩	isotonic contraction
电压门控通道	voltage-gated channel
动脉脉搏	arterial pulse
动作电位	action potential
毒蕈碱受体	muscarinic receptor
对侧伸肌反射	crossed extensor reflex
多尿	polyuria

F

发汗	sweating
反馈	feedback
反射	reflex
反射弧	reflex arc
肺表面活性物质	alveolar surfactant
肺活量	vital capacity
肺内压	intrapulmonary pressure
肺泡通气量	alveolar ventilation
肺牵张反射	pulmonary stretch reflex
肺容量	lung capacity
肺通气	pulmonary ventilation
肺总量	total lung capacity
负反馈	negative feedback
复极化	repolarization
腹式呼吸	abdominal breathing

G

肝素	heparin
感受器	receptor
睾酮	testosterone, T
功能余气量	functional residual capacity
骨传导	bone conduction

H

红细胞	red blood cell
红细胞沉降率	erythrocyte sedimentation rate, ESR
后负荷	afterload
呼吸	respiration
呼吸调整中枢	pneumotaxic center
呼吸膜	respiratory membrane

呼吸运动	respiratory movement
呼吸中枢	respiratory center
壶腹嵴	crista ampullaris
化学感受器	chemoreceptor
化学门控通道	chemically-gated channel
回返性抑制	recurrent inhibition

J

肌紧张	muscle tonus
肌丝滑行理论	myofilament sliding theory
肌梭	muscle spindle
基础代谢	basal metabolism
基础代谢率	basal metabolic rate, BMR
基底神经节	basal ganglia
极化	polarization
集团蠕动	mass peristalsis
脊休克	spinal shock
继发性主动转运	secondary active transport
间质细胞刺激素	interstitial cell-stimulating hormone
腱反射	tendon reflex
交感缩血管紧张	sympathetic vasoconstrictor tone
近视	myopia
静息电位	resting potential
巨噬细胞	macrophage

K

抗凝血酶	antithrombin
快波睡眠	fast wave sleep, FWS
快痛	fast pain

L

冷敏神经元	cold-sensitive neuron
粒细胞	granulocyte
淋巴	lymph
淋巴细胞	lymphocyte
氯转移	chloride shift

M

脉搏压	pulse pressure
慢波睡眠	slow wave sleep, SWS

慢痛	slow pain
每搏输出量	stroke volume
明适应	light adaptation

N

内环境	internal environment
脑电图	electroencephalogram, ECG
能量代谢	energy metabolism
逆向轴浆运输	retrograde axoplasmic transport
尿潴留	urine retention
凝血酶	thrombin
凝血因子	clotting factor

P

排卵	ovulation
排泄	excretion
旁分泌	paracrine
配体	ligand
贫血	anemia
平静呼吸	eupnea
平均动脉压	mean arterial pressure

Q

气传导	air conduction
气胸	pneumothorax
牵张反射	stretch reflex
前负荷	preload
潜在起搏点	latent pacemaker
强直收缩	tetanus
球-管平衡	glomerulo-tubular balance
屈肌反射	flexor reflex
趋化性	chemotaxis
去大脑强直	decerebrate rigidity
去极化	depolarization
去甲肾上腺素	norepinephrine, NE

R

热敏神经元	warm-sensitive neuron
日节律	circadian rhythm
容量血管	capacitance vessel

S

生理学	physiology
三联管	triad
散光	astigmatism
射血分数	ejection fraction,EF
深吸气量	inspiratory capacity,IC
神经递质	neurotransmitter
肾上腺素能纤维	adrenergic fiber
肾素-血管紧张素-醛固酮系统	renin-angiotensin-aldosterone system
肾糖阈	renal glucose threshold
肾小球滤过率	glomerular filtration rate,GFR
渗透脆性	osmotic fragility
渗透性利尿	osmotic diuresis
渗透压	osmotic pressure
时间肺活量	timed vital capacity
视前区-下丘脑前部	preoptic-anterior hypothalamus,PO/AH
视野	visual field
嗜碱性粒细胞	basophil
嗜酸性粒细胞	eosinophil
收缩压	systolic pressure
受体	receptor
舒张压	diastolic pressure
水利尿	water diuresis
顺向轴浆运输	anterograde axoplasmic transport
顺应性	compliance

T

弹性阻力	elastic resistance
调定点	set point
体温	body temperature
体液	body fluid
体液调节	humoral regulation
通气/血流比值	ventilation/perfusion ratio
瞳孔对光反射	pupillary light reflex
瞳孔近反射	near reflex of pupil
痛觉	pain
突触后电位	postsynaptic potential
突触后抑制	postsynaptic inhibition
突触前抑制	presynaptic inhibition

吞咽　　　　　　　　　　　　　　deglutition

W

外周化学感受器　　　　　　　　peripheral chemoreceptor
外周静脉压　　　　　　　　　　peripheral venous pressure
微循环　　　　　　　　　　　　microcirculation
胃肠激素　　　　　　　　　　　gastrointestinal hormone

X

吸收　　　　　　　　　　　　　absorption
细胞内液　　　　　　　　　　　intracellular fluid
细胞外液　　　　　　　　　　　extracellular fluid
纤维蛋白溶解　　　　　　　　　fibrinolysis
相对不应期　　　　　　　　　　relative refractory period
消化　　　　　　　　　　　　　digestion
心动周期　　　　　　　　　　　cardiac cycle
心力贮备　　　　　　　　　　　cardiac reserve
心血管中枢　　　　　　　　　　cardiovascular center
心音　　　　　　　　　　　　　heart sound
心指数　　　　　　　　　　　　cardiac index
新陈代谢　　　　　　　　　　　metabolism
兴奋　　　　　　　　　　　　　exhilaration
兴奋-收缩耦联　　　　　　　　　excitation-contraction coupling
兴奋性　　　　　　　　　　　　excitability
兴奋性突触后电位　　　　　　　excitatory postsynaptic potential，EPSP
胸式呼吸　　　　　　　　　　　thoracic breathing
雄激素　　　　　　　　　　　　androgen
雄烯二酮　　　　　　　　　　　androstenedione
血红蛋白　　　　　　　　　　　hemoglobin，Hb
血浆　　　　　　　　　　　　　plasma
血浆蛋白　　　　　　　　　　　plasma protein
血量　　　　　　　　　　　　　blood volume
血清　　　　　　　　　　　　　serum
血小板　　　　　　　　　　　　platelet
血压　　　　　　　　　　　　　blood pressure
血液凝固　　　　　　　　　　　blood coagulation

Y

烟碱受体　　　　　　　　　　　nicotinic receptor
氧解离曲线　　　　　　　　　　oxygen dissociation curve

液态镶嵌模型	liquid mosaic model
乙酰胆碱	acetylcholine，ACh
抑制性突触后电位	inhibitory postsynaptic potential，IPSP
易化	facilitation
应急反应	emergency reaction
用力呼吸	forced breathing
优势半球	dominant hemisphere
有效不应期	effective refractory period
阈刺激	threshold stimulus
阈电位	threshold potential
原发性主动转运	primary active transport
远距分泌	telecrine
远视	hyperopia
月经周期	menstrual cycle
运动单位	motor unit

Z

正反馈	positive feedback
中枢化学感受器	central chemoreceptor
中心静脉压	central venous pressure
中性粒细胞	neutrophil
轴浆运输	axoplasmic transport
主动转运	active transport
锥体外系	extrapyramidal system
锥体系	pyramidal system
自动节律性	autorhythmicity
自身调节	autoregulation
自主神经系统	autonomic nervous system
自主性体温调节	autonomic thermoregulation
最后公路	final common path